Gitte Herwig und Dorothea Sauter

Innovationen nachhaltig implementieren

Psychiatrie Verlag

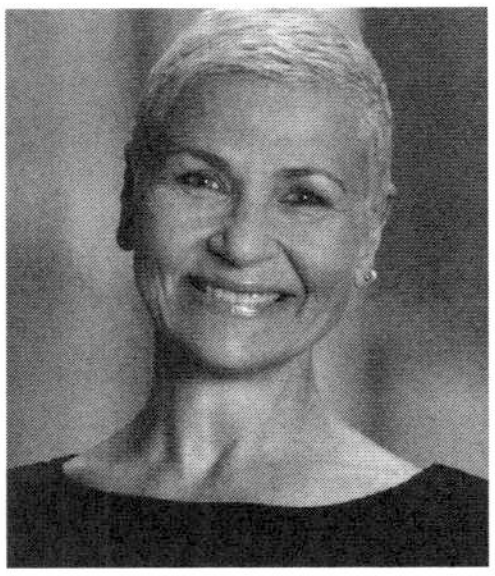

Gitte Herwig, M.Sc., hat langjährige Berufserfahrung in der Psychiatrischen Pflege. Sie ist seit 2018 als Pflegeexpertin APN für die Klinik für Forensische Psychiatrie & Psychotherapie im ZfP Emmendingen tätig und in dieser Funktion auf strategischer Ebene maßgeblich für die Praxis- und Pflegeentwicklung der Klinik verantwortlich.

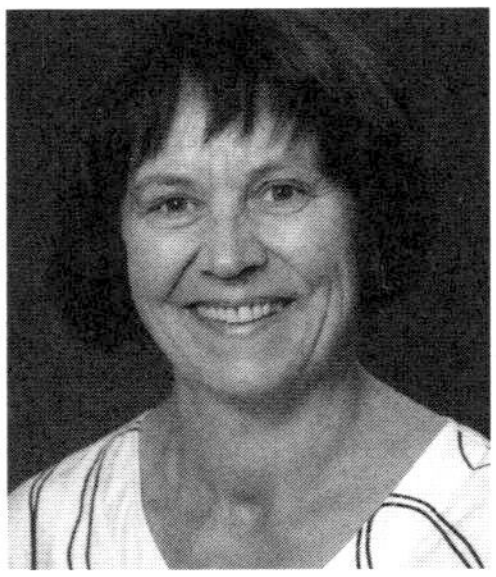

Dorothea Sauter, M.Sc., ist Leiterin der Pflegeentwicklung in der LWL-Klinik Münster. Sie ist Präsidentin der Deutschen Fachgesellschaft Psychiatrische Pflege und Mitherausgeberin des »Lehrbuch Psychiatrische Pflege« (Hogrefe). Von 2020 bis 2023 war sie als »Implementierungsbeauftragte« in der PreVCo-Studie tätig.

Gitte Herwig und Dorothea Sauter

Innovationen nachhaltig implementieren

Erfolgreiche Strategien für eine bessere psychosoziale und medizinische Versorgung

Psychiatrie Verlag

Gitte Herwig und Dorothea Sauter
Innovationen nachhaltig implementieren
Erfolgreiche Strategien für eine bessere psychosoziale und medizinische Versorgung

1. Auflage 2025
ISBN: 978-3-96605-281-8
ISBN E-Book (PDF): 978-3-96605-290-0

Bibliografische Information der Deutschen Nationalbibliothek
Die Deutsche Nationalbibliothek verzeichnet diese Publikation
in der Deutschen Nationalbibliografie;
detaillierte bibliografische Daten sind im Internet über
http://dnb.d-nb.de abrufbar.

Lektorat: Thomas Rosky, München
Umschlagkonzeption: Michael Schmitz, Arnbruck, www.grafikschmitz.de,
unter Verwendung eines Bildes von hoffi99 / photocase.de
Typografiekonzept: Iga Bielejec
Typografieanpassung und Satz: Alexander Klar, Jessen (Elster)
Druck und Bindung: Plump Druck & Medien GmbH, Rheinbreitbach

Inhalt

Downloadmaterialien

1. Checkliste: Analyse der Einflussfaktoren für Implementierungsprojekte nach CFIR 2.0
2. Übersicht: Analyse der Einflussfaktoren nach CFIR 2.0
3. Übersicht: Rollen & Merkmale der Dimension »Individuen« nach CFIR 2.0
4. Übersicht: Barrieren nach CFIR 2.0 & Matching Implementierungsstrategien
5. Liste: Reflexionsfragen für Implementierungsprojekte nach i-PARIHS
6. Übersicht: Barrieren nach i-PARiHS & Matching Implementierungsstrategien
7. Implementierungsstrategien I: Taxonomie von Strategien zur Veränderung (EPOC)
8. Implementierungsstrategien II: 73 Expertenempfehlungen für die Implementierung einer Innovation (ERIC)

Der Zugangscode zum Downloadmaterial befindet sich auf S. 69.

Abkürzungsverzeichnis

AME	Analyse, Monitoring und Evaluation
ANP	Advanced Nursing Practice
CFIR	Consolidated Framework for Implementation Research
DGPPN	Deutsche Gesellschaft für Psychiatrie und Psychotherapie, Psychosomatik und Nervenheilkunde e. V.
DNQP	Deutsches Netzwerk für Qualitätsentwicklung in der Pflege
EBM, EBN	Evidence-based Medicine, Evidence-based Nursing
EPOC	Effective Practice and Organization of Care
ERIC	Expert Recommendations for Implementing Change
IOF	Implementation Outcome Framework
IPAT	Implementation Process Assessment Tool
MRC	Medical Research Council
PreVCo	Prevention of Violence and Coercion
PRISM	Practical, Robust Implementation and Sustainability Model
OMRU	Ottawa Model of Research Use
i-PARIHS	Integrated-Promoting Action on Research Implementation in Health Services
RE-AIM	Reach, Effectiveness – Adoption, Implementation, Maintenance
TI	Tailored Implementation

Abbildungsverzeichnis

Geleitwort I

Kürzlich fragte mich eine Zuhörerin nach meinem Vortrag auf einer Fachtagung, wie denn die Ergebnisse unserer Forschungsprojekte die Pflegepraxis verändert hätten. Über die Frage habe ich auch nach der Situation lange nachgedacht. Produziert haben meine Arbeitsgruppe und ich in den letzten Jahren viel, haben fleißig publiziert in deutschen und englischsprachigen Fachzeitschriften, haben auf etlichen Kongressen im In- und Ausland vorgetragen, Interviews gegeben und die Ergebnisse in Fortbildungen und in die Lehre einfließen lassen. Haben unsere Arbeiten aber wirklich einen Unterschied für die Praxis gemacht? Oft leider nicht, fürchte ich. Zum Beispiel da, wo wir in einer randomisierten kontrollierten Studie gezeigt haben, dass die Nutzung einer Sturzrisikoskala der klinischen Einschätzung nicht überlegen ist. Das Ergebnis ist zwar in den Expertenstandard Sturzprophylaxe diffundiert und im Cochrane Review gelandet, in der Praxis werden jedoch weiterhin Skalen oder Checklisten mit Sturzrisikofaktoren genutzt. Zu groß ist in der Praxis der Druck, standardisiert vorzugehen. Dokumentationsvorlagen sehen die Checklisten bereits vor und Prüfinstanzen erwarten entsprechende Instrumente. Die Erkenntnis, in die Praxis nicht wirklich hineinreichen zu können, kann ich auf andere Themen übertragen, die wir in den letzten Jahren bearbeitet haben. Aktive Implementierung scheint die Zauberformel, damit die Forschung aus dem „Elfenbeinturm Universität" nicht nur durch Veröffentlichungsformate disseminiert wird und damit Wissenschaftler*innen nicht weiterhin geduldig darauf warten müssen, dass die Ergebnisse in die Praxis diffundieren.

Das aktualisierte Rahmenmodell des UK Medical Research Council (MRC) zur Entwicklung und Evaluation von komplexen Interventionen (Skivington et al., 2021) unterstreicht die Bedeutung, die Implementierung früh in der Planung und Entwicklung von Interventionen zu berücksichtigen. Somit könnten Interventionen entwickelt werden, die breite Akzeptanz finden und nachhaltig verankert werden können. Implementierungsfragen sollen in der Programmtheorie der Intervention antizipiert und in allen Phasen der Entwicklung, Machbarkeitsprüfung, Prozess- und Ergebnisevaluation berücksichtigt werden. Da das UK MRC Framework breit rezipiert wird in der wissenschaftlichen Community im Bereich der nicht-pharmakologischen Gesundheitsinterventionen, darf eine echte Bewegung hinsichtlich der besseren Vorbereitung der Implementierbarkeit von innovativen Gesundheitsinterventionen erwartet werden. Es bedarf aber vor allem der Fachpersonen, die in der Lage bzw. dafür ausgebildet sind, wissenschaftlich evaluierte Interventionen zu

identifizieren und ihre Einführung in die Praxis einzuleiten, aber auch Widerlegtes zu de-implementieren.
Ich freue mich, diese Zeilen als Begleitung des Buches von Gitte Herwig und Dorothea Sauter verfassen zu dürfen. Beide sind Absolventinnen unseres Studienganges an der Martin-Luther-Universität Halle-Wittenberg und bringen mit diesem Buch ihre pflege- und gesundheitswissenschaftliche Kompetenz zum Gewinn der psychiatrischen Pflege und der Gesundheitsversorgung in besonderer Weise zum Ausdruck.
Ich wünsche dem Buch eine einschlägige Verbreitung und eine interessierte Leserschaft.

Gabriele Meyer
Halle (Saale)

Geleitwort II

Um die Versorgung der Bevölkerung, insbesondere auch die psychiatrischen Hilfen, zu verbessern, müssen evidenzbasierte Erkenntnisse, Neuerungen oder Innovationen ihren Weg in die Praxis der Regelversorgung finden. Es ist ein Trugschluss, dass sich Besseres und Neues von selbst entfaltet. Wir wissen alle, dass Systeme träge sind, Beharrungskräfte wirken. Balas und Boren haben gezeigt, dass nur 14 % der veröffentlichten Erkenntnisse in die klinische Praxis umgesetzt werden. Die durchschnittliche Wartezeit zwischen Innovation und Anwendung betrug 17 Jahre (Balas & Boren, 2000). Man muss davon ausgehen, dass sich dies nicht wesentlich geändert hat. Sabina de Geest und ihre Schweizer Kollegen sprechen sehr treffend von der »leaky research pipeline« (De Geest et al., 2020). Das heißt, dass gut erforschte, evidenzbasierte Programme, Praktiken, Verfahren, Produkte und Strategien in den Bücherregalen verstauben oder im Netz ruhen. Sie warten darauf, in die Praxis umgesetzt zu werden. Hier kommt die Implementierung ins Spiel. Implementierung ist für Innovationen zentral. Wir haben in den letzten Dekaden einiges dazugelernt. Die Implementierungswissenschaft hat Modelle, Einflussfaktoren und Strategien beforscht, sodass sich Implementierung strukturiert, theoriegeleitet und forschungsbasiert planen und gestalten lässt. Das vorliegende Buch kommt deshalb zur richtigen Zeit. Gitte Herwig und Dorothea Sauter zeigen ganz praktisch, wie Implementierung komplexer Interventionen im psychiatrischen Setting gelingen kann. Sie klären Begriffe und Konzepte und stellen Theorien und Modelle vor. Die Autorinnen leiten Erfolgsfaktoren und Schlüsselstrategien für eine erfolgreiche Implementierung ab und geben Beispiele aus der klinischen Praxis, unter anderem zur Leitlinien-Implementierung. Wenn wir die Translation ernst nehmen, müssen wir auch den letzten Schritt, nämlich die Implementierung von Innovationen in die Praxis, erfolgreich bewältigen. Denn nur dann können diese für die Menschen nutzbringend sein und die psychiatrische Versorgung verbessern.

Steffi Riedel-Heller
Leipzig

Potenziale, Nutzen und möglicher Schaden von Implementierung

Patient*innen, Klient*innen, Bewohner*innen und andere Nutzer*innen psychosozialer oder psychiatrischer Angebote erhalten sehr häufig nicht die nach aktuellem Wissen bestmögliche Behandlung oder Hilfe (im Folgenden sprechen wir von Nutzer*innen, wenn alle diese genannten Personengruppen gemeint sind). Wenn Forschungswissen nicht oder nicht ausreichend in der Praxis Anwendung findet, wird vom »theory-practice-gap« bzw. »Evidenz-Praxis-Gap« gesprochen. Eine Vielzahl von Befunden belegt, dass die Implementierung von Innovation und deren Evidenz, z. B. in Form von Leitlinien (Girlanda et al., 2017; Forsner et al., 2010), kein Selbstläufer ist und vielerorts deutlich verbessert stattfinden muss (Colditz & Emmons, 2018; Damschroder et al., 2022a; Hoben et al., 2016b). Implementierung ist die gezielte und prozesshafte Überführung von Forschungserkenntnissen oder Innovationen in die dauerhafte Handlungspraxis der Akteur*innen (Hoben et al., 2016a; Muche-Borowski et al., 2015). Begriffe wie »Theorie-Praxis-Transfer« oder »Wissenstransfer« betonen, dass Implementierung ein aktiver Prozess ist (Vollmar et al., 2017). Es geht darum, dass die Mitarbeiter*innen (u. a. Praktiker*innen, Akteur*innen, Praxisakteur*innen, Fachpersonen) der Hilfeeinrichtung ihr Verhalten dauerhaft ändern und damit auch einen Teil ihrer (gemeinsamen) Routinen und Handlungssicherheiten aufgeben. Da die Implementierung an die Mitarbeiter*innen vor Ort adressiert ist, muss sie in Zusammenarbeit mit diesen und den Teams innerhalb von Organisationen realisiert werden. Entsprechend gefordert sind Leitungspersonen, Entscheidende, Forschende, Entwickelnde oder entsprechend beauftragte Personen in den Einrichtungen.

Nutzen und Potenziale von Implementierung

Der Nutzen der Implementierung für die verbesserte Praxis von Behandlung und Hilfen liegt klar auf der Hand. Veraltetes Wissen und überholte Angebote und Strategien anzuwenden kann weder fachlich noch ethisch noch wirtschaftlich vertreten werden. Erst die Überführung von Forschungswissen in die Handlungspraxis macht Forschungsaktivitäten und Erkenntnisgenerierung überhaupt sinnvoll. Die Bedeutung der fortlaufenden und erfolgreichen Implementierung von Innovation steigt in einer dynamischen Zeit, in der Anforderungen, Rahmenbedingungen und Konzepte psychiatrischer und psychosozialer Arbeit sich ständig ändern. Implementierungsprozesse können mit weiteren sehr positiven Effekten verbunden sein. Mitarbeiter*innen in Hilfeeinrichtungen wollen sicher sein, dass ihr Hilfeangebot fundiert und wirksam ist und dass die Nutzer*innen in bestmöglicher Weise von ihrem Angebot profitieren können. Das sind Quellen für Arbeitszufriedenheit, Erfolgs- und Selbstwirksamkeitserleben sowie Berufsstolz. Zugleich können die Implementierungsthemen klare Vorgaben zu Inhalten und Abläufen von Therapieangeboten und Arbeitsprozessen machen. Damit tragen sie zur berufsgruppenübergreifenden Konzeptualisierung der Arbeit bei und erleichtern berufsgruppenübergreifende Konsense bezüglich der inhaltlichen Ausgestaltung der Arbeit. Implementierungen halten Teams dynamisch und befördern den fachlichen internen Austausch, sie befähigen Teams und Organisationen zu Flexibilität und Innovationsfreude.

Risiken und Schaden von Implementierung

Selbst Strategien und Angebote, die auf der Basis klarer Evidenz und getragen von einem breiten Konsens in der Fachwelt für die flächendeckende Anwendung empfohlen werden (wie die Leitlinienempfehlungen), können nach der Umsetzung in die Praxis manchmal mehr schaden als nutzen. Wenn die externe Validität oder die Replizierbarkeit der Studienergebnisse nicht ausreichend gegeben ist oder wenn eine Empfehlung für eine nicht passende Patient*innengruppe zur Anwendung kommt, dann ist am Ende nicht das richtige Hilfe- oder Behandlungsangebot etabliert – dann wird das Falsche gemacht, obschon es möglicherweise engagiert und gut implementiert wurde (Meyer et al., 2015). Implementierungsprozesse können zudem sehr aufwendig sein, sie binden Ressourcen und Aufmerksamkeit. Das kann dazu verleiten, weniger dringliche Themen zu fokussieren und zu priorisieren und wirkliche Dringlichkeiten aus den Augen zu verlieren.

Durch die Implementierung werden Routinen ausgesetzt. Routinen entstehen, wenn sich Handlungsabläufe als sinnvoll herausgestellt haben und häufig wiederholt werden. Das Aushebeln, Infragestellen oder Ignorieren der Routinehandlung kann von Mitarbeiter*innen als Angriff auf ihre Kompetenz erlebt und abgewehrt werden. Zugleich aber gehen Sicherheit gebende und zeitsparende Verfahren verloren. Das gilt vor allem für Implementierungen in Teams. Gute Teamroutinen ermöglichen eine reibungsarme Zusammenarbeit. Werden diese ausgesetzt, so müssen Abläufe der Zusammenarbeit neu ausgehandelt und entwickelt werden. Das bindet Zeit und Kraft und kann misslingen.

Auch wenn das Thema das richtige ist, aber die Implementierungsprozesse nicht zufriedenstellend verlaufen, könnte es für die Nutzer*innen besser sein, wenn das alte, routiniert angebotene Verfahren beibehalten würde. Beispielsweise kann es passieren, dass die Praktiker*innen unsicher sind oder Umsetzungsfehler machen oder dass die Einheit innerhalb des Teams verloren geht.
Misslingende Implementierungen werden oft als Scheitern erlebt und können mit Streit oder dem Gefühl der Ressourcenvergeudung verbunden sein. Ähnlich ist das Erleben, wenn ein sinnvolles Thema erfolgreich implementiert war, aber nicht über längere Dauer aufrechterhalten werden konnte. Beides kann die Akteur*innen frustrieren und die Veränderungsbereitschaft nachhaltig senken (Hoben et al., 2016b).

Zu diesem Buch

Für alle Beteiligten hat gelingende Implementierung eine hohe Bedeutung: für die Nutzer*innen der Dienstleistung, für die Anwender*innen der Innovation im jeweiligen Versorgungssetting, für die Verantwortlichen und Leitungspersonen wie auch für die Organisation selbst (damit gemeint sind Einrichtungen des Gesundheitswesens wie beispielsweise Kliniken, Wohnheime, Seniorenheime, aber auch Einrichtungen mit teilstationären und ambulanten Angeboten). Um die richtigen Themen mit angemessenem Aufwand und klugen Strategien einzuführen und aufrechtzuerhalten, ist viel Wissen erforderlich. Vor gut 20 Jahren beklagte eine Forschergruppe:

> *»Wir sind in der paradoxen Situation, dass wir evidenzbasierte Verfahren mit nicht-evidenzbasierten Methoden implementieren.«*
> *Drake et al., 2002*

Glücklicherweise hat die Implementierungswissenschaft in den letzten Dekaden sehr viele Modelle, Einflussfaktoren und Strategien beforscht. Implementierung lässt sich strukturiert, theoriegeleitet und forschungsbasiert planen und gestalten. Die vielfältigen Erkenntnisse der Implementierungswissenschaft müssen in ihren Kontexten und Limitationen bewertet werden, bevor sie zur Anwendung kommen.
Dieses Buch zeigt, welche Ableitungen aus Konzepten und Befunden der Implementierungswissenschaft für die Implementierung komplexer Interventionen sinnvoll sind. Das Buch bietet allen in Implementierungsprozessen involvierten Personen neben Hintergrundwissen konkrete Handlungsempfehlungen und Planungshilfen. Dafür werden wichtige Begriffe, Konzepte und Theorien der Implementierungswissenschaft einschließlich ihrer Anwendbarkeit in psychiatrischen Settings

vorgestellt und erläutert. Sofern Bezug auf englischsprachige Literatur genommen wurde, haben die Autorinnen die zitierten Stellen übersetzt und für die Zwecke des Buches adaptiert. Drei für die Praxis relevante Modelle werden besonders detailliert dargestellt. Im Kapitel »10 Erfolgsfaktoren und Schlüsselstrategien« ab Seite 88 werden konkrete Vorgehensweisen für den Wissenstransfer in die Praxis beschrieben. Diese Strategien sind praktische Ableitungen des Theoriehintergrundes, sie werden zudem mit aktuellen Forschungsbefunden belegt. So wichtig neben einem grundlegenden Verständnis für Implementierung das elaborierte Vorgehen ist – in der Praxis fehlt für Letzteres oft die Zeit. Wer die Schlüsselstrategien gut beherrscht, kann auch – wenn erforderlich – in ungeschmeidigen Situationen ein paar Abstriche machen und mit einem »quick and dirty-Vorgehen« Erfolge erzielen. Zuletzt berichten die Autorinnen zwei praktische Beispiele aus umfänglichen Implementierungsprojekten.

Für die komplexen Prozesse der Implementierung ist es erforderlich, dass konkret benannte Personen klar umschriebene Aufgaben und Rollen übernehmen. Als Projektleitende, »Facilitator*innen« oder »Change Agents« steuern und begleiten sie das Geschehen. Die Idee des Einsatzes von Facilitator*innen beruht auf emanzipatorischen Ansätzen der Praxisentwicklung, welche die Entwicklung und das Befähigen der Mitarbeiter*innen sowie die Schaffung einer transformationalen Kultur betonen. In der Fachliteratur variieren die Übersetzungen des englischen Begriffs »Facilitator« von »Erleichterung«, »Begleitung« bis hin zu »befähigende Begleitung« oder »Moderator*in«. Für das vorliegende Buch haben sich die Autorinnen entschieden, den Begriff Facilitator zu verwenden.

Dieses Buch richtet sich an Praktiker*innen, Projektbeauftragte, Qualitätsbeauftragte, Praxis- und Pflegeentwickler*innen, Facilitator*innen und Leitungspersonen aller Berufsgruppen in verschiedensten Einrichtungen der Gesundheitsversorgung. Der Fokus liegt auf Implementierungen komplexer Interventionen in multiprofessionellen Teams. Die vorgestellten Beispiele und Befunde beziehen sich vorrangig auf psychiatrische und psychosoziale Handlungsfelder, doch sind Ableitungen für andere Disziplinen im Gesundheitswesen sicher möglich.

Das Buch bietet Basiswissen, Hilfen und Anregungen, um die richtigen Entscheidungen über Implementierungsthemen und -strategien zu treffen und den Praxistransfer nachhaltig und gelingend zu gestalten.

Begriffe und Konzepte

Implementierung soll zu nachhaltigen Veränderungen oder Neuerungen im Handeln von Mitarbeitenden und Teams innerhalb von Organisationen führen. Zentrale Begriffe und Konzepte, die sich mit Inhalten, Prozessen und Kontexten befassen, werden vorgestellt.

Innovation und Evidenz

Der Gegenstand der Implementierung, der in die Praxis überführt werden soll, also das Implementierungsthema, wird als »Neuerung« oder »Innovation« bezeichnet (Hoben et al., 2016a, S. 26). Es wird auch von Forschungsbefunden, Leitlinienempfehlungen, Wissen, Kenntnissen, Verfahren und anderem gesprochen, das verbindende Element ist jeweils die Neuerung für die Praxis.
Innovationen haben bestimmte Unterscheidungsmerkmale und variieren in ihrer Komplexität. Es gibt »einfache« Instrumente wie Schmerzskalen (Hoben et al., 2016a) oder singuläre Interventionen wie ein Arzneimittel. Letzteres liegt mit seiner Zulassung in standardisierter Form vor. In der Regel ist es nur eine Person, die verschreibende Ärztin, die diese Behandlung mit der erkrankten Person abstimmt. Ein Schulungsprogramm für Patient*innen ist hingegen ein Beispiel für eine komplexe Intervention. Indikationen und Einzelelemente sind variabel, die Umsetzung erfordert mehrere Handlungsschritte verschiedener Akteur*innen zu unterschiedlichen Zeiten (Mühlhauser et al., 2011, s. S. 20 ff.).
Ein weiteres Unterscheidungsmerkmal ist die Evidenzbasierung. Eine Innovation ist evidenzbasiert, wenn sie sich im Rahmen wissenschaftlicher Untersuchungen entsprechend der »derzeit am besten wissenschaftlich belegten Erfahrungen Dritter« (Behrens & Langer, 2022, S. 27) als wirksam und nicht schädigend erwiesen hat. Zwei Vorteile bieten vorliegende Forschungsergebnisse zur Wirksamkeit, Unwirksamkeit und zu unerwarteten Auswirkungen einer evidenzbasierten Innovation gegenüber einer subjektiven, erfahrungsbasierten Einschätzung der Anwender*innen: Sie wurden mit systematischen Methoden generiert, Verzerrungs- und Selbsttäuschungsverfahren wird damit vorgebeugt (Behrens & Langer, 2022, S. 27, 155 ff.). Und das Wissen geht über Einzelerfahrungen der Praktiker*innen hinaus (Hoben et al., 2016a, S. 26).

Zudem kann eine Innovation sowohl materielle, greifbare Bestandteile, wie z. B. technische Geräte oder schriftliche Anweisungen, als auch immaterielle Komponenten, wie z. B. veränderte Prozesse oder neue Denkweisen, enthalten. Entscheidend ist, dass der Gegenstand oder Inhalt, der eingeführt wird, von einem Teil der beteiligten Akteur*innen als neu empfunden wird, von den bisherigen Vorgehensweisen abweicht und auf die Verbesserung der Situation der Patient*innen abzielt (Hoben et al., 2016a).

Innovationen im Gesundheitswesen

Im Gesundheitswesen gelten Innovationen als wichtiger Erfolgs- und Wettbewerbsfaktor. Grundsätzlich muss dennoch in jeder Einzelsituation die Frage geklärt werden, welchen Sinn und Nutzen diese haben. Insbesondere ausgehend von der Erkenntnis, dass die Implementierung von Innovationen mit erheblichem Aufwand für die betreffenden Institutionen verbunden ist (Boggatz, 2022a).

Schilder, M. & Boggatz, T. (Hrsg) (2022): Praxisentwicklung und Akademisierung in der Pflege. Perspektiven für Forschung und Praxis. Stuttgart: Kohlhammer.
Der Mitherausgeber Thomas Boggatz setzt sich in diesem Buch unter dem Kapitel »Innovation – Wozu überhaupt« (S. 31–42) detailliert mit diversen Fragestellungen aus den Perspektiven Wissenschaft und Forschung, Gesundheitswesen sowie Pflege und Betroffene auseinander.

Das weltweite Forschungswissen und damit die verfügbare Evidenz wachsen schnell. Für Praktiker*innen ist es im Alltag nicht mehr möglich, bezüglich der Vielfalt von Behandlungs- und Hilfeangeboten fortlaufend umfängliches Wissen zum aktuellen Forschungsstand zu haben. Deshalb entwickeln medizinische Fachgesellschaften sogenannte »medizinische Leitlinien« bzw. »Behandlungsleitlinien«. Diese Leitlinien formulieren konkrete Empfehlungen zur Diagnostik oder Behandlung definierter Gesundheitsthemen und unterstützen Ärzt*innen, Angehörige anderer Gesundheitsberufe und Patient*innen bei der Entscheidungsfindung im konkreten Fall. Die Empfehlungen sind keine Vorgaben, sondern Entscheidungshilfen und lassen Raum für die Berücksichtigung von Besonderheiten in der konkreten Situation.
Die Erstellung von Leitlinien erfolgt nach gestuften, strengen und transparenten Standards, damit alle Leitlinienempfehlungen für Außenstehende nachvollziehbar sind. Die Arbeitsgemeinschaft der Wissenschaftlichen Medizinischen Fachgesellschaften (AWMF) wacht darüber. Alle Leitlinien wie auch die Darstellung der Methoden sind öffentlich zugänglich (www.awmf.de). Wenn möglich, wird die höchste Stufe 3 (S3) angestrebt. Den S3-Leitlinien liegt eine umfängliche aktuelle

Literaturrecherche (systematisches Review) zugrunde. Dabei wurden die gefundenen Studien auf methodische Sorgfalt und Übertragbarkeit hin geprüft, um die Studienergebnisse angemessen bewerten zu können. Auf dieser Basis erstellt eine Expert*innengruppe mit medizinischer und wissenschaftlicher Kompetenz die konkreten Empfehlungen für die Diagnostik und Behandlung von Gesundheitsproblemen. Anschließend werden diese Empfehlungen mit Vertreter*innen aller relevanten Gruppen (also unbedingt auch den Patient*innen und Angehörigen) in einem gemeinsamen Konsensverfahren diskutiert und dadurch evtl. neu bewertet.
Leitlinienempfehlungen sind also vertrauenswürdige und wichtige Implementierungsthemen. Im Gesundheitsbereich gilt die Leitlinienimplementierung als wesentlich, um die Evidenz-Praxis-Lücke zu schließen und damit als wichtiges Qualitätsmerkmal (Burgers et al.,2020). Gleichzeitig weiß man, dass die Implementierung in der Praxis nicht im gewünschten Umfang stattfindet (Muche-Borowski et al., 2015), gerade in psychiatrischen Settings (Gaigl et al., 2021; Girlanda et al., 2017).

Komplexe Interventionen

Das Hilfehandeln in der psychiatrischen Versorgung verlangt in vielen Situationen nach einer multidisziplinären, interprofessionellen und teilweise setting- und sektorenübergreifenden Zusammenarbeit und bezieht neben den Nutzer*innen deren Umfeld und Angehörige mit ein. Praktisch alle Innovationen zielen auf Verhaltensänderung ab, sodass davon ausgegangen werden kann, dass in psychiatrischen Settings wesentlich häufiger komplexe Interventionen vorkommen als einfache (Hasenberg & Loytved, 2017; Boggatz, 2022b). Die komplexen Interventionen bestehen aus mehreren Einzelkomponenten, die sich wechselseitig bedingen und ihrerseits in komplexe Kontexte unter vielschichtigen Bedingungen implementiert werden (Craig et al., 2008; 2013). Beispiele sind neue Therapieschemata, Schulungen von Patient*innen oder Mitarbeiter*innen und Assessmentinstrumente. Vor allem Interventionsprogramme oder Konzepte mit vielen Teilkomponenten, wie Module oder zeitlich gestaffelte Elemente, haben vielfältige und wechselseitig abhängige Effekte für unterschiedliche Patient*innengruppen. Eine Gemeinsamkeit aller komplexen Interventionen ist, dass im Vergleich zu Einzelmaßnahmen (wie der Behandlung mit einem Medikament) die Beurteilung von Wirksamkeit, Nutzen und Schaden schwer zu erfassen ist (Meyer et al., 2016; Mühlhauser et al., 2011).
Nachfolgend einige Beispiele komplexer Interventionen in der Versorgung:

Umsetzung von Leitlinienempfehlungen

Umsetzung von DNQP-Expertenstandards: Zielsetzung ist die Verbesserung der Pflegequalität (www.dnqp.de; DNQP, 2023)

Einführung neuer Behandlungskonzepte und -programme: Hierunter fallen Assessment und Diagnostikverfahren sowie Therapieangebote aller Art. Das Ausmaß an Komplexität hängt sowohl vom Verfahren an sich als auch vom Grad der Veränderung für die Anwender*innen ab. Die Einführung eines Assessmenttools oder eines einzelnen Therapieverfahrens tangiert möglicherweise nur wenige Berufsgruppen oder Prozesse. Hingegen müssen übergreifende neue Angebote, z. B. die Etablierung stationsäquivalenter Behandlung in einer Klinik, oder multimodale Angebote, z. B. die Umsetzung des »Weddinger Modells« (Mahler et al., 2024), oder die Einführung von »Safewards« (Bowers, 2014; Löhr et al., 2023) über längere Zeiträume realisiert werden. Notwendig ist ein gestuftes und von vielen Personen aktiv unterstütztes Vorgehen. Der Komplexitätsgrad bei der Einführung von Genesungsbegleiter*innen dürfte vor allem von den Haltungen und Verhaltensweisen der Teammitglieder abhängen.

Modifikation der Organisation: Beispiele sind die Implementierung von Bezugspflege und Primary Nursing (Rixe & Steffen, 2023, S. 661 ff.) oder von neuen Rollen, z. B. Pflegeexpert*innen APN (Jansen & Herwig, 2022; Herwig & Ziebold, 2023; Scheydt & Holzke, 2018b).

Realisierung von Modellvorhaben nach § 64b SGB V: Regionale Budgets oder integrierte oder anderweitig innovative Versorgungsformen zu etablieren erfordert umfängliche setting- und sektorenübergreifende Kooperationen.

Die Komplexität von Interventionen entsteht durch fünf miteinander interagierende Bestandteile (Craig et al., 2008; 2013; s. Abbildung 1). Die interagierenden Komponenten können einzelne Module eines Schulungsprogrammes sein oder zeitlich gestaffelte Einzelinterventionen im Rahmen eines komplexen Modells, wie es beispielsweise bei Safewards der Fall ist. Die Anzahl neuer Verhaltensweisen und die Art und Weise, wie sie sich von bisherigen unterscheiden, lassen Interventionen schnell komplex werden. Die Routinen der Mitarbeiter*innen eines Teams sind in der Regel aufeinander abgestimmt, man hat sich eingespielt, versteht sich ohne Worte. Müssen eine oder gleich mehrere Verhaltensweisen grundsätzlich verändert werden, kann das zu Unsicherheiten und bei fehlender Abstimmung auch zu Konflikten in den Teams führen. Darüber hinaus sind die Arbeitsabläufe der unterschiedlichen Berufsgruppen in den verschiedenen Abteilungen zu koordinieren. Eine Veränderung in einem Bereich bzw. einer Berufsgruppe macht eine Anpassung der Routinen in der interprofessionellen Zusammenarbeit notwendig (Boggatz, 2022b). Je größer die Anzahl der Beteiligten und je mehr Schnittstellen

es gibt, umso komplexer wird der Implementierungsprozess. So wird deutlich, dass Implementierung in der psychiatrischen Versorgung selten ausschließlich an eine Berufsgruppe gebunden ist, sondern immer interprofessionell und als interagierendes Geschehen gedacht werden muss.
Bei komplexen Interventionen ist das Messen der Ergebnisparameter eine Herausforderung (s. S. 126f.). Zu berücksichtigen sind hier immer zwei Ebenen: 1. das Gesamtprogramm als tragender Rahmen und 2. die Einzelmaßnahmen (Reisig et al., 2010). Eine weitere Herausforderung in der klinischen Praxis ist die Umsetzbarkeit von wissenschaftlicher Evaluation. Oft mangelt es an Fachkenntnissen zu statistischen Verfahren oder/und Zeit für langwierige wissenschaftliche Evaluationen. Viele Implementierungsvorhaben finden zudem nach wie vor ohne wissenschaftliche Begleitung statt (Hoben et al., 2016a). Komplexe Interventionen müssen oftmals an das jeweilige Setting angepasst werden. Die Differenzierung liegt dann in der veränderlichen Peripherie einer Intervention und ihrem unveränderlichen »Kern« (Hoben, 2016a, S. 151, s. S. 53ff.).

ABBILDUNG 1: Bestandteile komplexer Interventionen (nach Craig et al., 2008; 2013)

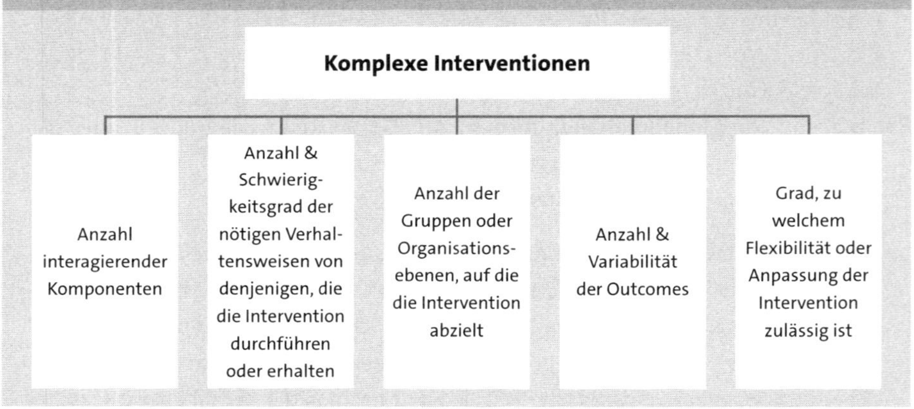

Praxistransfer

Gesundheitsbezogenes Wissen soll in der Praxis Anwendung finden und muss dafür als Innovation in die Praxis überführt werden. Die »Wissens-Praxis-Lücke« soll geschlossen werden. Eine Vielzahl von Begriffen wird für diese Überführungsprozesse verwendet (Hoben et al., 2016a; Vollmar et al., 2017). Häufig wird von »Implementierung« oder »knowledge-translation« oder »Wissenszirkulation« gesprochen (Vollmar et al., 2017).

Diffusion, Dissemination und Implementierung

Es existieren drei unterschiedlich komplexe Strategien, um Praktiker*innen mit einer Neuerung bekannt zu machen und diese dann in ein System zu überführen. Sie reichen von der Diffusion über die Dissemination bis zur Implementierung und werden oft als Kontinuum dargestellt.

Die Diffusion hat mit einer nicht zielgerichteten, nicht geplanten und nicht kontrollierten Ausbreitung neuen Wissens einen passiven Charakter, der Transfer findet eher zufällig statt (Vollmar et al., 2017). Die Diffusion ereignet sich in der Regel durch Bekanntgabe neuer Erkenntnisse in Fachzeitschriften oder auf Kongressen, der weitere Praxistransfer hängt vom Handeln der Einzelpersonen ab.

Die Dissemination basiert auf einem aktiven, gezielten und systematischen Vorgehen. Er werden festgelegte Strategien verfolgt, um Informationen für eine bestimmte Zielgruppe zu verbreiten. Das geschieht z. B. durch die Nutzung von Internetforen, das Aufhängen von Plakaten, die Verteilung von schriftlichem oder elektronischem Informationsmaterial oder die Organisation von Informationsveranstaltungen.

Die Implementierung ist der aktivste Ansatz im Diffusions-, Disseminations- und Implementierungskontinuum (Hoben et al., 2016a; Rabin & Brownson, 2018) und bedeutet die Überführung einer definierten Innovation oder Neuerung in ein bestimmtes Setting. Dies umfasst auch die Bereitstellung und die Anwendung. Implementierung ist immer sowohl ein *aktiver* als auch ein *sozialer Prozess* (Greenhalgh et al., 2005). Von der formalen Entscheidung für die Einführung eines neuen Verfahrens bis zur dauerhaften Anwendung durch oft multiprofessionelle Teams finden viele Informations-, Aushandlungs- und Verständigungsprozesse statt. Dabei müssen Fachpersonen ihr bisheriges, meist routiniertes Handeln zugunsten der neuen Methode aufgeben, also ihr Verhalten verändern (Muche-Borowski et al., 2015). »Der Prozess umfasst die Identifikation von förderlichen und hinderlichen Einflussfaktoren, die Auswahl sowie Anwendung effektiver Strategien zur Überwindung von Barrieren und zur erfolgreichen Steuerung des Implementierungsprozesses« (Hoben et al., 2016a, S. 35). Des Weiteren gehören ein fortlaufendes Monitoring in der klinischen Praxis und die Evaluation zum Prozess (Logan & Graham, 2010). Nicht zuletzt sind für die Gewährleistung von Nachhaltigkeit der Veränderung gezielte Aktivitäten nötig.

Implementierung ist ein geplanter, systematischer und sozialer Prozess, in dem aus einer formalen Entscheidung, eine neue Verfahrensweise einzuführen, ein dauerhaft geändertes Verhalten der Praxisakteur*innen wird, um eine konkrete Innovation dauerhaft in ein bestimmtes Setting zu integrieren (Hoben et al., 2016a; Rogers, 2003; Voigt-Radloff et al., 2013).

Begrifflich abzugrenzen ist der Implementierungsprozess von dem der »Implementierungsforschung«, die auf die wissenschaftliche Untersuchung von Implementierungsprozessen selbst abzielt (Hoben et al., 2016a). Die Implementierungsforschung untersucht die Methoden des systematischen Transfers von Forschungsergebnissen in die Versorgung wissenschaftlich, mit dem Ziel, die Qualität und Effektivität des Gesundheitssystems zu verbessern (Eccles & Mittman, 2016).

Wissens- und Praxistransfer, Translation

Forschungserkenntnisse müssen aktiv und in verschiedenen Phasen in die Praxis überführt werden. Teilweise ist dabei eine Transformation der Wissensbestände nötig. Das Wort »translation« meint eher eine »Übersetzung« in die Praxis, »transfer« eine »Überführung«, auch hier ist die Begriffsverwendung uneinheitlich. Wenn Praktiker*innen die Innovation umgesetzt haben, dann findet eine Anwendung, eine Anpassung oder eine Übernahme des Wissens statt (Hoben et al., 2016a).
Begriffe wie »Wissenstransfer« (knowledge transfer), oder »Wissenstranslation« bzw. »Wissenszirkulation« (knowledge translation) gehen über die Implementierung hinaus und umfassen auch die Herstellung (Grundlagenforschung, Studien) und Verbreitung (einschließlich der Leitlinienerstellung) von Wissen. Auf der Ebene der Individuen und der Organisation sind damit Lernprozesse verbunden. Aber auch Politik und Gesellschaft bzw. Institutionen unterstützen diese Prozesse. Vor allem der Begriff der Wissenszirkulation verdeutlicht, dass Wissen aus der Praxis zurück in die Forschung fließen sollte und es einen Kreislauf zwischen Forschung, Bildungseinrichtungen, Praxiseinrichtungen, politischen Gremien und Institutionen geben sollte (Vollmar et al., 2017).
Implementierungsprozesse beinhalten die Integration von neuem Wissen in bestehendes Wissen. Beim Wissenstransfer können diverse Hindernisse auftreten. Die Informationen über eine Innovation müssen daher in verständlicher Form verbreitet und die Wissensanwendung geübt werden (Harvey & Kitson, 2015c; Carlile, 2004; Canik, et al., 2018).
Das individuelle Wissen spielt eine Schlüsselrolle für Problemlösungen oder Implementierungen. Es setzt sich zusammen aus implizitem und explizitem Wissen. Während explizites Wissen sich leicht kodifizieren und verbalisieren lässt, kann implizites Wissen intransparent und kommunikationshemmend sein. Infolgedessen ist es schwierig, implizites Wissen in einen Prozess zu integrieren oder es auf logische Weise zu strukturieren. Es ist jedoch vor allem das implizite Wissen, das mit Know-how verbunden und in Routinen und Überzeugungen eingebettet ist. Daher muss auch implizites Wissen genutzt werden. Um das für die Implementierung erforderliche gemeinsame Wissen zu identifizieren und zu fördern, müssen

beide Ebenen von Wissen in Organisationen berücksichtigt werden. Im Umgang mit Grenzen im Wissenstransfer gilt es daher einiges zu beachten (Carlile, 2004; Canik et al., 2018):

Syntaktische Grenzen: Fehlender Transfer von (meist explizit vorhandenem) Wissen zwischen den einzelnen Akteur*innen, Berufsgruppen und Teams. Eine wichtige Implementierungsstrategie bzw. »Transfer-Strategie« (s. S. 47f.) ist hier ein guter Informationsaustausch, beispielsweise das Zurverfügungstellen von Projektberichten und Protokollen.

Semantische Grenzen: Die fehlende Translation (»Übersetzung«) von Wissen führt dazu, dass die Bedeutung des Transferierten nicht verstanden wird. Implizites Wissen ist auf verschiedenen Ebenen vorhanden. Das Entwickeln einer gemeinsamen Sprache ist wichtig, eine Vereinfachung von Fachterminologien sinnvoll, da meist verschiedene Berufsgruppen, Teams und Akteur*innen mit unterschiedlichem Hintergrundwissen in ein Implementierungsprojekt involviert sind.

Pragmatische Grenzen: Das Überschreiten pragmatischer Grenzen ist die größte Herausforderung, da Wissen in hohem Maße implizit vorhanden ist und Personen, die unterschiedliche Praktiken anwenden, kein Interesse daran haben, neues Wissen zu übernehmen. Daher ist es wichtig, einen Konsens hinsichtlich der Veränderung zu schaffen, die mit der Implementierung verbundenen Zielsetzungen für alle Akteur*innen nachvollziehbar und transparent zu kommunizieren sowie ein gemeinsames Interesse für das Projekt zu schaffen. Dazu eignen sich beispielsweise Workshops.

Tailoring – zugeschnittene Implementierung

Implementierungsprozesse sind komplex und ihr Erfolg hängt von vielen Einflussfaktoren ab. Mit einem individuell zugeschnittenen Vorgehen (»tailored implementation«, TI) wird versucht, das Vorgehen bei der Implementierung möglichst genau an die Anforderungen des jeweiligen Praxisumfeldes anzupassen. TI meint die methodengeleitete Anpassung der Implementierungsstrategien an die Kontextbedingungen. TI soll die Wahrscheinlichkeit einer erfolgreichen dauerhaften Anwendung der Innovation im Praxisalltag erhöhen (Jäger et al., 2014; Bosch et al., 2007; Powell et al., 2017).

Bei der TI werden vor Beginn der Implementierung die Einflussfaktoren strukturiert erfasst, der Fokus liegt auf den möglichen Barrieren und Hindernissen. Gemeinsam mit den Anwender*innen werden diese bewertet und priorisiert. Dann werden Strategien entwickelt und abgestimmt, um den wichtigsten Barrieren zu begegnen. Dafür gibt es dezidierte Verfahren (IQWiG, 2016; Powell et al., 2017).

Es ist sehr plausibel, dass die Implementierung umso erfolgreicher ist, je genauer man das Vorgehen auf die vorliegenden Einflussfaktoren anpasst. Es gibt gute Hinweise (z. B. Vis et al., 2023), jedoch noch nicht viele Forschungsbefunde zur Wirksamkeit der methodischen Details der TI (Wensing & Grol, 2020a; IQWiG, 2016).

Praxis- und Organisationsentwicklung

Im Kontext von Implementierungsvorhaben werden die Begriffe »Praxisentwicklung«, »Organisationsentwicklung«, »Projektmanagement« und »Change Management« häufig verwendet.

Praxisentwicklung

Der Begriff Praxisentwicklung wird auf sehr unterschiedliche Weise verstanden und eingeordnet. Oftmals wird er als Tätigkeitsbezeichnung (»Praxisentwickler*in«) genutzt oder einem bestimmten Teilaspekt einer beruflichen Tätigkeit bzw. einer Rolle (z. B. im Rahmen einer Stabsstelle Pflegeentwicklung/Pflegewissenschaft, Pflegeexpert*in) zugeteilt (Garbett & McCormack, 2009). In der klinischen Praxis findet der Begriff als konkretes Vorhaben, z. B. bei einem »Praxisentwicklungsprojekt«, Anwendung. Auch wird unter Praxisentwicklung »eine Anzahl von zur Verfügung stehenden Werkzeugen verstanden, mit denen einerseits Change Management entwickelt und durchgeführt wird und mit denen andererseits die Umsetzung wissenschaftlicher Ergebnisse in die Praxis gelingen kann« (Eberhardt, 2017, S. 16 f.).
Ein bedeutender und umfassender Ansatz wird im Standardwerk *Praxisentwicklung in der Pflege* (McCormack et al., 2009a) beschrieben. Praxisentwicklung wird hier definiert als »ein kontinuierlicher Prozess, der auf Effektivitätssteigerung in der patientenzentrierten Versorgung abzielt […]« (Garbett & McCormack, 2009, S. 39). Unterschieden werden kann zwischen einem wissenschaftstheoretischen und emanzipatorischen Praxisentwicklungsansatz (Manley & McCormack, 2009). Der wissenschaftstheoretische Ansatz basiert auf der These des interessegeleiteten Wissens (Habermas, 1973) und beruht auf der Annahme, dass Praktiker*innen ihre Praxis verändern, sobald sie über neue Erkenntnisse verfügen. Zielsetzung ist die Verbesserung der Patient*innenversorgung durch die Nutzung von Forschungsergebnissen, wobei das Ergebnis im Mittelpunkt des Interesses steht und weniger die Prozesse, die zum Ziel führen. Der an der Aktionsforschung (Grundy, 1982) orientierte emanzipatorische Ansatz ist anspruchsvoller. Er zielt auf die Entwicklung und das »Empowern« (befähigen) der Mitarbeiter*innen sowie die Schaffung

einer transformationalen Kultur, die u. a. folgende Merkmale in den Mittelpunkt stellt (Manley, 2009):

- Förderung und Wertschätzung aller Mitarbeiter*innen
- Einbindung und Empowern der Mitarbeiter*innen
- Transparente Entscheidungen
- Qualität geht jeden etwas an
- Positive Veränderungen als Lebensprinzip
- Entwicklung des Leadership-Potenzials aller Mitarbeiter*innen

Trotz der unbestrittenen Bedeutung von Fachwissen für das klinische Handeln ist anzunehmen, dass es nicht ausreicht, Praxisentwicklung nur unter einem technischen bzw. wissenschaftsorientierten Aspekt zu sehen. Teams und Mitarbeiter*innen mit fachlichen Fähigkeiten und Kenntnissen auszustatten, führt nicht automatisch zur Veränderung der Arbeitsweise. Die emanzipatorische Praxisentwicklung hat zum einen die Grundannahmen der Praktiker*innen und zum anderen das soziale System im Blick (Manley & McCormack, 2009). Sie will Praxisakteur*innen befähigen, die in ihrer Praxis als selbstverständlich geltenden, einengenden Aspekte wahrzunehmen und zu beseitigen. Verändertes Handeln wird durch ein verändertes Bewusstsein erreicht und nicht durch Zwänge oder Routinen. Dieser emanzipatorische Ansatz steht im Einklang mit der kritischen Sozialtheorie und erfordert konsequent partizipatives Vorgehen in Praxisentwicklungsprozessen (Manley & McCormack, 2009; Eberhardt, 2017). Die befähigende Begleitung der Praktiker*innen erfordert kontinuierliche und systematische Aktivitäten (Garbett & McCormack, 2009).

Praxisentwicklung ist ein umfassendes Konzept. Es ist ein Merkmal der Arbeitsumgebung und kein sporadisches, externes Ereignis. Praxisentwicklung zielt darauf ab, die Kultur zu verändern und die Entwicklung von Individuen zu fördern. Bei der Entwicklung von Praxis geht es nicht ausschließlich um einzelne Projekte, sondern darum, eine Kultur zu entwickeln, die die Möglichkeit bietet, Praktiken zu hinterfragen, und die in der Lage ist, auf die Rückmeldungen von Nutzer*innen, Praktiker*innen und auf externe Vorgaben zu reagieren (McCormack et al., 2009b).

Ziel von Praxisentwicklung ist die Verbesserung der Erfahrungen von Nutzer*innen, Mitarbeiter*innen, Teams und Organisationen. Praxisentwicklung umfasst die Befähigung von Individuen und Teams, um Kenntnisse und Fähigkeiten zu entwickeln und die Kultur und den Kontext der Versorgung zu verändern. Die exakten und kontinuierlichen Prozesse emanzipatorischer Veränderung berücksichtigen die Perspektive der Nutzer*innen und werden gefördert und unterstützt von Facilitator*innen (Garbett & McCormack, 2009).

Organisationsentwicklung

Organisationsentwicklung ist ein geplanter, systematischer und langfristiger Prozess der Veränderung und Weiterentwicklung eines Unternehmens unter größtmöglicher Beteiligung aller Betroffenen. Sie ist ganzheitlich ausgerichtet und umfasst die Veränderung der Organisationsstruktur, der Unternehmenskultur sowie das individuelle Verhalten von Führungspersonen und Mitarbeiter*innen. Durch Organisationsentwicklung soll das Unternehmen insgesamt effizienter und erfolgreicher werden. Gleichzeitig soll die Lernfähigkeit, Flexibilität und Innovationsfähigkeit der Organisation gestärkt werden (Nerdinger, 2019d).
Charakteristisch für Organisationsentwicklung sind u. a. folgende Merkmale (Nerdinger, 2019d):

- Organisationsentwicklung ist langfristig angelegt, bezieht das Unternehmen ganzheitlich ein.
- Organisationsentwicklung ist partizipativ, alle Betroffenen sind am Prozess beteiligt.
- Lernen und Problemlösung werden durch Methoden der Sozialwissenschaften unterstützt.
- Organisationsentwicklung ist prozessorientiert. Im Mittelpunkt steht die Verbesserung der Lebensqualität und der Problemlösefähigkeit an sich, weniger die Beeinflussung der Produktivität.

Projektmanagement

Um einen Wandel von Routinen, Strukturen oder Abläufen in Organisationen herbeizuführen, können zeitlich befristete *Projekte* veranlasst und durch ein Projektmanagement gesteuert werden. Die vielfältigen Methoden und Strategien im Projektmanagement sollen die Veränderungsprozesse lenkbar und erfolgreich machen, Unsicherheiten im Projektverlauf reduzieren und mögliche Projektrisiken kalkulieren. Von Projekten wird dann gesprochen, wenn neue (in der Organisation bislang nicht vorhandene) Verfahren umgesetzt werden sollen und dafür zeitlich befristet besondere Bedingungen (Projektorganisation, Ressourcenfreistellung, etc.) gelten. Aufgrund der Komplexität der Aufgabe sind Projektteams meist interdisziplinär besetzt.
Das Projekt wird definiert als »ein einmaliges, bereichsübergreifendes, zeitlich begrenztes, zielgerichtetes und interdisziplinäres Vorhaben, das so wichtig, kritisch und dringend ist, dass es nicht in der bestehenden Linienorganisation bearbeitet werden kann, sondern besondere organisatorische Rahmenbedingungen braucht« (Kuster et al., 2022, S. 4).
Der Begriff Projektmanagement subsumiert die Führungsaufgaben, die Organisation, Mittel und Strategien, um das Projekt abzuwickeln.

Projektmanagement sind »alle planenden, überwachenden, koordinierenden und steuernden Maßnahmen […], die für die Um- oder Neugestaltung von Systemen oder Prozessen oder Problemlösungen erforderlich sind« (Kuster et al., 2022, S. 10).

Die verschiedenen Phasen im Projektablauf umfassen die Initialisierung und konkrete Beschreibung des Projektes, die Planung, Durchführung und am Ende den Projektabschluss. Wichtige Teilelemente sind Projektteams, Ablaufpläne, Termin- und Kostenpläne, Risikokalkulation und weitere Analysen, Meilensteine und die fortlaufende Projektüberwachung.

Neben den klassischen Methoden des Projektmanagements entstanden in den jüngeren Dekaden sogenannte »agile« Methoden, die schnellere und anpassungsfähigere Problemlösungen ermöglichen sollen. Anstelle elaborierter kleinschrittiger Projektpläne und sehr genau definierter Projektziele erhalten kleine Teams Freiräume für schnelle Lösungen. Viel Interaktion und Kooperation aller Beteiligten erlauben möglichst weitreichende Fortschritte und Entwicklungen im vorgegebenen Zeit- und Budgetrahmen (Kuster et al., 2022).

Implementierungen müssen im Gesundheitswesen fortlaufend erfolgen und in die vorhandenen Strukturen eingebettet sein. Das unterscheidet Implementierung vom Projektmanagement. Aber einzelne Implementierungsprozesse können (in Teilen oder in Gänze) als Projekt aufgezogen werden oder im Rahmen z. B. eines Forschungsprojektes durchgeführt werden. Viele Methoden und Erkenntnisse des Projektmanagements lassen sich in Implementierungsprozessen anwenden, vor allem wenn es um das Monitoring und die Steuerung geht. Projekte erfordern wie Implementierungen eine veränderungsfreudige Organisation und motivierte Mitarbeitende.

Change Management

Change Management bezeichnet eine »top-down« beschlossene Veränderung mit Projektcharakter, beispielsweise die Re-Umstrukturierung eines Unternehmens mit der Absicht der Kostensenkung, der Effizienzsteigerung oder der verbesserten Kundenorientierung. Es bezieht sich auf ein konkretes Szenario mit einem fest definierten Ziel und wird gewöhnlich begleitet durch externe Berater*innen. Im alltäglichen Sprachgebrauch werden die Begriffe »Organisationsentwicklung« und »Change Management« oft miteinander vermischt. Auch wenn Organisationsentwicklung und Change Management einander in bestimmten Bereichen ähneln, unterscheiden sie sich doch in ihrer Herangehensweise und Umsetzung sowie in ihren Motiven zur Veränderung und ihren Zielen (Nerdinger, 2019d, S. 180 ff.).

Kultur und Haltungen

Kultur ist kein objektiv bestimmbarer oder messbarer Aspekt von Organisationen. Organisationen *sind* Kulturen. Verkürzt kann der Begriff folgendermaßen definiert werden: »Wie die Dinge hier gehandhabt werden« (Drennan, 1992, S. 3 in Manley, 2009, S. 58; Rycroft-Malone, 2009, S. 114). Der Begriff Kultur ist sehr komplex. Kultur beschreibt, wie gearbeitet wird und welche Erwartungen an die Mitarbeiter*innen gestellt werden. Kultur und Klima beziehen sich auf die Geschichte und die Werte einer Organisation (Müller-Isberner et al., 2017a). Eine Kultur bildet sich auf der Basis von Grundannahmen, die die Mitglieder einer Organisation veranlassen, auf eine bestimmte Art und Weise zu handeln. Diese Annahmen sind an Werte, Überzeugungen und Verhaltensnormen geknüpft (Nerdinger, 2019a; Schein, 2017). »Organisationskultur« bezieht sich auf die für alle Gruppen innerhalb der Organisation verbindlichen Werte und Praktiken. Werte, Überzeugungen, Einstellungen, Annahmen, Normen und gemeinsame Auffassungen stehen bei der Definition des Begriffes »Arbeitsplatzkultur« oft im Mittelpunkt. Dabei lassen sich Kulturen weder leicht noch schnell tiefgreifend verändern (Manley, 2009).

Merkmale der Organisationskultur

Ein Muster gemeinsam geteilter, grundlegender Annahmen,

- die von einer Gruppe bei der Lösung von Problemen der Anpassung an die Umwelt sowie der Integration ihrer Mitglieder gelernt wurden,
- die sich als hinreichend erfolgreich bei der Lösung dieser Probleme erwiesen haben, und
- die neuen Mitgliedern als die richtige Art und Weise, in der solchen Probleme zu begegnen ist, gelehrt wird (Schein, 2017; Schein, 2010 in Nerdinger, 2019a, S. 172)

Das Klima einer Organisation kann starke Auswirkungen auf Erfolg oder Misserfolg eines Implementierungsprozesses haben. Die Bedingungen, die eine Organisation mehr oder weniger innovativ machen, betreffen die Struktur der Organisation, die Fähigkeit, neues Wissen zu absorbieren und eine positive Einstellung zu Änderungsprozessen (Cook et al., 2012). Eine Institution, die in der Lage ist, neue Informationen systematisch zu erkennen, zu interpretieren und einzuordnen, ist besser befähigt, neue Praktiken zu absorbieren, zu integrieren und korrekt zu nutzen. Entscheidend ist der Brückenschlag vom existierenden Wissen zum neuen Wissen (Greenhalgh et al., 2004; 2005). Organisationen, die eine Bereitschaft und Befähigung zu Implementierungen haben, sind durch eine Willkommenshaltung und Offenheit für neue Ideen gekennzeichnet. Offenheit beinhaltet eine starke Führung und Mitarbeiter*innen in Schlüsselpositionen mit guten Managementfertigkeiten und einer klaren strategischen Vision sowie ein Klima, das offen ist für Experimente und Datenerhebung. Führung muss Mitarbeiter*innen dazu ermutigen, aus Traditionen, Routinen und Normen auszubrechen (Müller-Isberner et al., 2017a).

Werte und Überzeugungen sind prägend für eine gemeinsame implizite Auffassung, also für jene Übereinkünfte und Erwartungen, die kennzeichnend für eine bestimmte Gruppe sind. Werte und Überzeugungen können sowohl implizit als auch explizit sein. Sie bestimmen in allen Aspekten der Kultur, wie die Dinge gehandhabt werden. Sie gelten als die fundamentalsten Manifestationen der Arbeitsplatzkultur und sind Teil der sogenannten »kognitiven Substruktur«. Während Symbole und Artefakte, beispielsweise Logos oder erklärte Ziele, äußere Manifestationen darstellen, bilden Werte das Fundament einer Kultur. Diese Werte werden von den Mitgliedern der Gruppe geteilt und bleiben auch bestehen, wenn neue Mitglieder kommen oder alte gehen. Werte bestimmen die Meinungen von Menschen darüber, wie sie sich verhalten sollten (sie sind eng mit moralischen und ethischen Normen verzahnt), während Überzeugungen das sind, was Menschen für wahr oder nicht wahr halten. Überzeugungen und Werte sind eng miteinander verknüpft. Überzeugungen können zu einer solchen inneren Gewissheit werden, dass sie als exaktes Abbild dessen akzeptiert werden, wie die Welt funktioniert. In diesem Fall wird von Grundannahmen gesprochen. Diese werden für wahr gehalten und wirken im Unterbewusstsein. Im Zusammenhang mit Grundannahmen stehen Überzeugungen und deren Interpretationen, Werte und Emotionen (Manley, 2009, S. 71).

Die Frage nach einer bestimmten oder gar einer richtigen oder falschen *Haltung* wird in nahezu allen Teams der Gesundheitsversorgung oftmals kontrovers diskutiert. Sei es, dass sich diese bestimmte Haltung auf die Patient*innenversorgung allgemein oder auf eine bestimmte Neuerung bezieht. Oft wird die These vertreten, man müsse die Haltungen verändern, nicht die Handlungen. Aber was genau ist eigentlich Haltung?

Haltung wird im Dorsch-Lexikon der Psychologie als »innere Grundeinstellung, die das Wahrnehmen, Denken, Erleben und Handeln einer Person prägt (z. B. Werte, Einstellungen, Gesinnung, Überzeugungssysteme)« definiert (Wirtz, 2020, S. 738). Einstellungen, Werte und Überzeugungen sind nicht offen sichtbar und meist unbewusst. Sie beeinflussen jedoch das Verhalten und die Art und Weise, die Realität zu konstruieren (Gerrig & Zimbardo, 2008). Sie bestimmen also beispielsweise mit, wie wir den Nutzer*innen begegnen oder wie wir mit Veränderungen umgehen. Als »Grundeinstellung« sind sie »überdauernd«, das heißt, sie existieren unabhängig von der aktuellen Situation. Dennoch sind sie beinflussbar und veränderbar. Sie entwickeln sich im Laufe des Lebens und der beruflichen Sozialisation, sie werden geprägt durch Vorbilder, Gedanken und Erfahrungen. Die Konzeption von Haltung ist vielschichtig und gründet in einem Geflecht miteinander in Beziehung stehender weiterer Konstrukte wie Werte und Einstellungen, für die ihrerseits eine Vielzahl von Definitionen und Theorien vorliegen (Fishbein & Ajzen, 1975; Rohan, 2000; Rokeach, 1968; Schädle-Deininger, 2018; Mummendey, 1988). Werte sind ein zentraler Gegenstand soziologischer, kulturanthropologischer und psychologischer Theorien. Eine allgemeine Definition persönlicher Werte lautet: »Überzeugungen einer Person zur Wichtigkeit von breiten, situationsübergreifenden Zielen als Leitprinzipien in ihrem Leben« (Wirtz, 2020, S. 1921). Es gibt *Grundwerte*, die weltweit und kulturübergreifend gelten (Schwartz & Bilsky, 1987). Die Werthaltungen von Personen gelten als Kern der Identität (Rokeach, 1968).

Begleiten und Befähigen

Der engl. Begriff »Facilitation« umfasst mehrere Dimensionen. Er wird u. a. als ein »Befähigungsprozess« (Kitson & Harvey, 2015 , S. 71) als »Begleitung« (McCormack et al., 2009b , S. 252) oder »befähigende Begleitung« (Eberhardt, 2017 , S. 17) definiert. Facilitation ist eine »unterstützende Beziehung«, in welcher der oder die Begleitende bestimmte Fähigkeiten (z. B. die Fähigkeit des kritischen Denkens) und Strategien (z. B. Praktiker*innen zur Reflexion der Praxis zu befähigen und zu animieren) einsetzt. Facilitation findet auf den Ebenen Individuum, Gruppe oder Organisation statt. Sie hilft Praktiker*innen, Wissenslücken zu erkennen und nach Möglichkeiten zu suchen, diese zu schließen. Sie ist notwendig, um Praktiker*innen dabei zu unterstützen, in der Praxis gewonnene Erkenntnisse optimal zu nutzen (McCormack et al., 2009b; Kitson & Harvey, 2015). Facilitation wird als Prozess definiert, durch welchen Gruppen oder Teams befähigt werden, effektiv zusammenzuarbeiten, um ein gemeinsames Ziel zu erreichen (Schwarz, 2002). Facilitation stellt sowohl übergeordnet im Konzept der Praxisentwicklung als auch im Rahmen von Einzelprojekten eine zentrale »[…] Schlüsselmethode dar, um unbewusste Denkmuster oder eingefahrene Routinen zu hinterfragen und neue Sicht- und Arbeitsweisen zu entwickeln« (Eberhardt, 2022, S. 153).
Facilitation als Methode zur Unterstützung von Veränderung der Art und Weise, wie Individuen denken und handeln, findet sich keineswegs nur in der Bewegung der evidenzbasierten Gesundheitsversorgung oder bei Aktivitäten der Wissenstransfers. Facilitation ist ein anerkannter Befähigungsprozess, der seine Ursprünge

in einer Reihe unterschiedlicher philosophischer Hintergründe und Theorien hat (Kitson & Harvey, 2015):

Humanistische Psychologie (Rogers, 1969): Facilitations-Ansätze prägten die Psychotherapie und therapeutische klientenzentrierte Ansätze. Rogers' Arbeit hat nicht nur den Crossover der humanistischen Prinzipien beeinflusst, sondern diente auch als theoretische Grundlage für pädagogische Ansätze, insbesondere in der Erwachsenenbildung. Basierend auf den humanistischen Prinzipien befassten sich weitere Autoren (Reason, 1988; Heron, 1989) mit der Lernerfahrung in Gruppen, den Prinzipien der pädagogischen Psychologie und der Handlungswissenschaft.

Handlungswissenschaft (Schon, 1963; Argyris & Schon, 1996): Facilitation wird als Mechanismus betrachtet, durch den Individuen und Gruppen befähigt werden, aus der Praxis zu lernen und durch den kritischen Dialog zwischen Praktiker*innen (Lernenden) und Facilitator*innen (Expert*innen in der Befähigung zum Lernen) gemeinsam neues Wissen zu erschaffen.

Organisationspsychologie: Hierzu zählen insbesondere Theorien, die sich darauf beziehen, wie Organisationen in dem, was sie tun, lernen und besser werden. Das Augenmerk liegt auch auf der Anerkennung und der Würdigung des Individuums. Es geht darum, wie durch Freisetzen der Fähigkeit, über die tagtäglichen Praktiken zu reflektieren, das Handeln des Einzelnen verbessert werden kann (Argyris & Schon, 1996).

Qualitätsverbesserungstheorien (Deming, 2000): Nach den Theorien der Innovation und organisatorischen Veränderung (Van de Ven et al., 1999; Van de Ven, 2007) besteht die Kunst in der Facilitation darin, die Systemverbesserung gegen die Veränderungen, die in den Arbeitsweisen und Beziehungen zwischen den Teammitgliedern herbeigeführt werden mussten, auszutarieren. Van de Ven wies auf die Bedeutung der Zusammenarbeit von verschiedenen Expertengruppen hin und prägte den Begriff des »engaged scholarship«, um die Bedeutung der Rolle von externen Expert*innen bei der Befähigung und Unterstützung der Aktivitäten des Teams und der Organisation herauszustellen, damit diese innovativ sein können (Van de Ven, 2007).

Theorien und Modelle

Kenntnisse über implementierungswissenschaftlich relevante Theorien, Modelle und Rahmenwerke sind wertvoll, um die komplexen Vorgänge umfänglich im Blick zu haben, gut planen und steuern zu können. Diese Kenntnisse ermöglichen Facilitator*innen oder Projektleitenden, verstehen und erklären zu können, wie und warum Implementierungsvorhaben gelingen oder scheitern. Das gilt prospektiv wie auch retrospektiv. Da verschiedene theoretische Ansätze unterschiedliche Teilaspekte oder Perspektiven fokussieren, sollte für die Steuerung von Implementierungsprozessen auf mehrere Implementierungsmodelle Bezug genommen werden (Rycroft-Malone & Bucknall, 2010; Wensing & Grol, 2020b; Nilsen 2015; Lynch et al., 2018).
Einführend zeigt eine Übersicht über die unterschiedlichen theoretischen Ansätze wichtige Einblicke in die Mechanismen, Faktoren und Strategien erfolgreicher Implementierung. Im Folgenden werden drei unterschiedliche Modelle bzw. Rahmenwerke vorgestellt, die von den Autorinnen als impulsgebend und hilfreich für die Planung und Steuerung von Implementierungsprozessen eingeschätzt werden und in der Implementierungspraxis häufig Anwendung finden (Fernandez et al., 2019; Hoben 2016a; Regauer et al., 2021).
Wichtige Modelle für die Implementierungsprozesse:

- Das Ottawa Model of Research Use (OMRU) (Logan & Graham, 2010) zeigt als Prozessmodell sehr gut den gesamten Implementierungsprozess mit seinen einzelnen Phasen und Elementen auf.
- Das Consolidated Framework for Implementation Research (CFIR; Damschroder et al., 2009, 2022a) ist als Determinantenmodell sehr hilfreich, um die Einflussfaktoren verschiedener Dimensionen zu analysieren.
- Das integrated (i)-PARIHS (Harvey & Kitson, 2015b) ist eine Weiterentwicklung des Promoting Action on Research Implementation in Health Services (PARIHS)-Konstrukt, das die Facilitation in Implementierungsprozessen hervorhebt und damit den für eine Umsetzung verantwortlichen Personen wichtige Impulse gibt.

Aktivitäten, die dazu dienen, die Implementierung einer Innovation vorzubereiten, durchzuführen und aufrechtzuerhalten, sollten theoretisch fundiert sein. Dazu gibt es verschiedene Ansätze in der Implementierungswissenschaft (Hasenberg & Loytved, 2017; Nilsen, 2015).

Arten und Ziele der Theorien

Die in der Implementierungswissenschaft verwendeten theoretischen Ansätze haben drei übergreifende Ziele: den Prozess der Überführung von Forschung in die Praxis zu beschreiben (Prozessmodelle), zu verstehen, was die Ergebnisse der Implementierung beeinflusst (Determinantenrahmen, klassische Theorien, Implementierungstheorien), und die Implementierung zu bewerten (Evaluierungsrahmen). Für Implementierende ist es bisweilen ein schwieriges Unterfangen, den Überblick über die zahlreichen Theorien, Modelle und Rahmenwerke, die im Kontext von Implementierungsvorhaben relevant sein können, zu behalten. In den letzten Jahrzehnten wurden viele konzeptuelle Modelle und Rahmenwerke zur Implementierung entwickelt und geprüft, die verschiedene Aspekte von Implementierung adressieren. Es gibt inzwischen so viele theoretische Ansätze, dass sich einige Forschende über die Schwierigkeiten bei der Auswahl geeigneter Ansätze beklagen. Auch werden die Begriffe Theorie, Modell und Rahmenwerk oftmals synonym bzw. unscharf voneinander getrennt verwendet, was eine inhaltliche Einschätzung, Unterscheidung und Klassifikation von Modellen und Rahmenwerken zur zielgerichteten, praktischen Nutzung in Implementierungsprozessen schwer macht (Nilsen, 2015). Daher folgt nun eine genauere Definition und Einordnung der wichtigsten Begriffe, Modelle und Rahmenwerke.

Theorie: Theorien befassen sich mit spezifischen Fragen. Sie sind dichte, kohärente Gebilde und bestrebt, Phänomene zu charakterisieren, Zusammenhänge aufzuzeigen und Erklärungen zu geben. Sie unterscheiden sich durch das Thema, die Reichweite und den Abstraktionsgrad. Einzelne Theorien können kleinere oder größere Konstrukte mehr oder weniger konkret beschreiben. Übergeordnete theoretische Bezugsrahmen oder konzeptionelle Rahmen resultieren aus einer oder mehreren Theorien, die sie zusammenfassend darstellen. Sie unterscheiden sich von Theorien durch einen höheren Abstraktionsgrad und dienen als Orientierungshilfe für die Forschung (Rycroft-Malone & Bucknall, 2010; Abderhalden, 2023).

Hervorzuheben ist an dieser Stelle das 1962 erstmals erschienene Schlüsselwerk *Diffusion of innovations* des Soziologen Everett M. Rogers (1931–2004). Die darin beschriebene Diffusionstheorie (2003) hat bis heute einen großen Einfluss auf das Verständnis der Verbreitung von Innovationen. Sie hilft dabei, die Dynamik und Muster der Verbreitung zu verstehen und Strategien zu entwickeln, um die Akzeptanz und Implementierung von Innovationen zu fördern. Zahlreiche Implementierungsrahmen (z. B. das CRIR und der i-PARIHS-Rahmen) und Modelle beziehen sich auf die Theorie von Rogers (2003).

Diffusionstheorie von Rogers

Als Sohn einer Farmerfamilie in Iowa, wollte Rogers zunächst Landwirt werden, entschied sich dann aber für ein Studium der Agrarsoziologie. Durch Beobachtungen der familieneigenen Farm und benachbarten Farmen inspiriert, setzte sich Rogers wissenschaftlich mit der Frage auseinander, warum die Landwirte sich weigerten, bestimmte Innovationen zu übernehmen, gleichwohl sie mehr Ertrag und in der Folge, mehr Gewinn versprachen (Karnowski & Kümpel, 2016).

Rogers (2003) untersuchte, wie sich Innovationen über verschiedene soziale Systeme hinweg verbreiten und welche Faktoren diesen Verbreitungsprozess beeinflussen. Die Theorie basiert auf der Annahme, dass Menschen unterschiedlich offen für Veränderungen sind. Rogers identifizierte fünf Hauptkategorien von Personen, die an der Verbreitung einer Innovation beteiligt sind: Innovator*innen (Innovators), frühe Anwender*innen (Praxisakteur*innen) (Early Adopters), frühe Mehrheit (Early Majority), späte Mehrheit (Late Majority) und Nachzügler*innen (Laggards). Jede Gruppe hat ihre eigenen Merkmale und beeinflusst den Verbreitungsprozess. So sind Innovator*innen die Ersten, die eine Innovation annehmen und ausprobieren, während Nachzügler*innen diejenigen sind, die am längsten brauchen, um sich anzupassen und die Innovation zu übernehmen.

Rogers identifizierte auch verschiedene Faktoren, die die Verbreitung einer Innovation beeinflussen. Dazu gehören der relative Nutzen (Relative Advantage) der Innovation im Vergleich zur bestehenden Praxis, ihre Kompatibilität (Compatibility) mit den vorhandenen Werten und Bedürfnissen der Zielgruppe, ihre Einfachheit und Benutzerfreundlichkeit (Complexity), die Möglichkeit, die Innovation auszuprobieren (Trialability), bevor man sich vollständig darauf einlässt, und die Beobachtbarkeit der Auswirkungen oder Vorteile der Innovation (Observability).

Darüber hinaus betonte Rogers die Bedeutung sozialer Netzwerke und zwischenmenschlicher Kommunikation bei der Verbreitung von Innovationen. Menschen neigen dazu, sich von anderen beeinflussen zu lassen, insbesondere von Meinungsführer*innen oder Personen, die als glaubwürdig und vertrauenswürdig angesehen werden. Die Kommunikation, sei es durch persönliche Gespräche, Medien oder andere Kanäle, spielt eine entscheidende Rolle bei der Verbreitung von Innovationen. So beeinflusst die Art und Weise, wie Informationen über eine Innovation wahrgenommen und interpretiert werden, die Entscheidung einer Person, diese Innovation anzunehmen oder abzulehnen.

Modell: Ein Modell reduziert einen komplexen Sachverhalt auf Teile der Wirklichkeit, um Transparenz und Übersicht zu schaffen. Beispielsweise zeigt der Architekt der Bauherrin anhand des Baumodells, wie das neue Haus aussehen wird. Oder die Lehrerin erklärt anhand eines Kommunikationsmodells, wie Kommunikation funktioniert (Abderhalden, 2023). Eine Theorie kann innerhalb eines Modells operationalisiert werden. Das Modell ist eine vereinfachte Darstellung einer komplexeren Welt mit relativ präzisen Annahmen über Ursache und Wirkung (Bauer et al., 2015).
Sowohl Modelle als auch Rahmenwerke lassen sich unterscheiden anhand ihres beschreibenden (descriptive), erklärenden (explanatory) und voraussagenden (predictive) Charakters (Rycroft-Malone & Bucknall, 2010). Das Ottawa Model of Research (OMRU; Graham & Logan, 2004; Logan & Graham, 2010) kann als Prozessmodell (Nilsen, 2015) Eigenschaften, Charakteristika und Qualitäten der Implementierung beschreiben und spezifiziert kausale Beziehungen und Mechanismen im Implementierungsprozess.

Rahmenwerk: Ein theoretisches Rahmenwerk (Framework) bietet eine breite Palette von Konstrukten, die Konzepte und Daten beschreiben, ohne kausale Beziehungen anzugeben. Sie können auch eine vorgeschriebene Reihe von Schritten enthalten, die zusammenfassen, wie die Implementierung idealerweise geplant und durchgeführt werden sollte (Nilsen, 2015). Beispielsweise beruht das Consolidated Framework for Implementation Research (CFIR) auf 19 weiteren Modellen und wird von Damschroder et al. (2009) daher als ein pragmatisches metatheoretisches Rahmenwerk bezeichnet. In der überarbeiteten Version von 2022 (Damschroder et al., 2022a) werden 48 Konstrukte, 19 Subkonstrukte in fünf Dimensionen und zwei Subdimensionen klassifiziert. Alle Konstrukte gelten als einflussreiche Determinanten von Implementierungsergebnissen.

Theoretische Ansätze, die darauf abzielen, den Implementierungsprozess als solchen bzw. die Einflüsse auf diesen zu verstehen, lassen sich nochmals auf der Grundlage ihrer Ursprünge, Wissensquellen, Ziele und Anwendungen in der Implementierungswissenschaft untergliedern in determinierende Rahmenwerke, klassische Theorien und Implementierungstheorien. Schlussendlich können fünf Kategorien von theoretischen Ansätzen unterschieden werden (s. Abbildung 2).
In der Literatur gibt es immer wieder Überschneidungen zwischen einigen Theorien, Modellen und Rahmenwerken. Es ist jedoch wichtig, sich der Unterschiede bewusst zu sein, um die Auswahl der relevanten Ansätze zu erleichtern. So bieten die meisten Determinantenrahmen nur begrenzte Unterstützung während der Durchführung von Implementierungsvorhaben. In vielen Prozessmodellen wird hingegen die Relevanz der Berücksichtigung von Barrieren und Förderfaktoren für die Umsetzung von Forschung in die Praxis zwar erwähnt, doch werden in diesen

Modellen keine spezifischen Determinanten für den Umsetzungserfolg ermittelt oder systematisch strukturiert. Darüber hinaus erkennen Prozessmodelle eine zeitliche Abfolge von Implementierungsbemühungen, während Determinantenrahmen nicht explizit eine Prozessperspektive der Umsetzung einnehmen (Nilsen, 2015).

ABBILDUNG 2: Theoretische Ansätze in der Implementierungswissenschaft (nach Nilsen, 2015)

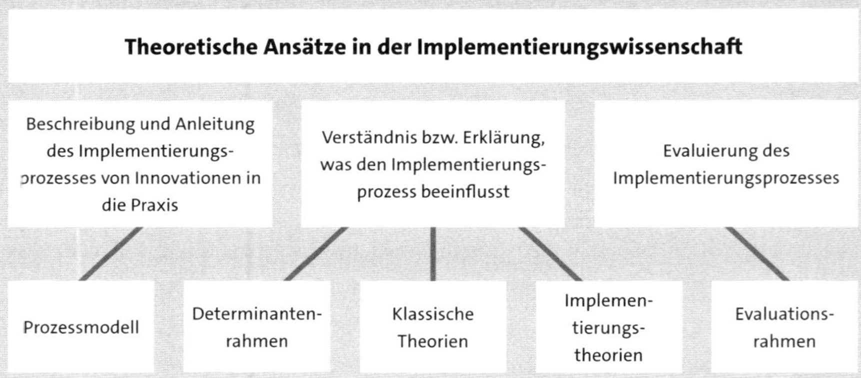

Prozessmodelle

Prozessmodelle (*Process models*) ermöglichen eine gute Orientierung während des gesamten Implementierungsvorhabens. Sie schaffen eine genaue Beschreibung des gesamten Prozesses, indem sie diesen in spezifische Schritte, Stadien oder Phasen unterteilen.

Prozessmodelle beschreiben einzelne Schritte oder Phasen der Umsetzung forschungsbasierten Wissens in die praktische Arbeit.

Prozessmodelle sind hilfreich als Anleitung bei der Planung von Implementierungsvorhaben und während des Prozesses selbst. Die Begriffe »Modell« und »Bezugsrahmen« sind hier beide geläufig. Beispiele sind (Nilsen, 2015):

- Ottawa Model of Research Use (OMRU; Graham & Logan, 2004; Logan & Graham, 1998; 2010)
- Iowa Model of evidence-based practice (Titler, 2010)
- Stetler Model (Stetler, 2010)
- The Knowledge to Action (KTA) Framework (Wilson et al., 2011)
- Quality Implementation Framework (Meyers et al., 2012)

Determinantenrahmen

Determinanten-Rahmenwerke (*Determinant frameworks*) spezifizieren sowohl die Arten, Ebenen, Klassen, Domänen oder Dimensionen von Determinanten (= bestimmende Einflussfaktoren und Merkmale) als auch die individuellen Determinanten selbst. Determinanten sind als Einflussfaktoren unabhängige Variablen im Implementierungsprozess, da sie als Barrieren und begünstigende Faktoren das Implementierungsergebnis (die abhängige Variable) negativ oder positiv beeinflussen.

Determinanten-Frameworks beschreiben Hindernisse und Erfolgsfaktoren von Implementationsvorhaben. Sie helfen, das Gelingen oder Misslingen einer Innovation in der Praxis zu erklären.

Manche Rahmenwerke spezifizieren ebenfalls die Beziehungen zwischen einigen Arten von Determinanten. Das übergeordnete Ziel besteht darin, Einflüsse auf Implementierungsergebnisse zu verstehen und zu erklären, z. B. Ergebnisse vorherzusagen oder Ergebnisse rückblickend zu interpretieren. Beispiele sind (Nilsen, 2015):

- Consolidated Framework for Implementation Research (CFIR; Damschroder et al., 2009; 2022a; 2022b)
- Integrated-Promoting Action on Research Implementation in Health Services (i-PARIHS, Harvey & Kitson, 2015b)
- Ecological Framework (Durlak & DuPre, 2008)
- Theoretical Domains Framework (Michie et al., 2014)

Klassische Theorien

Klassische Theorien (*Classic theories*) sind Theorien, die aus Bereichen außerhalb der Implementierungswissenschaft stammen, z. B. aus der Psychologie, Soziologie und Organisationstheorie, und die angewendet werden können, um zu einem Verständnis von Aspekten der Implementierung zu gelangen. Beispiele sind (Hoben 2016b; Nilsen, 2015): Lerntheorien, Kognitionstheorien, Motivationstheorien, soziale bzw. sozialkognitive Lerntheorien, Theorien sozialer Beeinflussung, Kommunikationstheorien, Theorien sozialer Netzwerke, Führungstheorien, Theorien organisationalen Lernens und Wissensmanagementtheorien, Stakeholder-Theorien, soziale Koalitionstheorien, Theorien sozialer Normen, ökonomische Theorien, Systemtheorien, Machttheorien.

Klassische Theorien stammen aus Bezugswissenschaften wie z. B. der Psychologie, Soziologie oder Organisation.

Grundsätzlich ist es für alle Facilitator*innen und projektverantwortlichen Personen hilfreich, sich mit Theorien und Modellen auseinanderzusetzen, die sich mit Verhaltensänderung auf unterschiedlichen Ebenen befassen. So kann mehr Verständnis dafür entwickelt werden, warum die Veränderung von Verhalten und die Aufgabe von Routinen im Rahmen von Veränderungsprozessen oft so schwierig ist (Damschroder et al., 2022a). Im Zusammenhang mit der Implementierung klinischer Leitlinien werden verschiedene Theorien herangezogen, die Erklärungen für die Nichteinhaltung von Vorgaben zur Veränderung und potenzielle Lösungsansätze aufzeigen (Grol & Grimshaw, 2003):

Kognitive Theorie: Mangelndes Wissen der Akteur*innen über negative Folgen bei Nichteinhaltung der Leitlinienempfehlung begründet die Beibehaltung der bisherigen Routine. Eine mögliche Intervention wäre eine bessere Information über die Evidenzbasis der Innovation.

Lerntheorien für Erwachsene: Akteur*innen müssen zunächst selbst ein Problem in der Praxis erleben, für das die Leitlinienempfehlung eine Lösung darstellen könnte, bevor sie zu Veränderungen motiviert werden. Eine Intervention wäre die Reflexion der Akteur*innen über die Schwierigkeiten mit dem IST-Zustand und die Diskussion über mögliche Lösungsansätze.

Verhaltenstheorie: Die Leistung der Akteur*innen wird durch äußere Reize beeinflusst. Feedback, Audit, Anreize, Modellierung und externe Verstärkung können mögliche Lösungsansätze sein.

Sozialtheorie: Hindernisse für die Implementierung sind das Fehlen von sozialen Normen und mangelnde Führungsqualitäten. Mögliche Interventionen wären die Einbindung von lokalen Meinungsführer*innen, die mit gutem Beispiel vorangehen, und interaktive Gruppenschulungen.

Marketing-Theorie: Die Bedeutung der Verhaltensänderung sollte der Zielgruppe klar vermittelt werden. Eine mögliche Intervention könnte Feedback in Kombination mit Aufklärung, aufsuchenden Besuchen oder Erinnerungen sein.

Organisationstheorie: Die mangelnde Umsetzung der Verhaltensänderung ist auf ein Systemversagen durch unzureichend organisierte Prozesse zurückzuführen. Mögliche Lösungsansätze wären die Klärung von Verantwortlichkeiten, Maßnahmen, die auf die Verbesserung der multiprofessionellen Zusammenarbeit ausgerichtet sind und die Entwicklung einer Lernkultur.

Implementierungstheorien

Implementierungstheorien sind Theorien, die von Implementierungsforschern entwickelt wurden (entweder von Grund auf neu oder durch Anpassung bestehender

Theorien und Konzepte), um die einzelnen Aspekte der Implementierung verstehen und erklären zu können.

Implementierungstheorien beschreiben die Entwicklung neuer Theorien oder die Adaption bereits existierender Theorien für die Implementationswissenschaften.

Beispiele für Implementierungstheorien (Hoben 2016b; Nilsen, 2015):

- COM-B-Modell (Michie et al., 2011)
- Normalization Process Theory (NPT; May et al., 2007; 2009; May & Finch, 2009; May 2013a) und die für Forschungsprojekte weiterentwickelte Extended Normalization Process Theory (NPT; Hoben, 2016b; May, 2013b)
- Implementation Climate (Klein & Sorra, 1996)
- Absorptive Capacity (Zahra & George, 2002)
- Organizational Readiness (Weiner, 2009)

Das COM-B-Modell von Michie et al. (2011) spielt für das Update des CFIR von 2022 (CFIR 2.0; Damschroder et al., 2022a; 2022b) im Rahmen der Erfassung von Merkmalen wichtiger Rolleninhaber*innen in Implementierungsprozessen (s. S. 67 ff.) eine große Rolle, daher folgt an dieser Stelle eine kurze Erläuterung des Modells.
Das Modell ist Bestandteil des *Behavior Change Wheel* Frameworks, das ebenfalls von Michie et al. (2014) entwickelt wurde. Das COM-B-Modell ist hilfreich für die Beantwortung der Fragen, warum bestimmte Verhaltensweisen so sind, wie sie sind, und was sich ändern muss, damit gewünschte Verhaltensweisen gelingen. Das COM-B-Modell nennt in diesem Zusammenhang Fähigkeit (*Capability*), Gelegenheit (*Opportunity*) und Motivation als drei Schlüsselfaktoren, die das Verhalten (*Behavior*) von Menschen ändern können (Michie et al., 2011, s. Abbildung 3).

ABBILDUNG 3: Com-B-Modell (nach Michie et al., 2011)

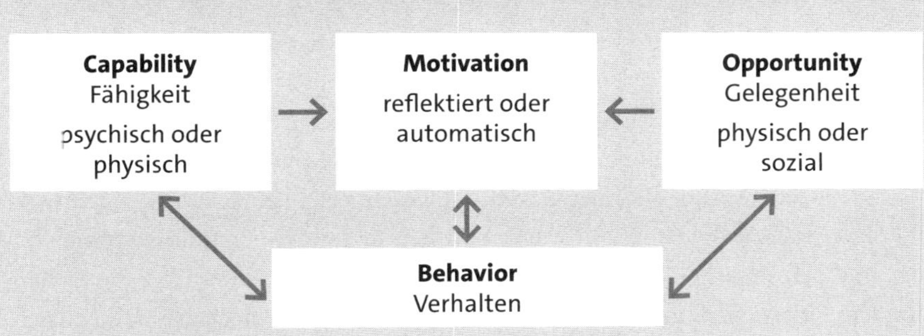

Fähigkeit (Capability): Der Faktor Fähigkeit bezieht sich darauf, ob Personen über entsprechendes Wissen, Fertigkeiten und Kompetenzen (*abilitie)* verfügen, um ein bestimmtes Verhalten auszuführen. Diese Fähigkeit umfasst sowohl den mentalen Zustand, das Wissen und die Fertigkeiten als auch den physischen Zustand. Trainingsmaßnahmen wie Schulungen, Workshops und Coachings können die Akteur*innen dabei unterstützen, das neue Verhalten zu erlernen und ihnen zu einem sicheren Gefühl bei der Umsetzung verhelfen.

Gelegenheit (Opportunity): Der Faktor Gelegenheit bezieht sich auf externe Faktoren, die die Ausführung eines Verhaltens ermöglichen. Physische Gelegenheiten, von der Umgebung gebotene Gelegenheiten und soziale Gelegenheiten sind allesamt gültige Komponenten. Um zum Beispiel Schulungen oder Workshops wahrzunehmen, bedarf es ausreichender zeitlicher und personeller Ressourcen.

Motivation: Der Faktor Motivation bezieht sich auf die internen Prozesse, die die Entscheidungsfindung und das Verhalten beeinflussen. Die beiden Hauptkomponenten sind die *reflexive Motivation* (Reflexionsprozess bei der Planung) und die *automatische Motivation* (automatische Prozesse wie Impulse und Hemmungen). Um die Motivation zu verbessern, ist es hilfreich, ein gewünschtes Verhalten, zu dem sich der Betreffende verpflichtet fühlt, in etwas zu verwandeln, das er tun möchte. Dazu wird er ermutigt, über die Vorteile der Ausführung dieses Verhaltens nachzudenken.

Evaluationsrahmen

Diese Ansätze helfen, den Erfolg der Implementierung zu bestimmen. Sie beschreiben spezifische Aspekte der Implementierung, die evaluiert werden können. Beispiele sind (Nilsen, 2015).
Rahmenkonzepte für die Evaluation:

- RE-AIM-Framework (Glasgow et al., 1999)
- PRECEDE-PROCEED (Green & Kreuter, 2005)
- Framework von Proctor et al. (2011; 2023)

RE-AIM unterscheidet fünf Kriterien erfolgreicher Implementierungsmaßnahmen: **R**each (Reichweite), **E**ffectiveness (Effektivität), **A**doption (Übernahme), **I**mplementation (Implementierung) und **M**aintenance (langfristige Aufrechterhaltung). RE-AIM ist ein implementierungswissenschaftliches Modell, das als konzeptuelle Plattform für Implementierungen und Implementierungsforschung genutzt werden kann (Wahl & Diehl, 2016). RE-AIM betrachtet den Handlungsstrang von der initialen Entscheidung, neue Praktiken zu implementieren, über die frühen Implementierungsstadien bis hin zum Ausmaß, in dem die neuen Praktiken nach der Implementierung auch tatsächlich »überleben« (Chambers, 2014). RE-AIM beinhaltet eine Beschreibung dessen, was tatsächlich während eines Implementierungsprozesses geschieht.

Evaluationsrahmen bestimmen Aspekte einer Implementation, die Aussagen über das Gelingen machen.

Im Kapitel »RE-AIM« ab Seite 130 werden die einzelnen Komponenten des RE-AIM-Frameworks im Zusammenhang mit Verstetigung und Nachhaltigkeit von Innovationen ausführlich dargelegt.

Ottawa Model of Research Use (OMRU)

Die Planung und Durchführung eines Implementierungsvorhabens stellt immer eine Herausforderung dar. Es wird daher in der Literatur immer wieder darauf hingewiesen, dass Implementierung auf einem systematischen, strukturierten Prozess beruhen sollte, der bei der Planung und Vorbereitung der Implementierung evidenzbasierter Innovationen hilft und die Einflussfaktoren, Mechanismen und Strategien, welche die Veränderungen bewirken, berücksichtigt (Müller-Isberner et al., 2017a).
Dieses »Implementation Mapping« kann in verschiedenen Phasen und Aufgaben abgebildet werden: Durchführung einer Bedarfsanalyse für die Implementierung einer Innovation; Festlegung von Ergebnissen und Zielen der Implementierung; Identifizierung von Einflussfaktoren; Auswahl, Zuschnitt (»Tailoring«) und Dokumentation von Implementierungsstrategien; Messen und Bewerten von Ergebnissen (Fernandez et al., 2019).
Eine gute Möglichkeit, einen Implementierungsprozess in den oben genannten Phasen und Aufgaben zu organisieren, ist das Ottawa Model of Research Use (OMRU). Das OMRU (Graham & Logan, 2004; Logan & Graham, 2010) kann verwendet werden als

- Leitfaden für Evidence-based Practice (EBP) auf Mikro-, Meso- und Makroebene der Gesundheitsversorgung.
- Leitfaden für Projekte der Qualitätsverbesserung.
- Übersichtsmodell wichtiger Elemente des Implementierungsprozesses für multidisziplinäre Projektgruppen.
- Design für Forschungsprojekte der Implementierung und Werkzeug für Datenanalysen.
- Übersichtsmodell, das den Einbezug spezieller, weiterer Theorien (z. B. Lerntheorie), die für evidenzbasierte Konzepte von Bedeutung sind, zulässt.

ABBILDUNG 4: Ottawa Model of Research Use (OMRU; nach Logan & Graham, 2010)

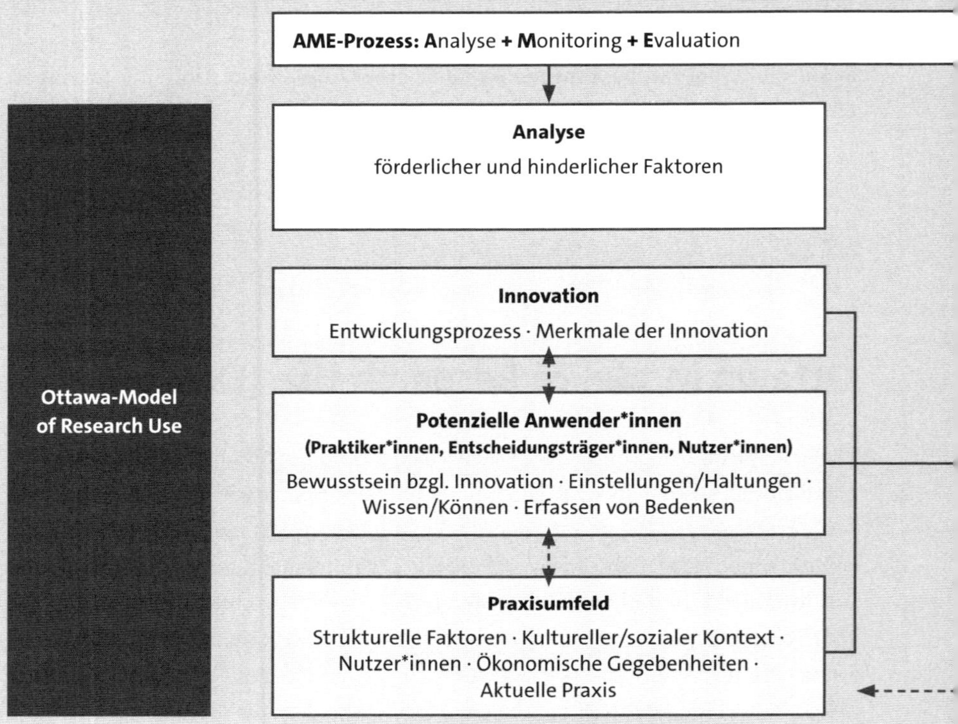

Das OMRU wird in sechs Schlüsselelementen (Innovation, Potenzielle Anwender*innen, Praxisumfeld, Interventionen zur Implementierung, Adoption, Outcomes) und drei Phasen, den AME-Phasen (AME = Analyse, Monitoring und Evaluation) abgebildet (Graham & Logan, 2004; Logan & Graham, 2010, s. Abbildung 4).

Schlüsselelement »Innovation«

Die Innovation wird als das bedeutendste Element im Implementierungsprozess angesehen. Die Innovation stellt für die potenziellen Anwender*innen etwas »Neues« dar. Dieser Gegenstand kann beispielsweise in Form einer Praxisleitlinie vorliegen und beruht stets auf validen Forschungsarbeiten.
Merkmale, die sich günstig auf die Anwendung der Innovation auswirken, sind:

- Die Innovation hat eine geringe Komplexität, d. h. sie ist schnell erlern- und anwendbar.
- Format und Stil der Innovation sind benutzerfreundlich, es bedarf keiner umfänglichen Veränderung der bisherigen Praxis.

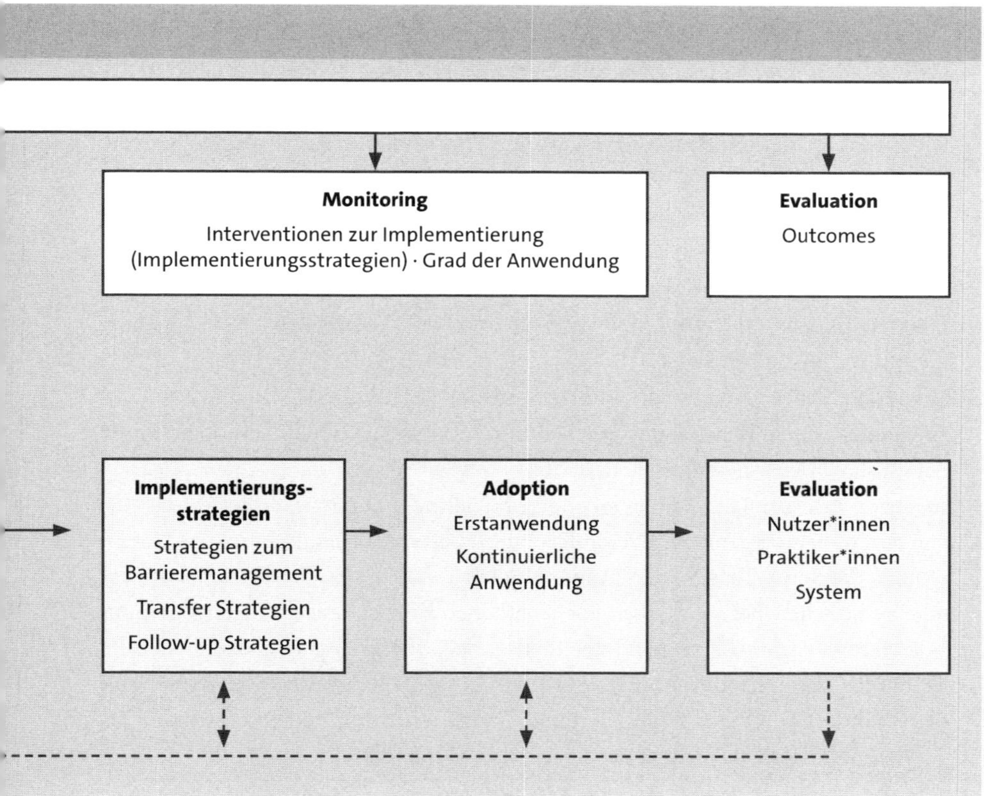

- Die Innovation ist mit der aktuellen Praxis, bestehenden Werten und Normen vereinbar.
- Vor der Einführung der Innovation ist eine Erprobung in der Praxis möglich.

Schlüsselelement »Potenzielle Anwender*innen«

Das Schlüsselelement umfasst Praxisakteur*innen, politische Entscheidungsträger*innen und Nutzer*innen (z. B. Patient*innen; Logan & Graham, 2010).
Vier Subelemente sind von Bedeutung (Logan & Graham, 2010):

- »Awareness«
- »Attitudes/Intention«
- »Knowledge/Skill«
- »Concern«

»Awareness«: Vorgang des Vergegenwärtigens, des Schaffens von Bewusstsein für die Innovation bei den potenziellen Praxisakteur*innen. Die angestrebte Innovation muss bei den Akteur*innen bekannt sein, um einschätzen zu können, mit welcher Haltung diese der Neuerung begegnen. Das Wissen um den Bekanntheitsgrad der Innovation und etwaige Missverständnisse, die geklärt werden müssen, liefern wichtige Informationen für die Planung von Implementierungsstrategien! Um die »awareness« zu erhöhen, ist es wichtig, während des gesamten Adoptionsprozesses das Feedback der Praxisakteur*innen einzuholen, um die Innovation kontinuierlich an die hiesigen Gegebenheiten anpassen zu können.

»Attitudes/Intention«: Erfassung der positiven oder negativen Einstellung der Praxisakteur*innen und Nutzer*innen bzgl. der Innovation sowie deren Entscheidung, die Innovation zu testen.

»Knowledge/Skill«: Analyse des Informationspotenzials und der Qualifikation der Anwender*innen. Feststellung, welche Informationen und Qualifikationen für die Anwendung der Innovation noch benötigt werden.

»Concern«: Erfassung der Bedenken und Vorbehalte der potenziellen Anwender*innen gegenüber der geplanten Veränderung. So besteht bei den Praxisakteur*innen oftmals die Sorge, den Nutzer*innen möglicherweise einen Schaden zuzufügen, oder es bestehen Befürchtungen vor rechtlichen Konsequenzen. Bedenken kann es auch bzgl. eines zusätzlichen Arbeits- und Zeitaufwandes geben, der notwendig ist, um die mit der Innovation verbundenen nötigen Fähigkeiten zu erlernen und die veränderte Praxis aufrechtzuerhalten. Nicht erörterte Bedenken werden als Barrieren bei der Übernahme der Innovation betrachtet!

Schlüsselelement »Praxisumfeld«

Das Praxisumfeld ist das Setting oder Umfeld, in dem die Veränderung stattfinden wird. Zum Praxisumfeld gehören strukturelle Faktoren, wie beispielsweise professionelle Standards oder medizinische, rechtliche Themen. Der kulturelle bzw. soziale Kontext bezieht sich auf das Wertesystem innerhalb des Settings, in welches die Innovation implementiert werden soll. Wichtige Faktoren des kulturellen und sozialen Kontextes sind u. a. Führung, Kommunalpolitik, Persönlichkeiten, Beeinflussung der Meinungsbildung innerhalb der Gruppe und die Förderung der Modifikation durch Meinungsführer*innen. Zum Praxisumfeld gehören die Personengruppen, die von der Anwendung der Innovation profitieren, wie beispielsweise Patient*innen und Angehörige. Zum wirtschaftlichen Rahmen gehören die für die Implementierung notwendige Verfügbarkeit von finanziellen und zeitlichen Ressourcen, Ausstattung usw. Das Subelement »Aktuelle Praxis« kann die Lücke zwischen derzeitiger Versorgung und Forschungsempfehlungen (bzw. best-practice-Empfehlungen) aufzeigen sowie wichtige Informationen über mögliche Barrieren liefern (Logan & Graham, 2010).

Der Einfluss der Praxisakteur*innen wird insgesamt als ein wichtiger Aspekt aller kulturellen Fragen innerhalb der Organisation und des Praxisumfelds betrachtet (Logan & Graham, 2010)!

Unter Berücksichtigung der beschriebenen Schlüsselelemente Innovation, potenziell Nutzende und Praxisumfeld beginnt nun der im Ottawa Modell vorgeschriebene AME-Prozess (Logan & Graham, 2010, s. Abbildung 4).

Schlüsselelement »Interventionen zur Implementierung«

Interventionen zur Implementierung befassen sich mit dem Thema »Implementierungsstrategien«. Diese beinhalten durchdachte, gezielte Methoden und Techniken, die zur Verbesserung der Annahme, Implementierung, Aufrechterhaltung und Ausweitung von Innovationen eingesetzt werden (Breimaier, 2016; Fernandez et al., 2019; Müller-Isberner et al., 2017a). Die Intensität der Implementierungsstrategien variiert dabei von passiver Diffusion über gezielte Dissemination bis hin zu sehr aktiven Strategien (Logan & Graham, 2010). Diese Interventionen bzw. Strategien müssen dabei zwingend auf die spezifische Situation, basierend auf der Einschätzung der drei Schlüsselelemente Innovation, potenziell Nutzende und Praxisumfeld angepasst werden. Erschwert wird eine Implementierung grundsätzlich durch die Komplexität der Innovation, die Anzahl der involvierten Personen und deren Arbeitsbelastung (Logan & Graham, 2010).
Das Element Interventionen der Implementierung umfasst die drei Kategorien (Logan & Graham, 2010):

»Strategien zum Barrieremanagement«: Strategien zur aktiven Bewältigung identifizierter Hindernisse, die die Annahme (Adoption) und Nutzung der Innovation behindern könnten. Ziel ist es, Barrieren für die Adoption der Innovation zu verringern oder zu beseitigen.

»Transfer-Strategien«: Aktive und passive Strategien zur Vermittlung von Wissen und Informationen durch Facilitator*innen, um sicherzustellen, dass die Akteur*innen über die erforderlichen Fertigkeiten verfügen, die notwendig sind, um die Innovation anwenden zu können.

»Follow-up-Strategien«: Strategien, um etwaige Probleme während der Implementierung aufzudecken, zu beheben und die Praxisakteur*innen zu unterstützen, die Adoption aufrechtzuerhalten.

Die Implementierungsstrategien sollen sicherstellen, dass die Praxisakteur*innen über die für die Anwendung erforderlichen Fähigkeiten verfügen. Eine Innovation führt in der Regel zu einem Lernprozess, der Folgemaßnahmen (»Follow-up-Strategien«) erfordert, um sicherzustellen, dass die Praxisakteur*innen die neuen Praktiken beherrschen. Im Rahmen der Verlaufskontrolle wird geprüft, ob die Innovation in einer Weise verändert wurde, die im Widerspruch zur ursprünglichen Evidenz steht, oder ob die Akteur*innen die Veränderung der Praxis aus irgendeinem Grund für nicht durchführbar halten (Logan & Graham, 2010).

Schlüsselelement »Adoption«

Die Adoption umfasst Entscheidungs- und Handlungsabfolgen der potenziellen Anwender*innen, einschließlich der Absicht, die Innovation auszuprobieren, kontinuierlich zu nutzen und gegebenenfalls anzupassen (Logan & Graham, 2010). Die Adoption neuer Erkenntnisse stellt eine Form von Wissensanwendung (»knowledge use«) dar, die in drei Typen unterschieden werden kann (Logan & Graham, 2010):

Konzeptionelle Nutzung von Wissen (»conceptual use of knowledge«): entsteht aus einer generellen Erkenntnis und führt zu mehr Verständnis und einer veränderten Einstellung gegenüber der Innovation.

Instrumentalisierter Einsatz von Wissen (»instrumental use of knowledge«): findet statt, wenn Wissen direkt angewendet wird und sich in der Veränderung von Verhaltens- und Handlungsweisen widerspiegelt.

Symbolischer oder strategischer Einsatz von Wissen (»symbolic or strategic use of knowledge«): gezielter Einsatz von Wissen, um vorgegebene Positionen zu legitimieren und zu stützen.

Der instrumentalisierte Einsatz von Wissen ist nach Logan und Graham (2010) von besonderem Interesse, um die erwarteten Patient*innenergebnisse zu erhalten. Das OMRU differenziert bei der Anwendung der Innovation nochmals die Subelemente »intial use« und »sustained use«. »Intial use« bildet die Anfangsphase und umfasst den Innovationsversuch der Praxisakteur*innen bis zur Erreichung eines gewissen Grades an Kompetenz. Findet die Innovation eine kontinuierliche Anwendung, dann sprechen die Autoren von »sustained use«.

Schlüsselelement »Outcomes«

Logan und Graham (2010) verstehen unter *Outcomes* die Auswirkungen der Implementierung der Innovation, d. h. die Wirkung (Effekt) oder das Ergebnis der Annahme (Adoption) der Innovation im Gegensatz zur Nichtannahme oder Konformität der Praxisakteur*innen mit der Innovation. Die Ergebnisbewertung sollte auf die spezifischen Innovationsempfehlungen zugeschnitten sein. Die finale Messung der Outcomes sollte nicht erfolgen, bevor die Lernprozesse der Praxisakteur*innen im Wesentlichen abgeschlossen sind, d. h. diese eine gewisse Sicherheit und Kompetenz im Umgang mit der Innovation haben.

Analyse-Monitoring-Evaluation (AME)-Prozess

Im Rahmen des AME-Prozesses findet die Beurteilung, das Monitoring sowie die Evaluation des gesamten Implementierungsprozesses statt.

Während der Analyse erfolgt die systematische Bewertung der grundlegenden Schlüsselelemente Innovation, potenziell Nutzende und Praxisumfeld. Zudem geht es um die Identifizierung von Facilitator*innen (s. S. 32 ff., S. 75 ff., S. 101 ff.), die den Implementierungsprozess begleiten, unterstützen und verantworten (Graham & Logan, 2004; Logan & Graham, 2010). Diese Rolle der Facilitator*innen können beispielsweise Forschende oder Personen mit Fachexpertise übernehmen. Üblicherweise wird ein Projektteam aus Personen mit unterschiedlichen Fachkenntnissen zusammengestellt (Logan & Graham, 2010). Zur Einschätzung der Schlüsselelemente können Interviews mit Schlüsselpersonen und Gruppendiskussionen mit Akteur*innen, die von der Implementierung betroffen sind, durchgeführt werden (Logan & Graham, 2010). Grundsätzlich können je nach Bedarf des Implementierungsprojektes quantitative, qualitative oder gemischte Methoden *(mixed Methods)* angewendet werden. Diese systematische Beurteilung liefert den Facilitator*innen wichtige Erkenntnisse. Sie dient der Entwicklung eines Profils derjenigen Einflussfaktoren, die die Implementierung der Innovation in die Praxis entweder behindern oder fördern und weiterführend als Grundlage für die Auswahl und das »Tailoring« der Implementierungsstrategien nutzen (Logan & Graham, 2010).

Das Monitoring umfasst den gesamten Implementierungsprozess. Der Grad der Anwendung der Innovation wird hier kontinuierlich »überwacht«. Dies ist notwendig, da aufgrund des dynamischen Prozesscharakters immer Veränderungen auftreten, die sich auf die Akzeptanz der Innovation auswirken können. Im Fokus des Monitorings stehen die Sicherstellung, dass keine neuen Barrieren aufgetreten sind, die Beurteilung, ob die Implementierungsstrategien nach Plan verlaufen und die Einschätzung, ob die »Follow-up-Strategien« modifiziert werden müssen. Mit dem Fokus auf das Element Adoption werden Art und Grad der Nutzung der Innovation durch die Praxisakteur*innen ermittelt. Diese Informationen geben Auskunft über die Effektivität der genutzten Implementierungsstrategien. Ergebnisse können erst dann genau bewertet werden, wenn die Innovation von der Mehrheit der Akteur*innen korrekt angewendet wird (Logan & Graham, 2010).

Bei der Evaluierung steht die Bewertung der Auswirkungen der Innovation im Mittelpunkt. Sie umfasst die Ermittlung des Nutzens der Adoption anhand der Ergebnisse (Outcomes), die Feststellung, ob der Aufwand, die Innovationsadoption zu fördern, lohnenswert war und die Sicherstellung, dass professionellen Praxisstandards entsprochen wird.

Patient*innenversorgung und -sicherheit sind Grundprinzipien des Gesundheitswesens. Erwartet wird, dass jede implementierte Innovation zumindest so sicher und effektiv ist wie die vorherige Praxis. Sowohl professionelle Standards als auch medizinrechtliche Aspekte sollen durch die Implementierung einer forschungsbasierten Innovation nicht beeinträchtigt werden. Bedeutend ist auch die Evaluierung der Kosten-Nutzen-Relation des Forschungsprojektes (Logan & Graham, 2010).

Die Bewertung der Auswirkungen der Innovation kann mit quantitativen und qualitativen Methoden erfolgen. Zur Evaluierung der Wirksamkeit der Innovation können Daten aus Umfragen (Surveys), Krankenakten und verwaltungstechnischem Datenbestand sowie aus ökonomischen Analysen und Interviews mit Nutzer*innen, Praxisakteur*innen etc. ausgewertet werden (Logan & Graham, 2010).

Das OMRU sieht Implementierung als einen interaktiven, synergetischen Prozess, in dem Entscheidungen und Handlungen verschiedener Personen miteinander verbunden sind. Der Prozess findet in einer zeitlichen Abfolge statt, wobei diese Abfolge vom spezifischen Zustand jedes Elements in einem bestimmten Kontext abhängt. Obwohl der Prozess als lineares Diagramm dargestellt ist, sollte er nicht als unidirektional interpretiert werden. Das OMRU ist ein dynamisches Modell. Alle Elemente beeinflussen die anderen und werden von ihnen beeinflusst, was die Komplexität des Wissenstransferprozesses widerspiegelt (Graham & Logan, 2004; Logan & Graham, 2010).

Das OMRU ist hilfreich, um alle Phasen und Schritte des Implementierungsprozesses jederzeit im Blick zu haben. Das führt zu einer guten Orientierung bei der Planung jeder Phase. Nicht jede Implementierung einer Innovation basiert auf einer klaren Leitlinienempfehlung mit bereits definierten Zielen. Daher sollte nach der Entscheidung, eine bestimmte Innovation einzuführen, die Definition von Innovations-Outcomes (s. S. 126f.) im Zusammenhang mit der Auswahl der Innovation erfolgen. Darüber hinaus sollten Implementierungs-Outcomes wie beispielsweise Akzeptanz oder Wiedergabetreue bewertet werden (s. S. 123 ff.). Auch das Thema der Verstetigung und Nachhaltigkeit sollte bereits zu Beginn des Implementierungsprozesses angedacht und gesondert betrachtet werden (s. S. 128 ff.).

Consolidated Framework for Implementation Research (CFIR) 2.0

Eine grundsätzliche Frage der Implementierungsforschung ist die nach den Einflussfaktoren in Implementierungsprozessen: Welche Merkmale oder Faktoren fördern oder behindern die Implementierung von Innovationen? Diese Einflussfaktoren haben einen erheblichen Einfluss auf das Ergebnis der Implementierung. In der Literatur findet sich eine schier unüberschaubare Anzahl von individuellen Einflussfaktoren, die unterschiedlichen Dimensionen zugeordnet werden können (s. S. 107 ff.; Kaplan et al., 2010; Squires et al., 2011; Hoben, 2016a).

Das CFIR ist eines der wichtigsten Determinanten-Rahmenwerke (Damschroder et al., 2009; Damschroder et al., 2022a; 2022b; Kirk et al., 2015; Skolarus et al., 2017). Es beruht auf einer Synthese von etablierten Theorien, Modellen und Rahmenwerken, die auf systematischen Literaturrecherchen bzw. methodisch hochwertigen Forschungsprojekten gründen (u. a. Graham & Logan, 2004; Greenhalgh et al., 2004, 2005; Grol et al., 2007; Rycroft-Malone et al., 2002; Rogers, 2003; Fixsen et al., 2005) und von starker Evidenz gestützt werden (Hoben 2016a).

Im Jahr 2022 wurde auf der Grundlage einer systematischen Literaturrecherche und einer Nachbefragung ein Update entwickelt: Das CFIR 2.0 benennt nun 48 Konstrukte (Einflussfaktoren) und 19 Subkonstrukte – eingeteilt in fünf Dimensionen und zwei Subdimensionen (Damschroder et al., 2022a). Das Rahmenwerk bietet Implementierenden in der klinischen Praxis eine gute, umfassende Struktur, um die zahlreichen, auf die Implementierungsprozesse einwirkenden Einflussfaktoren

ABBILDUNG 5: Dimension des CFIR 2.0 (nach Damschroder et al., 2022a)

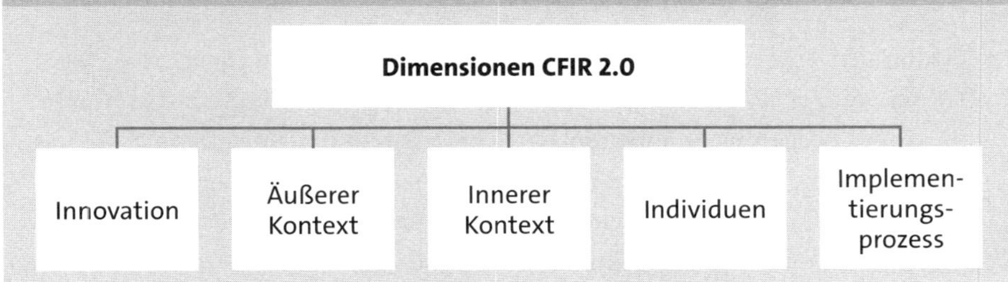

ABBILDUNG 6: Dimensionen und Einflussfaktoren des CFIR 2.0 (nach Damschroder et a., 2022a)

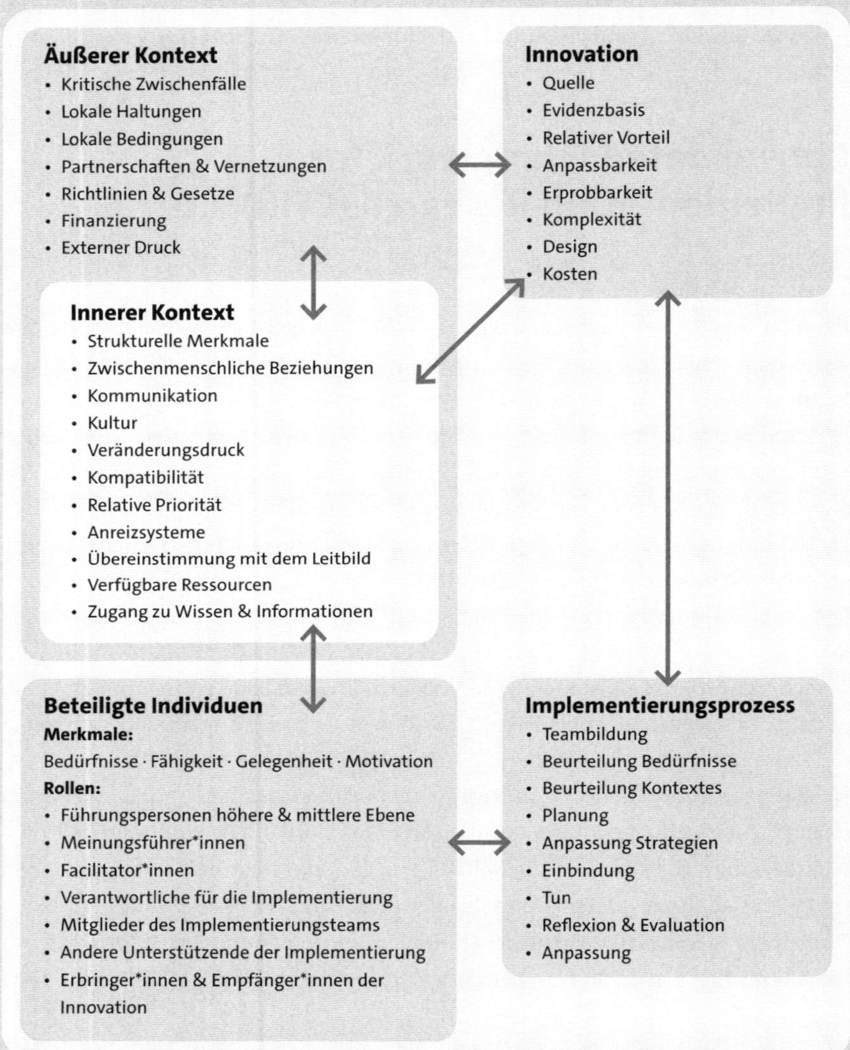

einzuordnen, analysieren, verstehen und bewerten zu können (Bauer et al., 2015; Damschroder et al., 2022a). Die Einschätzung von Einflussfaktoren ist *prospektiv* von großer Bedeutung, um identifizierte Barrieren im Implementierungsprozess zu managen und Förderfaktoren zielgerichtet einzusetzen. Das trägt dazu bei, den Implementierungserfolg wahrscheinlicher zu machen. *Retrospektiv* kann CFIR 2.0 hilfreich sein, um die Implementierung zu evaluieren.

Fünf Schlüsseldimensionen stehen im Zentrum von CFIR 2.0: die Innovation, der äußere und innere Kontext, die beteiligten Individuen und der Implementierungsprozess selbst (s. Abbildungen 5 und 6; Damschroder et al., 2009; 2022a). Die nachfolgenden Beschreibungen der Einflussfaktoren beruhen auf den Beschreibungen und Definitionen des CFIR 2.0 (Damschroder et al., 2022a, Anhang 6: »*Updated CFIR Domains and Constructs: Short Definitions and Detailed Descriptions*«). Sie wurden für den Zweck dieses Buches auf Deutsch übersetzt und für den Kontext der deutschen Gesundheitsversorgung leicht adaptiert und ergänzt.

Einflussfaktoren der Dimension »Innovation«

Die Verwendung des Begriffs Innovation geht auf Rogers zurück und meint jede Idee, jede Praxis oder jedes Objekt, das von Individuen oder Einheiten als neu empfunden wird (Rogers, 2003).
Es werden acht Einflussfaktoren beschrieben, die die Wahrnehmung und Bewertung einer Innovation durch Praxisakteur*innen beeinflussen kann. Die Wahrscheinlichkeit, dass eine Innovation akzeptiert und erfolgreich umgesetzt wird, hängt demnach von den nachfolgenden Konstrukten ab (s. Kasten; Damschroder et al., 2009; 2022a; Hoben, 2016a).

Einflussfaktoren der Dimension »Innovation« des CFIR 2.0
(nach Damschroder et al., 2022a)

- Quelle der Innovation
- Evidenzbasis der Innovation
- Relativer Vorteil der Innovation
- Anpassbarkeit der Innovation
- Erprobbarkeit der Innovation
- Komplexität der Innovation
- Design und Qualität der Innovation
- Kosten der Innovation

Quelle der Innovation: Die Legitimität oder Vertrauenswürdigkeit der Quelle ist ein wichtiger Faktor für eine erfolgreiche Implementierung (Damschroder et al., 2009). Die Wahrnehmung der potenziellen Anwender*innen ist enorm wichtig. Wie vertrauenswürdig und angesehen sind die Entwickler*innen der Innovation und diejenigen Personen, die sich federführend für die Implementierung der Innovation in der Einrichtung einsetzen?

Evidenzbasis der Innovation: Je glaubwürdiger die (potenziellen) Anwender*innen die ihnen zur Verfügung stehenden Evidenzquellen einschätzen und je eher sie sich auf dieser Basis einen Nutzen versprechen, desto eher werden sie die Innovation akzeptieren und umsetzen (Hoben, 2016a). Praktiker*innen nutzen unterschiedliche Quellen, um einzuschätzen, inwieweit die Innovation nützlich sein könnte. Dazu gehören neben Lehrbüchern, Fachartikeln, Standards und Leitlinien auch Erfahrungsberichte von Kolleg*innen sowie eigene Erfahrungen.

Relativer Vorteil der Innovation: Je deutlicher und eindeutiger der wahrgenommene Vorteil einer Innovation ist, desto eher wird diese von den Praktiker*innen angenommen. Die Vorteile der Innovation müssen für die Anwender*innen beobachtbar sein, um den relativen Vorteil bewerten zu können (Rogers, 2003). Bemühungen, die Vorteile der Innovation deutlich zu demonstrieren, sind daher hilfreich für die Implementierung (Greenhalgh et al., 2004; 2005; Grol et al., 2007).

Anpassbarkeit der Innovation: Innovationen verfügen über Kernkomponenten, die sozusagen das »Wesen« einer Innovation ausmachen und daher unveränderlich sind. Darüber hinaus gibt es eine veränderliche, anpassbare Peripherie. Je flexibler und umfangreicher die Intervention ohne Qualitätsverluste an die individuellen Bedürfnisse von Akteur*innen, Nutzer*innen und das jeweilige Setting angepasst werden können, desto mehr Personen werden von der Intervention angesprochen und desto einfacher ist es, diese zu implementieren (Hoben 2016a).

Erprobbarkeit der Innovation: Es kann von Vorteil sein, eine Innovation vor der endgültigen Entscheidung einer Übernahme in allen Teilen einer Einrichtung in einem kleinen, ausgewählten Rahmen zu testen. Denn Implementierungen können auch scheitern! So besteht – kosten- und zeitsparend – die Möglichkeit, die Implementierung rückgängig zu machen und den Ausgangszustand wiederherzustellen. Zudem erhöht sich durch das »Experimentieren« mit der Innovation in der Testphase die Akzeptanz bei den Anwender*innen (Hoben 2016a; Rogers, 2003).

Komplexität der Innovation: Die Komplexität lässt sich an verschiedenen Merkmalen festmachen, wie z. B. am Umfang und Schwierigkeitsgrad des zu erlernenden Wissens, welches die Innovation erforderlich macht. Es ist relevant zu wissen, wie viele Handlungsschritte im Rahmen der Implementierung notwendig sind. Je komplexer die Innovation aus der Perspektive der Anwender*innen ist, umso schwieriger ist diese zu implementieren (Hoben 2016a). Je einfacher und benutzerfreundlicher eine Innovation ist, desto eher wird diese von den Akteur*innen angenommen (Rogers, 2003).

Design und Qualität der Innovation: Wenn Innovationskomponenten anwenderfreundlich, d. h. optisch und inhaltlich einladend gestaltet sind und präsentiert werden, fördert dies die Anwendung der Innovation (Graham & Logan, 2004). Beispiele sind eine hochwertige Qualität der Unterlagen, die übersichtliche und eingängige Strukturierung einzelner Module einer Innovation oder zeitlicher Phasen der Implementierung, eine farbenfrohe Gestaltung von Materialien, ein niederschwelliger Zugang. Neue Praktiken laden damit zum Ausprobieren ein und erhöhen die Zufriedenheit der Anwender*innen (Helfrich et al., 2007b; Klein et al., 2001).

Kosten der Innovation: Innovationskosten können ein erhebliches Hindernis für die Implementierung darstellen, wenn sie von den Anwender*innen als zu teuer oder unerschwinglich empfunden werden.

Einflussfaktoren der Dimension »Äußerer Kontext«

Synonyme für den äußeren Kontext sind das externe Setting, der externe Kontext, der externe Rahmen oder das äußere Umfeld. Der äußere Kontext umfasst Faktoren, die außerhalb der Organisation bzw. Einrichtung liegen, in welche die Innovation eingeführt wird (s. Kasten). Zu den Elementen des äußeren Kontexts gehören beispielsweise politische, ökonomische, soziale und kulturelle sowie rechtliche Faktoren. Beispiele hierfür sind gesetzliche Vorschriften, finanzielle Anreize, soziale Normen und kulturelle Überzeugungen, die außerhalb des direkten Einflussbereiches der Implementierenden liegen (Müller-Isberner et al., 2017a).

Auch die Verfügbarkeit von Ressourcen, die Unterstützung durch externe Partner*innen oder die kulturellen und sozialen Bedingungen in der Umgebung spielen eine Rolle. Die Dimension des äußeren Kontextes betont die Bedeutung, die äußere Einflüsse auf den Erfolg oder Misserfolg einer Implementierung haben können. Sie verdeutlicht, dass eine Intervention nicht isoliert betrachtet werden sollte, sondern in Bezug auf die Umgebung, in der sie umgesetzt wird.

Einflussfaktoren der Dimension »Äußerer Kontext« des CFIR 2.0
(nach Damschroder et al., 2022a)

- Kritische Zwischenfälle
- Lokale Haltungen
- Lokale Bedingungen
- Partnerschaften und Vernetzungen
- Richtlinien und Gesetze
- Finanzierung
- Externer Druck
  - Gesellschaftlicher Druck
  - Marktdruck
  - Druck durch Leistungsmessung

Kritische Zwischenfälle: Unerwartete interne oder externe Ereignisse, beispielsweise eine unerwartet hohe Personalfluktuation, ein plötzlicher krankheitsbedingter Personalausfall in besonderem Ausmaß, ein Wechsel der Trägerschaft, der Geschäftsleitung oder der Führungspersonen oder auch Naturkatastrophen und Pandemien können zu unerwarteten Problemen oder gar zu Rückschlägen im Zusammenhang mit Implementierungsvorhaben führen (u. a. Rosenthal et al., 2021). Die Vorhersage solcher Zwischenfälle ist zwar nur bedingt möglich, sollte aber insbesondere bei langfristig angelegten Implementierungsvorhaben mitgedacht werden, um das Projekt nicht zu gefährden.

Lokale Haltungen: Eine proaktive Einstellung sowie Werte und Überzeugungen der Praxisakteur*innen können die Klinikleitung dazu bewegen, die Implementierung einer Innovation zu unterstützen (Dy et al., 2015; Means et al., 2020). Eine gemeinsame und stark ausgeprägte patient*innenorientierte Haltung kann Führungspersonen beispielsweise dazu ermutigen, weiterführenden und aufwendigen Behandlungskonzepten (z. B. Tiergestützter Therapie) zuzustimmen. Die Unterstützung der Führungspersonen des äußeren Kontextes ist insbesondere bedeutend, wenn die Innovation auf Ressourcen (Finanzierung, Räumlichkeiten) der gesamten Klinik oder des Trägers zurückgreifen muss.

Lokale Bedingungen: Die Bedingungen des äußeren Kontextes, beispielsweise finanzielle Ressourcen, Budgets oder die IT-Infrastruktur einer Einrichtung, beeinflussen die Implementierung einer Innovation (u. a. Dy et al., 2015; Means et al., 2020). Sind ausreichende finanzielle Mittel vorhanden und die Kosten der Innovation angemessen, kann dies die Implementierung unterstützen, während hingegen mangelnde Ressourcen oder hohe Kosten Barrieren für ein Implementierungsvorhaben darstellen (Hoben, 2016a).

Partnerschaften und Vernetzungen: Positiv auf die Implementierung wirken sich Verbindungen, Kooperationen und Partnerschaften zwischen Einrichtungen sowie ein Austausch und Engagement in Berufsverbänden oder Fachgremien aus. Diese Vernetzungen unterstützen das Entstehen und die Entwicklung von Fachwissen (Aarons et al., 2011; Moullin et al., 2019). In diesem Zusammenhang ist das *Boundary Spanning* (dt. grenzüberschreitendes Denken; Frindte, 2022) unabdingbar. Die Förderung von *Boundary Spanners* (dt. Grenzgängern) ist von entscheidender Bedeutung für eine Organisation. An Schnittstellen einer Organisation angesiedelt halten diese Personen, die »besonders kompetent darin sind, Netzwerke zu bilden und zu pflegen« (Hoben, 2016a, S. 158), wichtige »Brückenfunktionen« bzw. »Informationsbeziehungen« über Abteilungs- oder Unternehmensgrenzen (»Boundaries«) hinweg inne (Leifer & Delbecq, 1978). Sie präsentieren eine Gruppe oder Organisation nach außen und managen den Wissenstransfer von der Gruppe oder der Organisation in die Umwelt und zurück (Frindte, 2022).

Richtlinien und Gesetze: Externe Regularien wie Gesetze, Richtlinien von Kostenträgern oder Leitlinien können ein Implementierungsvorhaben unterstützen oder behindern. Steht eine Innovation im Einklang mit politischen Zielen oder Prioritäten, kann dies eine Implementierung erleichtern – während politische Hindernisse oder Widerstände die Implementierung erschweren. Darüber hinaus kann sich dieser Einflussfaktor auf die Motivation der die Implementierung einführenden Einrichtung auswirken (u. a. Greenhalgh et al., 2004; 2005; 2017; Nilsen & Bernhardsson, 2019; Squires et al., 2019).

Finanzierung: Eine sichere Finanzierung hat eine große Bedeutung für das Gelingen von Implementierungsvorhaben und es stehen eine große Vielfalt von Finanzierungsstrategien zur Verfügung (Dopp et al., 2019). Für eine erfolgreiche Implementierung müssen ausreichend finanzielle Mittel und Budgets vorhanden sein. Gegebenenfalls ist es sinnvoll zu prüfen, ob eine Kostenerstattung oder eine Kostenbeteiligung (Greenhalgh et al., 2017) durch externe Instanzen wie beispielsweise Behörden oder Stiftungen möglich ist.

Externer Druck: Der Einflussfaktor verdeutlicht, dass auch Einrichtungen des Gesundheitswesens nicht isoliert agieren, sondern in einem breiteren Kontext von Marktbedingungen und externen Erwartungen stehen:

Der gesellschaftliche Druck und der Druck durch Massenmedien beeinflussen die Implementierung (u. a. Kerins et al., 2020) ebenso wie normativer Druck durch berufliche Netzwerke oder Interessenvertretungen (u. a. Leeman et al., 2019; Moullin et al., 2019), wie beispielsweise Angehörigengruppen.

Der Marktdruck bezieht sich auf die Notwendigkeit, bestimmte Innovationen zu implementieren, um konkurrenzfähig zu bleiben oder den Anforderungen der Nutzer*innen gerecht zu werden (Greenhalgh et al., 2004; 2005). Der Implementierungsdruck kann für »Späteinsteiger*innen« *(Late Adopters)* besonders stark sein (Walston et al., 2001). Wenn vergleichbare Einrichtungen eine Innovation nutzen, fühlen sich andere Einrichtungen oder Teams möglicherweise gezwungen, dies ebenfalls zu tun (Greenhalgh et al., 2004; 2005) – sei es aus Wettbewerbsgründen, weil man nicht zu den Nachzügler*innen gehören oder einen »Trend« verpassen möchte (Hoben, 2016a).

Der Druck durch Qualitätsmessung bezieht sich darauf, bestimmte Leistungsziele zu erreichen oder bestimmte Standards zu erfüllen. Erfasst werden diese im Rahmen des Qualitätsmanagements, im Rahmen von Audits, Feedbacks, Benchmarking und öffentlichen Berichterstattungen (Dy et al., 2015; Nilsen & Bernhardsson, 2019).

Ist eine Innovation gesetzlich vorgeschrieben, erhöht sich zwar die Zahl der Einrichtungen, die diese implementieren – die für die Implementierung notwendigen Kompetenzen oder Ressourcen verändern sich allerdings kaum. Die Einrichtungen unternehmen oft nur das Nötigste, um die Vorschriften zu erfüllen und Sanktionen zu vermeiden (Greenhalgh et al., 2004; 2005). »Eine Verankerung der Innovationsziele im Selbstverständnis der Organisation findet nicht statt.« (Hoben, 2016a, S. 158)

Einflussfaktoren der Dimension »Innerer Kontext«

Der innere Kontext ist der Ort, an dem die Innovation implementiert wird. Synonyme für den inneren Kontext sind das interne Setting, der interne Kontext, der interne oder innere Rahmen oder das direkte Umfeld. Es ist eine sehr umfassende Dimension, welche sich auf die die Implementierung beeinflussenden organisatorischen und strukturellen Merkmale des Ortes bezieht, an dem die Innovation implementiert wird und unmittelbar zur Anwendung kommt. Dazu gehören die Organisationskultur, die Führung, die Ressourcenverfügbarkeit, die Netzwerke und die Zusammenarbeit zwischen den Teams. Eine unterstützende Organisation und eine gute Teamarbeit können die Implementierung erleichtern, während Hindernisse wie eine negative Organisationskultur oder begrenzte Ressourcen die Implementierung erschweren können.

Der innere Kontext ist immer spezifisch; er unterscheidet sich von Organisation zu Organisation. Die Schnittstelle zwischen innerem und äußerem Kontext ist dynamisch: Was als »innen« und »außen« bezeichnet wird, hängt vom jeweiligen Setting des Implementierungsvorhabens ab. Bei einer Implementierung ist es daher bedeutend zu definieren, was der innere bzw. äußere Rahmen der Implementierung ist (Damschroder et al., 2022a; Müller-Isberner et al., 2017a).

Einflussfaktoren der Dimension »Innerer Kontext« des CFIR 2.0
(Damschroder et al., 2022a)

- Strukturelle Merkmale:
  - Physische Infrastruktur
  - IT-Infrastruktur
  - Arbeitsinfrastruktur
- Zwischenmenschliche Beziehungen
- Kommunikation
- Kultur – mit dem Fokus auf:
  - Grundsatz der Gleichbehandlung aller Menschen
  - Empfänger*innen

  - Erbringer*innen
  - Lernen
- Veränderungsdruck
- Kompatibilität
- Relative Priorität
- Anreizsysteme
- Übereinstimmung mit dem Leitbild
- Verfügbare Ressourcen:
  - Finanzierung
  - Raum
  - Materialien und Ausrüstung
- Zugang zu Wissen und Information

Strukturelle Merkmale: Infrastrukturen sind bedeutend für die Funktionalität des inneren Kontextes. Die jeweilige Ausstattung kann sich daher hinderlich oder förderlich auf Implementierungsvorhaben auswirken. Unter strukturellen Merkmalen können die soziale Architektur sowie Alter, Reife und Größe einer Organisation verstanden werden. Die Kategorie umfasst die Anzahl der Mitarbeiter*innen und Teams, deren Rollen und die Koordination der verschiedenen Personen und Gruppen. Je differenzierter eine Institution, d. h., je mehr Bereiche mit jeweils spezifischen Funktionen zur Verfügung stehen, desto förderlicher ist das für den Implementierungserfolg. Je stabiler die Teams sind und je geringer die Mitarbeiterfluktuation ist, als desto vorteilhafter wird dies für den Implementierungsprozess eingeschätzt (Hoben 2016a).

Die physische Infrastruktur umfasst u. a. das Vorhandensein und die Ausstattung von Räumlichkeiten (Ashok et al., 2018; Dy et al., 2015). Ist der Zugriff auf Räumlichkeiten niedrigschwellig und sind diese mit entsprechenden Medien und Materialien ausgestattet, ist dies hilfreich für einen reibungslosen und zeitsparenden Ablauf von Projekttreffen.

Die IT-Infrastruktur hat großen Einfluss auf die reibungslose Kommunikation und Datenspeicherung und den schnellen Zugriff auf Informationen (u. a. Ashok et al., 2018; Dy et al., 2015). Im klinischen Kontext kann beispielsweise die Bereitstellung von persönlichen E-Mail-Accounts und Netzwerken zur gemeinsamen Datennutzung dazu beitragen, den Verlust von Informationen zu vermeiden. Software zur Analyse statistischer Daten oder Tools zur Erstellung von Fragebögen unterstützen die wissenschaftliche Begleitung von Implementierungsvorhaben.

Die Arbeitsinfrastruktur umfasst Arbeitsabläufe und -strukturen (Squires et al., 2019). Dienstplangestaltung, Ausfallmanagement, Strukturierung von

Arbeitsaufgaben, Verteilung von Verantwortlichkeiten und Ressourcen, Personalausstattung und Personalfluktuation haben erhebliche Auswirkungen auf den Implementierungserfolg (Damanpour, 1991).

Zwischenmenschliche Beziehungen: Teams haben eine Schlüsselrolle in Implementierungsprozessen (Dy et al., 2015; Means et al., 2020). Teamgeist, Gemeinschaftsgefühl und Teamfähigkeit sind essenziell für eine erfolgreiche Implementierung. Je stabiler die Teams sind und je geringer die Fluktuation ist, desto wahrscheinlicher ist ein Implementierungserfolg (u. a. Ferlie & Shortell, 2001; Edmondson, 2012). Es bestehen idealerweise qualitativ hochwertige formelle und informelle Netzwerke und Beziehungen innerhalb und außerhalb des inneren Kontextes. Starke horizontale und informelle Netzwerke stehen in einem positiven Zusammenhang mit der Implementierung (Greenhalgh et al., 2004; 2005). Flache Hierarchien und eine abteilungsübergreifende und multiprofessionelle Koordination sind bedeutende Förderfaktoren für eine erfolgreiche Implementierung. Ziel ist es, das »komplexe Geflecht von Machtquellen sowie verdeckten und offenen Einflussquellen« abzuschwächen, die alle zu individuellen Entscheidungen bezüglich einer Zusammenarbeit beitragen (Feldstein & Glasgow, 2008 in Damschroder et al., 2022a, Anhang 6, S. 15). Denn hier sind die Beweggründe verborgen, die zu den individuellen Entscheidungen über eine Zusammenarbeit beitragen (Feldstein & Glasgow, 2008).

Kommunikation: Eine qualitativ hochwertige formale Kommunikation ist besonders wichtig (Simpson & Dansereau, 2007). Eine starke organisationsinterne Kommunikation ist positiv mit der Implementierung verbunden, da sie die Entscheidungsfindung auf die Teams oder Einzelpersonen verlagert (Greenhalgh et al., 2004; 2005). Eine gute Arbeitsatmosphäre, ein offenes, konstruktives Feedback über alle Hierarchieebenen hinweg, die klare Kommunikation von Aufgaben und Zielen und die Qualität der informellen Kommunikation tragen zu einer effektiven Implementierung bei (Simpson & Dansereau, 2007).

Kultur: Die Kultur umfasst die Grundannahmen, Normen und Werte eines Umfeldes (Gershon et al., 2004), ist relativ konstant und oftmals unbewusst (Martin, 2002). Sie beeinflusst die Art und Weise, wie Menschen innerhalb einer Einrichtung miteinander in Beziehung treten und ihr Arbeitsumfeld gestalten (Helfrich et al., 2007a). Die Kultur des jeweiligen Implementierungssettings (s. S. 30 ff.) hat einen erheblichen Einfluss auf die Wirksamkeit der Implementierung (Helfrich et al., 2007a; Kitson et al., 1998; Rycroft-Malone et al., 2002). Ein Grund für das Scheitern von Implementierungen kann beispielsweise im Unvermögen liegen, Denkweisen zu ändern (van Eijnatten & Galen, 2002).

Unterstützung der Empfänger*innen der Innovation bei der Erfüllung ihrer Bedürfnisse, auch Fürsorge, stehen im Fokus der gemeinsamen Werte und Normen, die alle durch das Prinzip der Gleichbehandlung gerahmt werden.

Fürsorge, Unterstützung und Wohlergehen der *Empfänger*innen* der Innovation beziehen. Je besser eine Einrichtung die Bedürfnisse der Nutzer*innen kennt, je mehr sie über potenzielle Hindernisse bzw. förderliche Faktoren zur Erfüllung dieser Bedürfnisse weiß und je stärker sie diese Bedürfnisse in den Vordergrund ihres Handelns stellt, desto eher und erfolgreicher werden Innovationen implementiert. In patient*innenorientierten Einrichtungen ist es daher wahrscheinlicher, dass Veränderungen effektiv umgesetzt werden (Oswald et al., 2019; Shortell et al., 2004).

Auch die Bedürfnisse der Leistungserbringer*innen sind ebenfalls von entscheidender Bedeutung. Das Wohlbefinden der Mitarbeiter*innen steht im Zusammenhang mit der Fähigkeit zur Implementierung. Mitarbeiter*innen am Rande ihrer Leistungsfähigkeit werden wenig Energie und Motivation für ein Implementierungsprojekt aufbringen können (u. a. Goldberg et al., 2021; Rotenstein & Johnson, 2020).

Eine Kultur, die das Lernen fördert, ist von großer Bedeutung. Lernen ist eine Kerneigenschaft für eine kontinuierliche Qualitätsverbesserung (Ferlie & Shortell, 2001). Gemeinsame Werte, Überzeugungen und Normen in Bezug auf psychologische Sicherheit (s. S. 96 ff.), kontinuierliche Verbesserung und Nutzung von Evidenz zur Förderung von Veränderungen (u. a. Guise et al., 2018; Harrison & Shortell, 2021) ermöglichen es erst, dass die Mitarbeiter*innen ihre Fähigkeiten entwickeln und von der Implementierung profitieren (Breimaier et al., 2015). Ein positives Lernklima ist geprägt von Vorgesetzten, die Fehler zugeben können, und von Teammitgliedern, die wertgeschätzte, kenntnisreiche und ernstgenommene Partner*innen im Implementierungsprozess sind, Akteur*innen, die sich sicher genug fühlen, um neue Verhaltensweisen auszuprobieren sowie ausreichend Zeit und Raum haben, um zu reflektieren und zu evaluieren (Damschroder et al., 2009; Hoben 2016a).

Veränderungsdruck: Praktiker*innen nehmen wahr, dass die aktuelle Situation nicht mehr tragbar ist und einer Veränderung bedarf. Ein ausgeprägtes Gefühl für die Notwendigkeit von Veränderungen kann der Auslöser für die interne Entwicklung einer Innovation sein (Damschroder et al., 2009; Hoben 2016a).

Kompatibilität: Erreicht werden muss eine spürbare Passung zwischen der Innovation und bestehenden Arbeitsabläufen, Systemen und Prozessen. Die Kompatibilität zwischen der Innovation und dem inneren Kontext steht in einem positiven Zusammenhang mit der Implementierung (Greenhalgh et al., 2004; 2005) und ist ein wichtiger Faktor für nachhaltige Ergebnisse (Chambers et al., 2013; Lennox et al., 2018; von Thiele Schwarz et al., 2019). Die wahrgenommene Übereinstimmung der Innovation mit den Kernkompetenzen und Erfahrungen ist ebenfalls ein wichtiger Prädiktor für eine erfolgreiche Implementierung (Helfrich et al., 2007b). Im

Gegensatz dazu werden Veränderungen, die als unvereinbar mit den aktuellen Bedingungen angesehen werden, abgelehnt (Gustafson et al., 2003). Tiefgreifende Veränderungen und ein entsprechendes Ausmaß des Unterschieds zwischen der Innovation und dem Status quo können die Implementierung beeinflussen. Innovationen, die sich grundlegend auf zentrale Arbeitsprozesse auswirken, erfordern möglicherweise eine Neuausrichtung und führen zu grundlegenden Veränderungen des inneren Kontextes (Greenhalgh et al., 2004; 2005; Grol et al., 2007).

Relative Priorität: Erkennbar ist eine hohe relative Priorität, wenn die Mitarbeiter*innen der Implementierung einer Innovation eine hohe Bedeutung beimessen und diese nicht als Ablenkung von ihrer »eigentlichen Arbeit« empfinden (Klein et al., 2001). Je höher die relative Priorität, desto effektiver wird die Implementierung sein (u. a. Helfrich et al., 2007b; Klein et al., 2001). Die Fähigkeit einer Organisation, eine Neuerung zu implementieren, kann davon abhängen, wie viele andere Innovationen in der jüngsten Vergangenheit eingeführt wurden: Ist die Anzahl hoch, könnte die Einrichtung mit einem weiteren Implementierungsprojekt überfordert sein (Greenhalgh et al., 2004; 2005; Gustafson et al., 2003) und diesem eine niedrige Priorität beimessen.

Anreizsysteme: Materielle und/oder immaterielle Anreize, Belohnungen, negative Anreize, Sanktionen oder Leistungsfeedback können sich unterstützend auf ein Implementierungsvorhaben auswirken (u. a. Helfrich et al., 2007b; Klein et al., 2001; Tagliabue et al., 2020). Finanzielle Anreize und Leistungsbewertungen können die Überzeugung der Akteur*innen stärken, dass das Verhalten zu den gewünschten Ergebnissen führen wird (Gustafson et al., 2003; Leeman et al., 2007). Starke Anreize sind positiv mit der Wirksamkeit der Implementierung assoziiert (Helfrich et al., 2007b; Klein et al., 2001). Das Ausmaß, in dem neue Verhaltensweisen von den Praktiker*innen positiv oder negativ bewertet werden, kann durch gut konzipierte Anreize verstärkt werden. Dies erhöht die Absicht zur Veränderung, eine Vorstufe zur tatsächlichen Veränderung (Gershon et al., 2004).

Übereinstimmung mit der Mission (Leitbild): Die Mission einer Organisation ist Teil ihres Leitbildes (»Unternehmensphilosophie«). Im Originaltext wird bei Damschroeder et al. (2022a) ausschließlich der Begriff *Mission* verwendet, im deutschen Sprachgebrauch ist eher der Begriff Leitbild bekannt.

Vision und Mission sind wichtige Bestandteile eines Unternehmensleitbildes, in dem sich Selbstverständnis und Grundprinzipien einer Einrichtung determinieren. Die Vision ist das Bild einer Zukunft, in dessen Mittelpunkt die Organisation und ihr Angebot stehen. Die Mission ist als Auftrag zu verstehen und formuliert die nötigen Zielsetzungen, um die Vision wahr zu machen (Klaußner, 2016). Die wahrgenommene Übereinstimmung der Innovation mit dem Leitbild einer Einrichtung ist ein wichtiger Prädiktor für eine erfolgreiche Implementierung (Helfrich et al., 2007b). Beispielsweise wird eine hierarchisch geprägte Unternehmenskultur (gekennzeichnet durch ein hohes Maß an Kontrolle und ein Streben nach Stabilität und Sicherheit) aller Wahrscheinlichkeit nach einer Implementierung von Genesungsbegleitenden, die Ausdruck einer recoveryorientierten Behandlungsphilosophie ist, eher entgegenwirken. Förderlich wären in diesem Zusammenhang eher entwicklungsorientierte Kulturen, die geprägt sind von dem Streben nach Wachstum, Optimierung, Entdeckung und Wahrnehmen von Gelegenheiten und von der Intention, neue Ideen zu stimulieren (Büschgens et al., 2013; Hoben, 2016a).

Verfügbare Ressourcen: Wie groß ist der Umfang an Ressourcen, die der Organisation für die Implementierung und für laufende Maßnahmen zur Verfügung stehen? Dazu gehören ausreichende finanzielle Mittel, Räumlichkeiten, Materialien und Hilfsmittel. Die Ressourcen sind ein Schlüsselfaktor für eine erfolgreiche Implementierung einer Innovation (Ashok et al., 2018; Dy et al., 2015; Leeman et al., 2019).

Zugang zu Wissen und Information: Beratung, Anleitung, Training, Schulung und Fortbildung sind entscheidend für einen Implementierungserfolg (Greenhalgh et al., 2004; 2005; Dy et al., 2015). Es sind Schlüsselstrategien, um die Motivation der Praxisakteur*innen entscheidend zu fördern und sie zu engagierten Anwender*innen der Innovation zu machen (Grol et al., 2007).

Einflussfaktoren der Dimension »Individuen«

Diese Dimension umfasst die Merkmale jener Personen, die an der Implementierung beteiligt sind. Dazu gehören beispielsweise ihre Einstellungen, Kenntnisse, Fähigkeiten, Motivationen und Wahrnehmungen. Die Beteiligten müssen über das Wissen und die Fähigkeiten verfügen, um die Intervention umzusetzen, und sie sollten motiviert sein, dies zu tun. Die Dimension untersucht auch die Interaktionen und die Kommunikation zwischen den Beteiligten und hebt die Bedeutung der Rollen und Merkmale aller am Implementierungsprojekt involvierten Personen hervor (Ashok et al., 2018; Barwick et al., 2020; Breimaier et al., 2015; Dy et al., 2015; Kerins et al., 2020; Moretto et al., 2019; Varsi et al., 2015).

Erbringer*innen der Innovation sind Personen, die direkt oder indirekt an der Implementierung der Innovation beteiligt sind. Beispiele sind Praxisakteur*innen, Anwender*innen, lokale Facilitator*innen, und andere Personen, die die Innovation implementieren oder die Implementierung unterstützen.

Empfänger*innen der Innovation sind Personen, denen die Innovation zugutekommen soll. Im Kontext dieses Buches sind darunter beispielsweise Patient*innen zu verstehen, die von einem neuen Behandlungsprogramm profitieren.

Einflussfaktoren der Dimension »Individuen« des CFIR 2.0
(Damschroder et al., 2022a)

Subdimension Rollen:
- Führungspersonen auf höherer Ebene
- Führungspersonen auf mittlerer Ebene
- Meinungsführer*innen
- Facilitator*innen der Implementierung
- Verantwortliche für die Implementierung
- Mitglieder des Implementierungsteams
- Andere Unterstützer*innen der Implementierung
- Erbringer*innen der Innovation
- Empfänger*innen der Innovation

Subdimension Merkmale:
- Bedürfnisse
- Fähigkeit
- Gelegenheit
- Motivation

Die Kategorien von Empfänger*innen und Erbringer*innen können sich überschneiden. So profitieren nicht nur die Patient*innen (als Empfänger*innen der Innovation) von einem verbesserten Milieu oder einem geringeren Aggressionsvorkommen auf einer Station, sondern auch die Teammitglieder (eigentliche Anbieter*innen der Innovation). Wenn sich beispielsweise als positive Auswirkung der Innovation die Stations- und damit die Arbeitsatmosphäre verbessert und sich dies weiterführend auf eine Reduzierung des Krankenstandes oder der Personalfluktuation auswirkt, dann sind Patient*innen und Mitarbeiter*innen gleichsam Empfänger*innen der Innovation (s. CFIR Outcomes Addendum, Damschroder et al., 2022b).

Subdimension Rollen

Da Rollen und Aufgaben organisationsspezifisch unterschiedlich beschrieben und besetzt werden können, ist es wichtig, die Rollen für jedes Projekt klar zu definieren. Jede der unten aufgeführten Rollen kann im inneren oder äußeren Setting angesiedelt sein. Weil sich die verschiedenen Führungsebenen unterschiedlich auf den Implementierungserfolg auswirken können, werden diese differenziert im CFIR 2.0 dargestellt (Ilott et al., 2012).

Führungspersonen der höheren Ebene: Führungspersonen sind sehr bedeutend für das Gelingen von Implementierungsprozessen! Ihre Beteiligung ist entscheidend für den Erfolg der Implementierung, denn sie haben die Befugnis, Ressourcen bereitzustellen und die Entscheidung zu treffen, ob die Innovation implementiert bzw. aufrechterhalten werden soll (u. a. Klein et al., 2001; Moretto et al., 2019).

Führungspersonen der mittleren Ebene: Führungspersonen der mittleren Ebene, beispielsweise auf Stations- oder Abteilungsebene, sind ein wichtiges Bindeglied zwischen den strategischen Entscheidungen der oberen Führungsebene und den Mitarbeiter*innen in der Praxis (Birken et al., 2018; Birken & Currie, 2021). Diese Führungspersonen leiten häufig Implementierungsprojekte (Ilott et al., 2012) oder sind direkte Vorgesetzte von Projektleitenden, Facilitator*innen und anderen an der Implementierung beteiligten Personen. Führungspersonen müssen über gute Kommunikations- und Vermittlungsfähigkeiten verfügen, um ihre Mitarbeiter*innen über die Neuerung zu informieren und sie davon zu überzeugen (Birken et al., 2018) – insbesondere, wenn das Implementierungsvorhaben im Top-down-Verfahren entschieden wurde (Boggatz, 2022b). Eine Führungsperson, die sich nicht nach außen deutlich wahrnehmbar mit einer Neuerung identifizieren kann, wird es schwer haben, ihre Mitarbeiter*innen für den Weg der Veränderung zu motivieren. Sie wird stattdessen eher mit zum Scheitern eines Implementierungsprojektes beitragen (Damschroder et al., 2022a; Repenning, 2002).

Merkmale von Führungspersonen für eine erfolgreiche Implementierung

Engagement, Beteiligung, Mitwirkung und Verantwortungsübernahme von Führungspersonen haben einen erheblichen Einfluss auf den Erfolg der Implementierung (Klein et al., 2001; Meyers et al., 1999; VanDeusen Lukas et al., 2007). Je deutlicher sich Führungspersonen für die Innovation aussprechen und sich nach außen erkennbar, sprichwörtlich *mit ganzem Herzen* (Repenning, 2002) engagieren und je mehr sie sich in der Verantwortung für eine erfolgreiche Umsetzung sehen, desto förderlicher ist das für den Implementierungserfolg (Hoben, 2016a).

Die Unterstützung durch die Führung in Form von Engagement und aktivem Interesse führt zu einem besseren Implementierungsklima, das wiederum mit der Implementierungseffektivität zusammenhängt; dieser Zusammenhang ist umso stärker, je mehr Personen bei der Implementierung zusammenarbeiten müssen (Helfrich et al., 2007b; Klein et al., 2001).

Engagierte Führungspersonen müssen zudem über die nötige Geduld verfügen, um die oft unvermeidlichen Höhen und Tiefen eines Implementierungsprozesses durchzustehen und das Verfahren so lange zu begleiten, bis sich die Innovation etabliert hat (Klein et al., 2001). Sie spielen eine zentrale Rolle bei der Überzeugung anderer Personen und sind Rollenmodell beim Vorleben von Normen und Werten (Leeman et al., 2007). Darüber hinaus sind Führungspersonen bedeutend wegen ihrer Fähigkeit, Netzwerke zu knüpfen, Ressourcen und Zeitfenster bereitzustellen sowie Prioritäten zu setzen.

Meinungsführer*innen: Personen mit informellem Einfluss auf die Einstellungen und Verhaltensweisen anderer Akteur*innen werden als Meinungsführende bezeichnet. Sie können einen großen Einfluss auf die Überzeugungen und Verhaltensweisen ihrer Kolleg*innen ausüben (Flodgren et al., 2011; Greenhalgh et al., 2004; 2005; Rogers, 2003). Es gibt verschiedene Rollen und Definitionen von Meinungesführer*innen (Locock et al., 2001):

- Meinungsführende als Expert*innen: Sie üben ihren Einfluss aufgrund ihrer Autorität und ihres Status aus (Greenhalgh et al., 2004; 2005).
- Meinungsführende als Gleichrangige: »Gleichgesinnte« (z. B. Kolleg*innen) machen ihren Einfluss durch ihre Repräsentativität und Glaubwürdigkeit geltend (Greenhalgh et al., 2004; 2005).

Meinungsführer*innen können in Implementierungsvorhaben gezielt eingesetzt werden (Rogers, 2003), beispielsweise als Mitglied einer Projektgruppe, um das Implementierungsprojekt positiv zu besetzen. Dieser Schritt sollte allerdings sorgsam erwogen werden. Denn es kann passieren, dass die Meinungsführer*innen durch diesen Rollenwechsel den Respekt ihrer Kolleg*innen auch wieder verlieren (Rogers, 2003; Rogers et al., 2020).

Facilitator*innen: Dies sind Personen mit Fachexpertise in der Versorgungspraxis, die Praxisakteur*innen im Implementierungsprozess begleiten, befähigen, coachen, unterstützen und als ihre Mentoren fungieren. Facilitator*innen können die Projektleitung innehaben oder Projektleitende bzw. Teams anleiten. Die Rolle ist nicht an eine Berufsgruppe gebunden. Die Facilitatorrolle ist bedeutend, weil sie Innovationsentscheidungen richtungsweisend beeinflussen und erleichtern kann (Smith et al., 2020b, S. 32 ff.; S. 75 ff.; S. 101 ff.; Ritchie et al., 2020; Solberg et al., 2021).
Gute Facilitator*innen zeichnen sich durch Einfühlungsvermögen, Neugier, Engagement, kritisches Denken und die Förderung von Gleichberechtigung aus (Metz et al., 2020) und verfügen über Fähigkeiten in fünf übergreifenden Bereichen: dem Aufbau von Beziehungen, der Veränderung von Prozessen, der Weitergabe von Wissen und Fähigkeiten für kontinuierliches Lernen, der Planung und Leitung sowie der Bewertung von Menschen, Prozessen und Ergebnissen (Ritchie et al., 2020).

Verantwortliche für die Implementierung: Das sind Personen, die offiziell ernannt wurden, um als Koordinator*in, Projektleiter*in, Teamleitung oder in einer ähnlichen Rolle die Verantwortung für das Implementierungsvorhaben zu übernehmen. Dabei sind Personen, die freiwillig die Führung übernehmen, möglicherweise effektiver als diejenigen, denen diese Rolle zugewiesen wurde (Bonawitz et al., 2020).
Projektleitende profitieren von Projektmanagement-Fähigkeiten wie kritischem Denken, Einflussnahme, Motivation, Belastbarkeit, Gewissenhaftigkeit,

Verhandlungsgeschick, partizipativem Führungsstil und Problemlösung (u. a. Bonawitz et al., 2020; Müller & Turner, 2010). Förderlich sind auch Merkmale wie ein hohes Maß an ausgeprägtem Interesse, Kreativität und Risikobereitschaft (Maidique, 1980).

Mitglieder des Implementierungsteams: Implementierungsteams spielen eine entscheidende Rolle bei der Implementierung (Dy et al., 2015; Means et al., 2020), da Projektleitende allein wenig effektiv sind (Miech et al., 2018). Zu den Mitgliedern des Implementierungsteams sollen Personen zählen, die direkt oder indirekt an der Implementierung beteiligt sind (Leistungsempfänger*innen und Leistungserbringer*innen) und die Projektleitung unterstützen (u. a. Damschroder et al., 2009; Dy et al., 2015; Klein & Sorra, 1996; Means et al., 2020). Der sorgfältigen Auswahl der Mitglieder bzw. der Ermutigung zur freiwilligen Beteiligung wird eine große Bedeutung beigemessen (Edmondson et al., 2001; Greenhalgh et al., 2004; 2005). In anderen Worten: Die Besetzung der »richtigen Personen auf den richtigen Plätzen« (Collins, 2009, in Damschroder, 2022a) hat einen großen Einfluss auf den Implementierungserfolg. Im Gegenzug können »die falschen Personen« oder die fehlende Einbindung wichtiger Personen in das Team sich negativ auf den Implementierungserfolg auswirken (Damschroder et al., 2022a).

Andere Unterstützer*innen der Implementierung: Personen, die die Projektleitenden beziehungsweise Mitglieder des Implementierungsteams unterstützen, können viele verschiedene Funktionen ausüben, wie etwa im Rahmen technischer Hilfe in den Bereichen IT oder im Personalwesen. Es können auch externe Beratende oder Supervisor*innen sein (Dy et al., 2015).

Erbringer*innen der Innovation: Das sind Personen innerhalb und außerhalb des inneren Kontextes, die direkt oder indirekt an der Implementierung der Innovation beteiligt sind oder diese unterstützen (Dy et al., 2015), beispielsweise Praxisakteur*innen und Projektleitende.

Empfänger*innen der Innovation: Empfänger*innen der Innovation sind Personen, denen die Innovation zugutekommen soll. Dazu gehören z. B. Patient*innen, die von einem neuen Behandlungsprogramm profitieren. Es ist wichtig, die Empfänger*innen mit einzubeziehen, um sicherzustellen, dass ihre Bedürfnisse priorisiert werden (Dy et al., 2015; Godbee et al., 2020).

Subdimension Merkmale

Dieser Teilbereich umfasst die *Merkmale* der Personen, die an der Implementierung beteiligt sind (Ashok et al., 2018; Dy et al., 2015; Moretto et al., 2019). Im Zusammenhang mit Veränderung wurde unter S. 40f. auf das COM-B-Modell von Michie et al. (2011) hingewiesen. Drei der aktualisierten Einflussfaktoren des

CFIR 2.0 beruhen auf diesem Modell. Das COM-B-Modell geht davon aus, dass die Komponenten Fähigkeit, Gelegenheit und Motivation das Verhalten von Menschen beeinflussen (Michie et al., 2011).

Bedürfnisse: Ziele, Wünsche und Bedürfnisse aller Beteiligten am Implementierungsprozess sind bedeutende Faktoren (Breimaier et al., 2015). Ein Bewusstsein zu entwickeln für die Bedürfnisse der Empfänger*innen und Leistungserbringer*innen ist ein wichtiger Faktor für eine erfolgreiche Implementierung (Dy et al., 2015; Godbee et al., 2020). Die Berücksichtigung der Bedürfnisse der Empfänger*innen, die auch im Kontext der Gesundheitsversorgung eingefordert wird, ist ein integraler Bestandteil jeder Implementierung, die auf die Verbesserung von Patient*innenoutcomes zielt (Institute of Medicine, 2001).

Fähigkeit: Michie et al. (2011) beziehen hier psychologische und physische Fähigkeiten mit ein. Intrapersonale Kompetenz, Wissen und Fertigkeiten zur Erfüllung der Rollen sind wichtige Faktoren für den Implementierungserfolg (Ashok et al., 2018; Dy et al., 2015). Personen, die Vertrauen in ihre Fähigkeiten haben, sind eher bereit, die Innovation anzunehmen und (trotz des Bestehens von Hindernissen) zu nutzen (US DHHS-National Cancer Institute, 2005).

Das Wissen um persönliche Kompetenzmerkmale und Lernstile ist wichtig für die Anpassung von Schulungsstrategien (Barwick et al., 2020; Greenhalgh et al., 2004; 2005).

Gelegenheit: »Alle Faktoren, die außerhalb des Individuums liegen und das Verhalten ermöglichen oder auslösen«, werden als Gelegenheit definiert (Michie et al., 2011 in Damschroder et al., 2022a, Anhang 6, S. 28). Subsumiert werden in diesem Konstrukt die Verfügbarkeit von Personal, Zeit, Autonomie und Kontrolle, die notwendig ist, um die Rolle zu erfüllen (Ashok et al., 2018; Dy et al., 2015; Means et al., 2020; Moretto et al., 2019). Die Qualität der Unterstützung, die das innere Umfeld den Beteiligten bietet, ist dabei positiv mit der Implementierung assoziiert (Ovretveit, 2002): So wird die Implementierung effektiver sein, wenn Projektleitende und andere Schüsselpersonen Zeit und Energie aufwenden und von ihrer Organisation in ihrem Vorhaben unterstützt werden (Brach et al., 2008; Feldstein & Glasgow, 2008; Fixsen, 2007).

Motivation: Engagement als beobachtbares Verhalten kann ein wichtiger Indikator für Motivation sein (Ashok et al., 2018; Dy et al., 2015; Bonawitz et al., 2020; Miech et al., 2018). Personen, die ein hohes Maß an Engagement zeigen, sind aktiv an der Implementierung beteiligt und auch bereit, infolge ihrer Identifizierung mit der Innovation ihren informellen Status zu riskieren (Schon, 1963). Subjektive Meinungen von Kolleg*innen, die auf persönlichen Erfahrungen beruhen, können sowohl zu einem engagierten Verhalten beitragen (Pronovost et al., 2006) als auch zur

Entstehung von Widerstand (Meyers et al., 1999; Saint et al., 2009). Das Ausmaß, in dem neue Verhaltensweisen positiv bewertet werden, steigert die Absicht zur Verhaltensänderung – eine Vorstufe zur tatsächlichen Veränderung (Gershon et al., 2004). Die Wahrnehmung der Organisation aus Sicht der Akteur*innen kann sich auf die Bereitschaft auswirken, sich engagiert am Implementierungsvorhaben zu beteiligen (Abraham, 2000; Cummings et al., 2007; Estabrooks et al., 2007; Greenberg, 1990).

Im dritten Downloadmaterial befindet sich eine tabellarische Übersicht über die Rollen und Merkmale der Dimension Individuen. Diese kann genutzt werden, um sich einen guten Überblick über die wichtigsten Rolleninhaber*innen und die Ausprägung ihrer Merkmale zu verschaffen. Der Zugangscode lautet: Framework

Das individuelle Stadium der Veränderung (s. S. 111 ff.) spiegelt die jeweilige Phase der Veränderung einer Person wider, die sich auf dem Weg von der Orientierung hin zu einer qualifizierten, engagierten und nachhaltigen Anwendung der Innovation befindet (Grol et al., 2007; Klein et al., 2001).

Einflussfaktoren der Dimension »Implementierungsprozess«

Unter dem Implementierungsprozess sind strategische Entscheidungen und Aktivitäten zu verstehen, die während des Implementierungsprozesses getroffen bzw. angewandt werden (s. Kasten). Dazu gehören die Planung, die Umsetzung, das Monitoring des Fortschrittes, die Schulung der Beteiligten sowie die Bewertung der Ergebnisse. Ein gut geplanter und strukturierter Implementierungsprozess kann die Wahrscheinlichkeit eines erfolgreichen Abschlusses erhöhen. Die Dimension untersucht auch die Beteiligung der relevanten Personengruppen und die Anpassung der Innovation an die Bedürfnisse der Zielgruppe.

Einflussfaktoren der Dimension »Implementierungsprozess« des CFIR 2.0 (Damschroder et al., 2022a)

- Teamentwicklung
- Beurteilung der Bedürfnisse:
  - Erbringer*innen der Innovation
  - Empfänger*innen der Innovation
- Beurteilung des Kontextes
- Planung
- Maßgeschneiderte Anpassung (»Tailoring«) der Strategien

- Einbindung:
  - Erbringer*innen der Innovation
  - Empfänger*innen der Innovation
- Durchführung
- Reflexion und Evaluation:
  - Implementierung
  - Innovation
- Anpassung

Teamentwicklung: Teamentwicklung ist ein Prozess, in dem sich ein bestehendes Team mit einer Reihe von Aufgaben und Aktivitäten beschäftigt, um die Arbeits- und Sozialbeziehungen zu stärken. Durch Gruppen- und Einzelgespräche, Workshops und Trainings sollen Barrieren abgebaut, Rollenbilder geklärt und zwischenmenschliche Beziehungen verbessert werden (Nerdinger, 2019c). Teamarbeit, Teamfähigkeiten, soziale Beziehungen und gemeinsame ethische Grundsätze haben bei der Erreichung von Zielen einen hohen Stellenwert (Rogers et al., 2020; Sarkies et al., 2020; Spitzer-Shohat et al., 2018). Die Arbeit mit Teams gilt als wichtiger Bestandteil einer nachhaltigen Veränderung (Doyle et al., 2013; Edmondson, 2012; Miake-Lye et al., 2020). Der Aufbau eines Bündnisses und die Durchführung von Konsensgesprächen gehören zu den am häufigsten empfohlenen Strategien zur Beseitigung von Implementierungsbarrieren (Waltz et al., 2019).

Beurteilung der Bedürfnisse: Dieser Einflussfaktor umfasst das Sammeln und Bewerten der Prioritäten, Präferenzen und Bedürfnisse sowohl der Leistungserbringer*innen als auch der Empfänger*innen. Bei Praxisakteur*innen werden Ziele wie die Verbesserung des Berufslebens und des Wohlbefindens verfolgt (Bodenheimer & Sinsky, 2014). Die Bewertung der Bedürfnisse von Empfänger*innen fördert eine sichere Umgebung und eine patient*innenorientierte Pflege (Nieva & Sorra, 2003).

Die Nutzer*innen sind durch die Interaktion mit den Praxisakteur*innen aktive Teilnehmende im Implementierungsprozess (Chaudoir et al., 2013). Je besser Nutzende beraten und informiert sind, desto eindeutiger können diese ihren persönlichen Bedarf gegenüber den Praxisakteur*innen vertreten und somit den Implementierungsprozess positiv beeinflussen (Hoben, 2016a).

Beurteilung des Kontextes: Das strukturierte Erfassen von Informationen hilft, Barrieren und Förderfaktoren für die Implementierung zu ermitteln. Die Bewertung des Kontextes ist von grundlegender Bedeutung (u. a. Damschroder et al., 2009; Nilsen & Bernhardsson, 2019; Smith et al., 2020a). Berücksichtigt werden sollen sowohl veränderbare als auch nicht veränderbare Umgebungsfaktoren. Auf dieser

Basis können entweder ein gezieltes Barrieremanagement oder Strategien für den Umgang mit nicht veränderbaren Kontextfaktoren entwickelt werden.

Planung: Die Zielsetzung der Planung besteht darin, im Voraus einen Handlungsablauf zu entwerfen, um eine effektive Implementierung zu fördern (Mendel et al., 2008). Dies beinhaltet die Definition von Zielen und Meilensteinen, die Skizzierung spezifischer Schritte, eine Auswahl von Strategien und eine Notfallplanung (Dy et al., 2015). Empfohlen wird auch, Rollen und Zuständigkeiten festzulegen. Die Identifizierung von Messeinheiten oder Maßnahmen zum Prozessmonitoring ist ein wesentlicher Aspekt der Planung (Greenhalgh et al., 2004; 2005; Rogers, 2003). Es sollten Implementierungs- und Innovationsergebnisse definiert werden, die für die wichtigsten Akteur*innen (von Thiele Schwarz et al., 2019) wie beispielsweise Führungspersonen, Erbringer*innen und Empfänger*innen relevant sind. Die Ziele sollten den SMART-Kriterien (spezifisch, messbar, attraktiv, relevant, terminiert) entsprechen (Brach et al., 2008). Auch die Dokumentation von Zielen, Benchmarks und Zeitrahmen unter Berücksichtigung der Machbarkeit und Angemessenheit sollte mitbedacht werden (Dy et al., 2015).

Tailoring: Es stehen zahlreiche Ansätze zur Anpassung von Implementierungsstrategien zur Verfügung (Powell et al., 2017). Implementierungsstrategien sollten entsprechend den Ergebnissen der Bedarfsermittlung und der Bewertung des Kontextes gewählt und angepasst werden (Powell et al., 2017). Die *Expert Recommendations for Implementing Change (ERIC)* bietet eine Auswahl von Strategien (Powell et al., 2015), ebenso die Taxonomie der *Effective Practice and Organization of Care (EPOC)* (Breimaier, 2016). Beide Klassifikationen werden in S. 109 ff. vorgestellt und in den Downloadmaterialien 7 und 8 zur Verfügung gestellt.

Einbindung: Die Einbindung von Leistungserbringer*innen und -empfänger*innen trägt maßgeblich zur Gewährleistung nachhaltiger Veränderungen bei (Doyle et al., 2013; Lennox et al., 2018; 2020). Eine frühzeitige Identifizierung und Einbindung der Erbringer*innen und Empfänger*innen ist daher von großer Bedeutung (Breimaier et al., 2015). Informationsveranstaltungen, Fortbildungen und der Einsatz von Merchandising-Produkten könnten Strategien zur Gewinnung von Anwender*innen und Nutzer*innen sein (Breimaier, 2016).

Durchführung: Die Möglichkeit, eine Innovation schritt- bzw. phasenweise zu implementieren, kann dazu beitragen, die Wahrnehmung der Komplexität der Innovation und damit die Schwierigkeit der Implementierung zu verringern. Insbesondere komplexere Innovationen profitieren von einer schrittweisen Implementierung (Damanpour, 1991; Grossman, 1970; Normann, 1971). Darüber hinaus geben diese inkrementellen Ansätze den Praxisakteur*innen genügend Zeit, ihren Routinetätigkeiten nachzugehen und im Zusammenhang mit der Innovation neue Fähigkeiten zu erlernen (Helfrich et al., 2007b).

Wahrgenommene Erfolge oder Benefits in frühen Stadien der Implementierung stärken das Vertrauen der Praxisakteur*innen. Die Innovation oder der Implementierungsprozess kann mitunter angepasst werden, es können neue »Mitstreiter*innen« gewonnen werden. Die Erfassung der Anwenderfreundlichkeit durch Befragungen der Praxisakteur*innen und Nutzer*innen trägt ebenfalls zur erfolgreichen Anpassung der Innovation bei (Feldstein & Glasgow, 2008). Fortbildungen oder Trainings im Vorfeld der Implementierung ermöglichen den Praxisakteur*innen, ihr Fachwissen in Bezug auf die Innovation zu intensivieren, die Innovation zu erproben und Selbstsicherheit im Umgang mit der Innovation zu entwickeln (Edmondson et al., 2001).

Darüber hinaus muss die Möglichkeit bestehen, das Implementierungsprojekt zu stoppen, wenn es Probleme verursacht oder es sich als unwirksam erweist (Feldstein & Glasgow, 2008). Die Möglichkeit einer Erprobung der Innovation – beispielsweise im Rahmen eines Pilotprojektes – liefert wertvolle Informationen für die möglichst barrierefreie Einführung der Innovation in anderen Abteilungen (Damschroder et al., 2022a).

Reflexion und Evaluation: Gruppen- und Einzelreflexion nehmen eine Schlüsselrolle bei Teamentwicklung und guter Zusammenarbeit ein (Edmondson, 2012). Eine Möglichkeit, gemeinsames Lernen und Verbesserungen zu fördern, ist eine Reflexion oder Nachbesprechung vor, während und nach der Implementierung (Edmondson et al., 2001). Die rechtzeitige Verfügbarkeit von Daten zu Monitoring, Bewertung und Prozessverbesserung ist in diesem Zusammenhang bedeutend (Dy et al., 2015).

Daten zur Unterstützung von Reflexion und Evaluation können quantitativ und qualitativ erhoben werden, beispielsweise in Form von Berichten oder Grafiken (US DHHS-National Cancer Institute, 2005). Rückmeldungen über die Fortschritte bei der Zielerreichung sind sehr bedeutsam (Carey et al., 2018; US DHHS-National Cancer Institute, 2005), denn ohne ausreichendes Feedback, das eng mit den für die Akteur*innen wichtigen Zielen verbunden ist, fällt es diesen schwer, ihre Tätigkeit fortzusetzen (Hysong et al., 2006). Die Überprüfung der Fortschritte ermöglicht es den Praktiker*innen, sich ein Urteil über den Wert der Innovation zu bilden (Jamtvedt et al., 2006).

Anpassung: Die Schlüsselrolle von Anpassungen wird in der Literatur hervorgehoben. Ziel ist die Gewährleistung einer optimalen Passung zwischen der Innovation und dem Setting, in das sie implementiert werden soll (Chambers et al., 2013; Chambers & Norton, 2016; Greenhalgh et al., 2004; 2005; Hill et al., 2018; Kerins et al., 2020; Lennox et al., 2018; Moore et al., 2021; Stirman et al., 2019; von Thiele Schwarz et al., 2019; Wells et al., 2020). Auch wenn sich der überwiegende Teil der Literatur auf die Anpassung der Innovation fokussiert, sind oftmals auch Anpassungen des Umfelds, wie beispielsweise Arbeitsabläufe, erforderlich, um die Passung zu optimieren (Chambers et al., 2013; Hill et al., 2018; Kerins et al., 2020; Wells et al., 2020) und bestmögliche, nachhaltige Ergebnisse zu erzielen (von Thiele Schwarz et al., 2019). Wichtig ist es, zu dokumentieren, welche Art von Anpassungen vorgenommen wurden (Stirman et al., 2019).

Das CFIR 2.0 wurde im Jahr 2022 von Damschroder et al. entwickelt und ist das Update des erstmals im Jahr 2009 veröffentlichten CFIR (Damschroder et al., 2009). Das CFIR 2.0 bietet Projektleitenden, Facilitator*innen, Implementierungsteams und Forschenden einen Rahmen, um das komplexe Zusammenspiel der vielfältigen Einflussfaktoren vor, während und nach dem Implementierungsprozess systematisch zu analysieren, zu bewerten oder zu klären. Es unterstützt damit ein umfassendes Verständnis von Barrieren und Förderfaktoren in Implementierungsprozessen (Keith et al., 2017). CFIR-basierte Einflussfaktoren erfassen Barrieren und Förderfaktoren, die Implementierungs-Outcomes (s. S. 120f.) vorhersagen und erklären. Auf dieser Grundlage kann in der Monitoringphase des Implementierungsprozesses (s. S. 118 ff.) ein »Paket« von passgenauen (»maßgeschneiderten«) Implementierungsstrategien zusammengestellt werden, um identifizierte Barrieren zu eliminieren.

Das CFIR 2.0 dient *nicht* der Vorhersage oder Klärung von Innovations-Outcomes (s. S. 126f.) und lässt keine Gewichtung der einzelnen Einflussfaktoren zu. So kann keine Aussage darüber getroffen werden, ob das Zusammenspiel oder die Kombinationen bestimmter Einflussfaktoren einen Vorteil oder Nachteil für das Gelingen von Implementierungsprozessen im Vergleich zu anderen Paarungen bedeutet. Auch wird nicht deutlich, ab welcher Anzahl von Barrieren oder Förderfaktoren ein Implementierungsvorhaben gelingt oder besser erst gar nicht begonnen werden sollte. Allerdings kann davon ausgegangen werden, dass bei steigender Anzahl von Barrieren auch der Implementierungserfolg zunehmend infrage gestellt werden kann bzw. dem Barrieremanagement eine umso größere Bedeutung zukommt. Ebenso wertvoll ist die Feststellung, dass im Vorfeld eines Implementierungsvorhabens zunächst essenzielle Barrieren aus dem Weg geräumt werden sollten – so können Investitionskosten und Frustration bei allen Beteiligten vermieden werden.

Im ersten Downloadmaterial steht eine detaillierte Checkliste zur Einschätzung des Ausprägungsgrades (Barriere oder Förderfaktor) auf Basis des CFIR 2.0 zur Verfügung. Mit Implementierungsvorhaben betrauten Personen ermöglicht dies in der Analysephase eines Implementierungsprozesses, einen systematischen

Überblick (insbesondere über Barrieren) eines Implementierungsvorhabens zu gewinnen. Dementsprechend lassen sich in der sich anschließenden Monitoringphase (s. S. 49 ff.) Implementierungsstrategien gezielt auswählen und anpassen (s. S. 109 ff.).
Die weiterführende tabellarische Übersicht im zweiten Downloadmaterial verschafft dann einen guten Gesamtüberblick über Barrieren und Förderfaktoren, um im nächsten Schritt gezielt ein Barrieremanagement zu planen. Die Tabelle im dritten Downloadmaterial erleichtert die zielgerichtete Auswahl der zur entsprechenden Barriere passenden Implementierungsstrategie.

Damschroder, L. et al. (2009). Fostering implementation of health services research findings into practice: A consolidated framework for advancing implementation science. https://implementationscience.biomedcentral.com/articles/10.1186/1748-5908-4-50

Damschroder, L. J. et al. (2022a). The updated Consolidated Framework for Implementation Research based on user feedback. Implementation Science 17, 75 https://doi.org/10.1186/s13012-022-01245-0

Die Webseite https://cfirguide.org/ stellt weiterführende Literatur zum CFIR 2.0 sowie hilfreiche Tools für die praktische Anwendung des Bezugsrahmens zur Verfügung.

Hoben, M., Bär, M., & Wahl, H-W. (Hrsg.) (2016). Implementierungswissenschaft für Pflege und Gerontologie. Grundlagen, Forschung und Anwendung – Ein Handbuch. Stuttgart: Kohlhammer.

Integrated-Promoting Action on Research Implementation in Health Services: Der i-PARIHS-Bezugsrahmen

Der i-PARIHS-Rahmen (Harvey & Kitson 2015b; 2016) ist eine Weiterentwicklung des 1998 erstmals publizierten PARIHS-Bezugsrahmens auf der Grundlage weiterer wissenschaftlicher Erkenntnisse. Als einer der ersten Rahmen verdeutlichte PARIHS die mehrdimensionale und komplexe Natur von Implementierung (Harvey & Kitson, 2016). Er beruht auf Erkenntnissen, die während der wissenschaftlichen

Begleitung von Qualitäts- und Praxisentwicklungsprojekten des Royal College of Nursing (RCN) gewonnen wurden (Kitson et al., 1998; Rycroft-Malone, 2009).
Kitson et al. (2008) gingen davon aus, dass eine erfolgreiche Implementierung (Successful Implementation = SI) von Erkenntnissen in die Praxis von einer funktionierenden Beziehung zwischen den Elementen: Evidenz (Evidence = E), organisatorischer Kontext (Context = C) und Begleitung (Facilitation = F) abhängig ist (Kitson et al., 1998, Rycroft-Malone, 2009). Die Kernelemente wurden hinsichtlich ihrer Qualität auf einem Kontinuum von »hoch« bzw. »stark« bis »niedrig« bzw. »schwach« positioniert. Eine Implementierung galt demnach als erfolgreich, wenn sowohl die Qualität der verwendeten Evidenz und des Kontextes als auch die Art der Unterstützung bzw. Begleitung hoch eingeschätzt wurden (Rycroft-Malone, 2009).
Im i-PARIHS-Bezugsrahmen wird eine erfolgreiche Implementierung als Gleichung definiert (Harvey & Kitson, 2015b, S. 41):
$SI = Fac^n (I + R + C)$
SI = Successful Implementation, Fac^n = Facilitation *(Begleitung),* I = Innovation *(Neuerung),* R = Recipients *(Empfänger*innen),* C = Context *(Kontext).*

Eine Implementierung ist erfolgreich,

- wenn die vereinbarten Implementierungsziele erreicht wurden,
- wenn es zu einer Übernahme und Integration der Innovation in die Praxis kam,
- wenn Einzelpersonen, Teams, Akteur*innen engagiert und motiviert sind und sich die Innovation zu eigen machen,
- wenn kontextbedingte Abweichungen zwischen den verschiedenen Implementierungssettings minimiert werden.

Facilitation

Eine exponierte Stellung im i-PARIHS-Rahmen erhält das Element *Facilitation.* Facilitation ist der *aktive Bestandteil* von Implementierungsbestrebungen und interagiert mit den drei anderen Elementen (Innovation, Empfänger*innen, Kontext) mit dem Ziel, das Potenzial des Implementierungserfolges zu maximieren (Ritchie et al., 2022).
Die Positionierung ist zurückzuführen auf Erkenntnisse, die aufzeigten, wie wichtig es ist, das dynamische und situationsspezifische Wesen eines Implementierungsprozesses zu erkennen und zu begleiten. Der Schwerpunkt von Facilitation liegt auf den Prinzipien Aufbau von Beziehungen, Lernen und Flexibilität. Facilitation soll andere zum Handeln befähigen und ein gemeinsames Verständnis für das Lösen einer Aufgabe entwickeln (Harvey & Kitson, 2015b; Kitson & Harvey, 2015). Facilitation bezieht Schlüsselpersonen durch Ermöglichung von Teilnahme,

Verantwortungsübernahme und Identifikation mit der Aufgabe aktiv mit ein. Diese Fähigkeit, Akteur*innen zu einem Gefühl der Kontrolle und Ermächtigung zu verhelfen, führt zu zielgerichteten und kollektiven Handlungen, die die Veränderung herbeiführen.
Die Besetzung dieser Rolle wird als eine wichtige Voraussetzung betrachtet, um erfolgreich zu implementieren (Kitson & Harvey, 2015). Akzeptanz und Glaubwürdigkeit der Rolleninhaber*innen sind eine entscheidende Voraussetzung dafür, dass sich Mitarbeiter*innen für ein Implementierungsprojekt engagieren (Harvey & Kitson, 2015a).

Facilitation ist ein »Prozess, durch den einer Gruppe geholfen wird, ihr Ziel mit einem Facilitator zu erreichen, der die Verbesserung der Teamdynamik und die aktive Beteiligung aller Gruppenmitglieder fördert«. (Harvey & Kitson, 2015a, S. 13)

Die Rolle der Facilitator*innen

Die Rolle der Facilitator*innen ist vielschichtig und beinhaltet weit mehr als die reine Vermittlung von Fachinformationen, das Monitoring oder das Evaluieren von Zielen. Facilitation hat einen grundsätzlich unterstützenden (statt vorschreibenden) Charakter: Die Facilitator*innen bieten Hilfestellung im Implementierungsprozess, indem sie strukturierte Methoden und Werkzeuge nutzen – und nicht durch das Erteilen von Anweisungen. Die Facilitator*innen helfen Akteur*innen und Teams, ein Verständnis für die gemeinsamen Ziele zu entwickeln und diese Ziele zu erreichen. Sie beraten bei der Aufgabenklärung, zeigen Herangehensweisen auf und reflektieren den Prozess. Facilitator*innen ermöglichen eine gute Teamarbeit, indem sie ein Verständnis für die Gruppendynamik entwickeln und die Problemlösefähigkeiten von Mitarbeiter*innen und Teams optimieren (Kitson & Harvey, 2015).
Facilitator*innen können auf unterschiedlichen Ebenen einer Einrichtung tätig sein oder von außerhalb der Organisation kommen, z. B. als externe Beratende. Innerhalb einer Organisation können auf übergeordneter Ebene angesiedelte, erfahrene »Key-Facilitator*innen« den »lokalen Facilitator*innen« in der Praxis als Mentor*innen und Unterstützer*innen dienen. Diese gemischten Begleitungsmodelle, wie auch im Rahmen des »Dynamic Standard Setting System (DySSSy)« darlegt (Harvey & Kitson, 2015a; Rycroft-Malone, 2009), bewirken ein Netzwerk von Facilitator*innen auf den unterschiedlichen Einrichtungsebenen und schaffen somit eine Verbindung von praxisnaher Tätigkeit vor Ort und systemischer, übergeordneter Aktivität als eine wichtige Voraussetzung, um Veränderungen in der Versorgungspraxis zu verwirklichen (Harvey & Kitson, 2015a, S. 13; s. Kasten).

Rollen und Aufgaben von Facilitator*innen im Dynamic Standard Setting System (DySSSy)

Expert Facilitator*in	Führt z. B. eine Innovation in die Organisation ein, entwickelt Schulungskurse, fungiert als extern Beratender, bringt die Methodik auf den neuesten Stand und hilft, eine qualitätsgerechte Organisationsstruktur zu etablieren.
Key Facilitator*in	Koordination und Monitoring organisationsweiter Qualitätsaktivitäten. Ist dafür verantwortlich, die Innovation auf lokaler Ebene zu initiieren, Mitarbeiter*innen zu schulen und die Prozesse aufrechtzuerhalten.
Lokaler Facilitator*in	Unterstützt in Absprache und Zusammenarbeit mit der Key-Facilitatorin kontinuierlich Aktivitäten zur Implementierung in der Praxis. Unterstützt die Key-Facilitatorin dabei, die Innovation in der Organisation zu verbreiten.

Merkmale und Fähigkeiten von Facilitator*innen

Eine Reihe von persönlichen Eigenschaften der Facilitator*innen werden als positiv im Zusammenhang mit einer bereitschaftsfördernden und vertrauens- und respektvollen Zusammenarbeit mit anderen Akteur*innen beschrieben (s. Kasten).

Merkmale positiver Facilitation und guter Facilitator*innen
(in Anlehnung an Garbett & McCormack, 2009; Kitson & Harvey, 2015; McCormack et al., 2009a; Rycroft-Malone, 2009)

Eigenschaften: Facilitator*innen sollten realistisch, selbstsicher, geduldig sein und über Resilienz verfügen. Sie achten auf Gegenseitigkeit, sind neugierig und entdeckungsfreudig, können mit Ambivalenzen umgehen und besitzen Ambiguitätstoleranz. Sie sind in der Lage, Unstimmigkeiten und Konflikte zu managen.
Fähigkeiten: Persönliche klare Werte und Einstellungen sind wichtig für Facilitator*innen. Sie sollten zielstrebig, motiviert, unvoreingenommen, begeisterungsfähig und optimistisch sein. Humor ist ein wichtiges beziehungsstiftendes Mittel. Klinische Erfahrung und theoretisches/wissenschaftliches Wissen sind ebenso bedeutend für das Gelingen der Rolle wie emotionales Engagement, unorthodoxes Denken, Kreativität, taktisches Geschick, visionäres Denken und Pragmatismus. Es benötigt Problemfokussierung, Eigenständigkeit, Ausdauer und Geduld, um ein Team zu formieren und

zu begleiten. In diesem Zusammenhang sind Fertigkeiten im Projektmanagement, kommunikative Fähigkeiten, ein gutes Timing, Flexibilität, (kulturelle) Sensibilität, Empathie und Glaubwürdigkeit wichtig, um Prozessverantwortung und Prozesskontrolle zu übernehmen, die Praktiker*innen zu ermächtigen und zu befähigen
Team: Facilitator*innen sind als reflektierte Praktiker*innen Teil eines Teams, die sowohl Vertrauen aufbauen als auch Gruppendynamiken steuern können. Sie geben Feedback, pflegen einen respektvollen Umgang und können bewusst auf Ängste, Erwartungen und Bedürfnisse aller Beteiligten (Praktiker*innen und Nutzer*innen) eingehen. Sie können die Komplexität, den Zweck, die Relevanz ihrer Aufgabe und die daraus resultierenden Erwartungen einschätzen.
Führung und Planung: Facilitator*innen können Entscheidungen treffen und handeln, Ressourcen gezielt und nutzerfreundlich einsetzen. Dazu benötigen sie die Unterstützung und die Ermächtigung des Managements.

Merkmale einer schlechten Facilitation sind u. a. mangelnde Klarheit bezüglich der Aufgabe und mangelnde Kenntnisse bezüglich der einzelnen Interessengruppen (Praxisakteur*innen, Nutzer*innen), mangelnde Identifikation mit der Innovation bzw. dem Projekt und mangelnde Projektkontrolle, destruktive Teamdynamik, fehlendes Vertrauen, unzureichende Fertigkeiten, schlechte Planung oder Vorbereitung, negative Emotionen, schlechte Kommunikation und das Unvermögen, das Implementierungsprojekt in einem übergeordneten Kontext (äußerer Kontext, Systemebene) zu betrachten.

ABBILDUNG 7: Die Rollen der Facilitator*innen und der Prozess der Facilitation im i-PARIHS-Bezugsrahmen (Harvey & Kitson, 2016, Abbildung 1, S. 8)

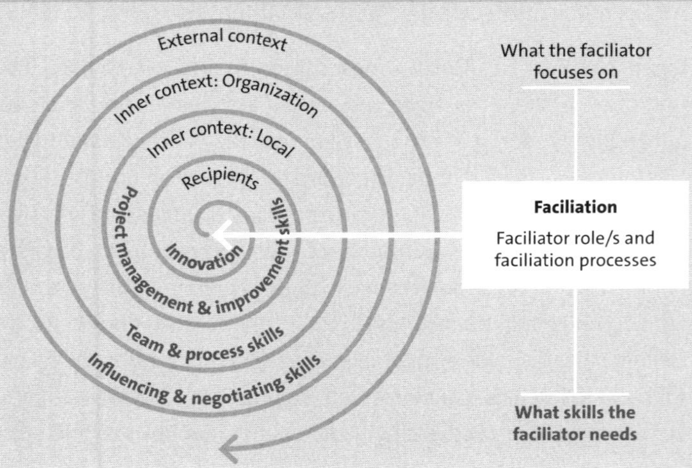

Der i-PARIHS-Rahmen ist als kontinuierliche Spirale angelegt, um (Facilitator*innen) den dynamischen Charakter von Implementierungsvorhaben aufzuzeigen. Im Mittelpunkt der Spirale stehen die Innovation und die Empfänger*innen, im weiteren Verlauf erfasst sie die verschiedenen Kontextebenen (s. S. 82 ff.). Abbildung 7 skizziert die Aufgaben bzw. Fähigkeiten (grau) von Facilitator*innen in Bezug auf die Konstrukte (schwarz) des i-PARIHS-Rahmens.

Innovation

Das Konstrukt *Innovation* (I) ist eine Erweiterung des im PARIHS-Rahmen benannten Kernelements *Evidence*. Innovation umfasst neben externer Evidenz auch implizite und praxisbasierte Wissensquellen. So nehmen nicht alle Innovationen ihren Ausgangspunkt auf der Grundlage von Forschungsarbeiten (z. B. in Form einer klinischen Leitlinie oder eines Expertenstandards), sondern werden im Rahmen von Initiativen zur Praxisentwicklung abgeleitet, beispielsweise durch Beobachtungen der Praxisakteur*innen oder aufgrund von Patient*innenerfahrungen. Der Prozess der Anpassung der externen Evidenz an lokale Gegebenheiten und Praktiken wird als ein wichtiger Weg zur Verbesserung der Kompatibilität einer Innovation betrachtet (Greenhalgh et al., 2004, 2005; Rogers, 2003; Harvey & Kitson, 2016), wobei die Innovation möglichst auf einer evidenzbasierten Basis beruhen sollte (Harvey & Kitson, 2015b).
Zentrale weitere Merkmale des Konstruktes wurden unter Verweis auf die Grundlagenliteratur von Rogers (2003) mit aufgenommen:

- Der wahrscheinliche Grad der Übereinstimmung mit bestehender Praxis und Werten wird beachtet.
- Die Innovation sollte in das lokale Setting passen. Dazu bedarf es einer klaren, praktikablen und zugänglichen Form, in der die Anwender*innen auf das neue Wissen zurückgreifen können.
- Benutzerfreundlichkeit und Wahrnehmung eines relativen Vorteils aus Sicht der Akteur*innen sind weitere Subelemente des Kernkonstrukts. Wird tiefgreifend in bestehende Prozesse und Systeme eingegriffen, sind vermehrte Anstrengungen bei der Implementierung erforderlich. Wahrgenommene Vorteile der Innovation gegenüber der bisherigen Arbeitsweise wirken erleichternd. Hilfreich bei der Implementierung ist die Verifizierung dieser Vorteile durch beobachtbare Ergebnisse oder die Erprobung im Rahmen eines Pilotprojekts (Harvey & Kitson, 2015c; Harvey & Kitson, 2016).

Die jeweilige Zusammenfassung und Auswahl der Themengebiete und Aufgaben der Facilitator*innen erfolgt auf der Basis von Harvey & Kitson, 2015b, 2015c sowie Ritchie et al., 2022.

Innovation

Worüber sich Facilitator*innen einen Überblick verschaffen sollten:
- Zugrunde liegende Wissensquelle der Innovation
- Forschungsbefunde, Leitlinienempfehlungen
- (Persönliche) klinische Erfahrung, z. B. durch Praktika, Hospitationen, Erfahrungswissen
- Patient*innenbedürfnisse, -präferenzen, -erfahrungen
- Informationen aus der lokalen Praxis, die die Ergebnisse der Innovation zeigen (z. B. Auditdaten, Evaluation von Pilotprojekten)
- Klarheit oder Grad des Verständnisses dessen, was implementiert werden soll
- Komplexität
- Grad der Übereinstimmung (Kompatibilität) zwischen der Innovation und den kontextuellen Normen und Werten und der aktuellen Praxis
- Grad der Neuartigkeit
- Benutzerfreundlichkeit
- Relativer (wahrgenommener oder objektiver) Vorteil
- Erprobbarkeit
- Erkennbare Ergebnisse

Mögliche Aufgaben der Facilitator*innen:
- Problemerkennung und -lösung: Unterstützung der Akteur*innen bei der Identifizierung; Bewusstmachung oder Klärung von Implementierungsanforderungen, Implementierungsproblemen und Barrieren; Erarbeitung potenzieller Lösungen; Auswahl von Implementierungsstrategien
- Sammeln und Beurteilen von Evidenz
- Ausgangslage des Kontextes beurteilen
- Beurteilung von Wissensgrenzen zwischen den Berufs- und Interessengruppen
- Übersicht schaffen über die verschiedenen Interessengruppen (z. B. Berufsgruppen), die Einfluss auf das Projekt nehmen

Empfänger*innen

Empfänger*innen (»Recipients«) sind Personen, »die von der Implementierung betroffen sind und diese sowohl auf der individuellen als auch auf der kollektiven Teamebene beeinflussen« (Harvey & Kitson, 2016, S. 4). Dazu zählen beispielsweise Praxisakteur*innen, Manager*innen und Nutzer*innen. Empfänger*innen haben einen bedeutenden Einfluss in Bezug auf die Annahme einer Intervention genauso wie auf den Widerstand dagegen. (Kollektive) Ansichten, Überzeugungen und Traditionen sind hier gewichtige beeinflussende Faktoren. Ein wichtiger Teil der Facilitatoren-Rolle ist das Identifizieren potenzieller und tatsächlicher Grenzen sowie deren Einflussnahme auf die Implementierungspraxis (Harvey & Kitson, 2016). Auf individueller Ebene wie auch auf Teamebene wird zwischen der *Motivation* (dem »Wollen«) und den *Fähigkeiten* (dem »Können«) unterschieden (Weiner, 2009). Die Motivation zur Veränderung ist auf beiden Ebenen von der Überzeugung abhängig, dass die Veränderung notwendig, lohnend und umsetzbar ist. Während auf individueller Ebene Werte und Überzeugungen der Einzelnen die Motivation beeinflussen, ist auf kollektiver Teamebene eine gemeinsame Position von hoher Relevanz. Die gilt besonders bei Beteiligung verschiedener Berufsgruppen. Die Identifikation lokaler Meinungsführer*innen oder Schlüsselpersonen, die eine geplante Veränderung unterstützen oder behindern können, ist auf beiden Ebenen bedeutsam. Autorität und Kompetenzen der Schlüsselpersonen sind auch bei der Frage nach den für die Veränderung erforderlichen Fähigkeiten der einzelnen Akteur*innen und der Teams wesentlich. Auf subjektiver Ebene ist ein Verständnis für die Veränderung ebenso notwendig wie die Überprüfung, ob der aktuelle Kenntnisstand und die Fähigkeiten für das Implementierungsvorhaben ausreichen. Das ist auch auf Teamebene zu beachten, wobei die interprofessionelle Zusammenarbeit, das *Teamwork* innerhalb der Berufsgruppe und die Kooperation zwischen den Hierarchieebenen zusätzliche Komponenten bilden. Die Teamebene umfasst auch zeitliche und finanzielle Ressourcen, die den Implementierungsprozess fördern oder behindern können (Harvey & Kitson, 2015c).

Empfänger*innen (Individuen und Teams)

Worüber sich Facilitator*innen einen Überblick verschaffen sollten:

- Persönliche Eigenschaften, z. B. Zuverlässigkeit, Werte, Lernstil
- Motivation zur Veränderung (»Wollen«)
- Fähigkeiten zur Veränderung (»Können«)
- Zeit, Ressourcen und Unterstützung
- Zusammenarbeit und Teamwork: interprofessionelle Zusammenarbeit, Kommunikation innerhalb und zwischen Teams, Führungspersonen, Management, Akteur*innen
- Auswirkung von (formellen und informellen) Netzwerken auf die Motivation und Fähigkeit der Empfänger*innen, die Innovation anzunehmen oder anzuwenden
- Macht, Autorität und Autonomie der Empfänger*innen, eigene Handlungen und/oder die Handlungen anderer zu steuern oder zu beeinflussen

- (Wissens)-Grenzen zwischen den Empfänger*innen (z. B. zwischen Berufsgruppen, Teams, Rollen), die die Implementierung beeinflussen (könnten)
- Allgemeine Haltung der Empfänger*innen gegenüber der Innovation (z. B. persönliche Einstellung, wird die Innovation als hilfreich erlebt, wird diese gerne genutzt)

Mögliche Aufgaben der Facilitator*innen:
- Übersicht über die Zielgruppen (Teams, Berufsgruppen, Akteur*innen) verschaffen, die von der Implementierung involviert/betroffen sein werden
- Zielsetzung(en) des Implementierungsvorhabens klären
- Aufklärung und Information der Beteiligten
- Konsensbildung: Konsenstechniken anwenden, um das Maß an Übereinstimmung zu überprüfen und zu entwickeln
- Teambildung zur Verbesserung der Zusammenarbeit
- Konfliktmanagement und -lösung
- Zusammenarbeit mit den Teams, um die aktuelle Praxis in Augenschein zu nehmen, eine Übersicht der Abläufe und Prozesse zu erstellen und Probleme zu klären
- Vorläufige Beurteilung des Kontextes:
  - Erfassen und Beurteilung von (Wissens)-Grenzen zwischen den Empfänger*innen, z. B. zwischen Berufsgruppen, Teams und Rollen (s. Kap. 2.3.2),
  - Erfassen von Barrieren und Förderfaktoren
  - Festlegen der Messkriterien, die zum Monitoring und zur Bewertung des Fortschritts dienen können
  - Daten sammeln und Akteur*innen Feedback geben
  - Zusammenführen und Bewerten von Evidenz, die als Information dient
  - Methoden des Projektmanagements und des Change Managements anwenden, um den Implementierungsprozess zu planen und zu strukturieren und um Ressourcen zu managen
  - Netzwerken

Kontext

Der Kontext wird unterschieden in Mikro-, Meso- und Makroebene: den inneren Kontext mit der lokalen und organisatorischen Ebene sowie den äußeren Kontext (Gesundheitssystem). Die Einflussfaktoren aller Kontexte können eine Implementierung fördern oder behindern.

Innerer Kontext (Mikroebene): Lokale Ebene

Die lokale Ebene ist das unmittelbare Tätigkeitsumfeld der Empfänger*innen: die Station, Praxis, Versorgungseinheit (Units) oder Abteilung, in welche die Innovation implementiert werden soll. In einem organisationsweiten Implementierungsprojekt können auch mehrere Stationen, Units oder Abteilungen involviert sein. Wichtig ist zu bedenken, dass die spezifischen »Kulturen« der lokalen Ebene die Prozesse und Ergebnisse der Implementierung unterschiedlich beeinflussen können.
Eine Kultur wird dann als unterstützend betrachtet, wenn eine humanistische Haltung in Führung und Management vorherrscht. Dazu gehört, dass sich Mitarbeiter*innen und Nutzer*innen wertgeschätzt fühlen, Mitarbeiter*innen aktiv an der Entscheidungsfindung beteiligt sind, Innovation gefördert wird, es kontinuierliche Reflexion, Lernen und Evaluation gibt und unterstützende Strukturen und Prozesse vorhanden sind, um die Veränderungen in der Praxis zu verankern. Führungspersonen spielen eine bedeutende Rolle bei der Schaffung einer veränderungsförderlichen und demokratischen Kultur. Auch informellen Führungspersonen (Meinungsführer*innen) kommt eine entscheidende Rolle zu, weil sie die geplanten Innovationen entweder fördern oder blockieren können (Harvey & Kitson, 2015c).

Innerer Kontext – Lokale Ebene

Worüber sich Facilitator*innen einen Überblick verschaffen sollten:

- Unterstützung formeller und informeller Führungspersonen bei der Implementierung der Innovation (Führungsstil, Vorbildfunktion, Planung und Organisation, Kommunikation, Ermutigung und Befähigung, konkrete Unterstützung in Form von Zeit, Raum, Ressourcen, Schulungen)
- Kultur und Klima des Umfeldes (vorherrschende Normen, Werte, Überzeugungen, Bedeutungen, Philosophien, Befähigung der Mitarbeiter*innen, Arbeitszufriedenheit, Burn-out)
- Historie von Innovation und Wandel
- Netzwerke und Beziehungen (formelle und informelle), die die Implementierung beeinflussen können
- Strukturen (z. B. multiprofessionelle Teams, Autoritätshierarchien) und Systeme (organisatorische Routinen und Prozesse wie Teambesprechungen und Arbeitsabläufe)
- Evaluierungs-, Monitorings- und Feedbackprozesse (z. B. Audits)
- Anreize und Belohnungen (positive Anreize wie z. B. Teamevents, Stationsessen, spezielle Fortbildungen, Anerkennung, finanzielle Anreize, versus negative Anreize wie z. B. gesetzliche Vorschriften, Versetzung)

Mögliche Aufgaben der Facilitator*innen:
- Beurteilung des lokalen Kontexts (z. B. systematische Beobachtung in der Praxis, Befragung von Mitarbeiter*innen, Nutzer*innen)
- Aufbau von Beziehungen, Teams und Netzwerken zur Unterstützung der Implementierung: aktive Einbindung/Befähigung von Empfänger*innen; Vernetzung und Austausch mit externen Expert*innen und weiteren Praxisakteur*innen identischer oder vergleichbarer Projekte innerhalb und außerhalb der Einrichtung; Zusammenarbeit mit Führungspersonen, um Widerstände und Skepsis bezüglich der Implementierung zu überwinden
- Planung und Vorbereitung der Implementierung: Unterstützung der Akteur*innen bei der Entwicklung einer gemeinsamen Vision für Veränderung, bei der Konsensbildung, bei der Festlegung von Zielen und Prioritäten, bei der Entwicklung von Durchführungsplänen, bei der Anpassung der Innovation an den lokalen Kontext (an Strukturen, Mitarbeiter*innen, Kultur)
- Unterstützung bei der Ermittlung, Definition und Besetzung von Rollen: Beschreibung/Klärung von Rollen und Verantwortlichkeiten, Hilfe bei der Personalauswahl (z. B. Verfassen von Stellenbeschreibungen)
- Administrative und technische Unterstützung: Organisation von Projekttreffen und Sitzungen, Besuche vor Ort, Anfertigung von Protokollen, Bereitstellung von Bildungs- und Marketingmaterialien, Organisation von Schulungen, Unterstützung bei Softwarefragen, Überprüfung, Bewertung und Zusammenfassung von Innovationsnachweisen
- Einsatz zwischenmenschlicher Fähigkeiten zur Schaffung eines förderlichen Umfelds: Vertrauen schaffen durch allgemeine Hilfsbereitschaft, Verfügbarkeit, regelmäßige Kommunikation, Enthusiasmus, Ermutigung, Einfühlungsvermögen, Anerkennung von Ideen und Bemühungen, Feiern von Leistungen und Erfolgen, Teilen persönlicher Erfahrungen und Einsichten, Humor
- Erlangung/Verbreitung von Wissen über die Innovation: Beschaffung von Informationen, die für die Implementierung der Innovation erforderlich sind: z. B. für Fortbildungsangebote (Schulungen, Webinare, Lektüre, Beratung durch externe Expert*innen)

Innerer Kontext (Mesoebene): Organisatorische Ebene

Die organisatorische Ebene fokussiert die Organisation, in der die Station oder Abteilung eingebettet ist (Mesoebene). Hier sollte Beachtung finden, in welchem Ausmaß das Implementierungsvorhaben mit den Prioritäten der Organisation übereinstimmt. Wo dies der Fall ist, wird auch die Unterstützung seitens der Organisation für das

Projekt größer sein, vor allem, was die Bereitstellung notwendiger Ressourcen (z. B. Zeit, Personal und finanzielle Mittel) betrifft. Die Art und Weise, wie die Organisation strukturiert ist und gemanagt wird, wird Einfluss darauf haben, wie viel Autonomie die Teams auf lokaler Ebene haben, um z. B. Entscheidungen bezüglich der Veränderung von Routinen und Prozessen zu treffen. In einer eher hierarchisch geführten Organisation haben Individuen und Teams vielleicht weniger Möglichkeiten, neue Ideen einzuführen, ohne einen formellen Genehmigungsprozess zu durchlaufen, was dazu führen kann, dass ein Implementierungsprozess langsamer und komplexer wird. Wie die Organisation in der Vergangenheit auf Veränderung reagierte und diese gemanagt hat, ist ein guter Indikator für die allgemeine Kultur und Aufgeschlossenheit gegenüber Innovation und neuen Ideen. Organisationen, die eher darauf bedacht sind, wie sie Wissen nutzen, um kontinuierlich zu reflektieren und zu lernen, haben wahrscheinlich eine größere Aufnahmefähigkeit und bieten eine aufgeschlossene und förderliche Umgebung für Implementierungsvorhaben (Harvey & Kitson, 2015c).

Innerer Kontext – Organisatorische Ebene

Worüber sich die Facilitator*innen einen Überblick verschaffen sollten:

- Unterstützung durch Führungspersonen und höheres Management (Führungsstil, Vorbildfunktion, Planung und Organisation, Kommunikation, Ermutigung und Befähigung, konkrete Unterstützung in Form von Zeit, Raum, Ressourcen, Schulungen)
- Organisatorische Prioritäten
- Organisationskultur
- Historie der Innovationen und Veränderungen
- Strukturen und Systeme
- Absorptionsfähigkeit (Art und Weise, wie die Organisation neues Wissen [Konzepte, Leitlinien] identifiziert, erwirbt, anpasst und anwendet)

Mögliche Aufgaben der Facilitator*innen:

- Engagement der Zielgruppen (Empfänger*innen) fördern
- Kommunikation und Feedback
- Marketing und Präsentation (Förderung/Bekanntmachung der Innovation und ihrer angestrebten Ergebnisse, z. B. Vorstellung der Innovation und deren Implementierung im Rahmen von Konferenzen, Abteilungs- oder Klinikbesprechungen)
- Netzwerken (Verbindung schaffen zwischen den beteiligten Teams, Berufsgruppen und Akteur*innen)
- Verhandeln und Einflussnahme: direkte Intervention bzw. Verbindung mit Management und Geschäftsleitung
- Richtlinien und Verfahren

Äußerer Kontext (Makroebene): Gesundheitssystem

Obwohl eine direkte Einwirkung auf das Gesundheitssystem bzw. gesetzliche Regularien in der Regel nicht möglich ist, ist es wichtig einzuschätzen, welche politischen, wirtschaftlichen, sozialen oder kulturellen Rahmenbedingungen die Meso- und Mikroebene umgeben und den Implementierungsprozess beeinflussen könnten. Förderfaktoren könnten gezielt eingesetzt werden – im Sinne eines größeren »Hebels« für das Implementierungsprojekt. So schaffen beispielsweise Vorgaben des Gesundheitswesens den Antrieb zur Implementierung von Innovationen. Auch Überlegungen zum Umgang mit Barrieren sind hilfreich. Sind finanzielle Anreize zur Förderung von Motivation nicht möglich, könnten andere Unterstützungsmöglichkeiten angedacht werden. Auch die Implementierung von Innovation im Rahmen klinischer Leitlinien kann als eine Möglichkeit zur Erfüllung regulatorischer Anforderungen aufgefasst werden (Harvey & Kitson, 2015c; Harvey & Kitson, 2016).

Äußerer Kontext – Gesundheitssystem

Worüber sich Facilitator*innen einen Überblick verschaffen sollten:

- Politische Faktoren und Dynamiken; regulatorische Rahmenbedingungen, die die Implementierung beeinflussen können
- Anreize und Belohnungen, die die Implementierung von Innovationen fördern oder hemmen
- (In)Stabilität des Umfelds
- Interorganisatorische Netzwerke und Beziehungen
- Umgang mit Innovation und Wandel in der Organisation

Mögliche Aufgaben der Facilitator*innen:

- Politisches Bewusstsein und Einfluss (z. B. aktive Mitgliedschaft in Berufsverbänden)
- Kommunikation
- Marketing, Verbreitung und Präsentation (Förderung und Bekanntmachung der Innovation und ihrer angestrebten Ergebnisse, Vorstellung der Innovation und deren Implementierung im Rahmen von regionalen/nationalen Tagungen, Kongressen, Symposien)
- Netzwerken (Verbindung und Austausch mit externen Organisationen und Institutionen)
- Nachhaltigkeit

Der i-PARIHS-Rahmen wurde entwickelt, um die Nutzung von Innovationen in der Praxis zu erleichtern (Laycock et al., 2018), zu erklären und vorherzusagen, warum eine Implementierung von Innovationen in die Praxis erfolgreich ist oder nicht (Harvey & Kitson, 2016). Auf der Grundlage von Forschungsarbeiten zu Grenzen und Verbesserungsmöglichkeiten des Rahmens wurden umfangreiche Anpassungen vorgenommen, um die Komplexität von Implementierungsvorhaben differenzierter abbilden zu können. Dies führte neben der Anpassung auch zum Hinzufügen neuer Konstrukte (Wiechert & Büscher, 2021). Der i-PARIHS-Rahmen hat im Vergleich zum PARIHS-Rahmen mehr theoretische Fundierung. Die Facilitatoren-Rolle und der Facilitations-Prozess gewinnen wesentlich an Bedeutung.
Das Fehlen von standardisierten Definitionen der einzelnen Merkmale der Konstrukte Innovation, Empfänger*innen, Kontext und Facilitation (Harvey & Kitson, 2016) schränkt die Möglichkeit ein, die Inhalte der Konstrukte nachzuvollziehen und damit Einflussfaktoren auf Implementierungsprozesse gezielt zu analysieren. Wir weisen daher weiterführend auf das Codebook in der Veröffentlichung von Ritchie et al. (2022) »Development of a qualitative data analysis codebook informed by the i-PARIHS framework« hin. Das Codebuch enthält hilfreiche Untercodes und Definitionen für die Merkmale der i-PARIHS-Konstrukte.

Mithilfe der Reflexionsfragen des fünften Downloadmaterials zu den einzelnen Merkmalen (Ritchie et al., 2022) der drei Elemente Innovation, Empfänger*innen und Kontext können Facilitator*innen Barrieren und Förderfaktoren analysieren, um im nächsten Schritt gezielt ein Barrieremanagement (s. S. 109 ff.) zu planen. Um einen guten Überblick über die zielgerichtete Auswahl der jeweiligen Implementierungsstrategie zur entsprechenden Barriere zu behalten, kann das sechste Downloadmaterial hilfreich sein.

10 Erfolgsfaktoren und Schlüsselstrategien

Dieses Kapitel widmet sich übergeordneten Erfolgsfaktoren und Strategien. Die Zusammenstellung beruht auf den in den Kapiteln »Begriffe und Konzepte« ab Seite 18 und »Theorien und Modelle« ab Seite 34 beschriebenen theoretischen Grundlagen, weiterer Grundlagenliteratur, Forschungsbefunden sowie der langjährigen Erfahrung der Autorinnen. Die vorgestellten zehn Vorgehensweisen haben Bedeutung für den Implementierungserfolg, daher werden sie konkret und praxisnah beschrieben. Wir möchten dabei betonen, dass kluges Handeln auch *vor dem Beginn und nach Abschluss der Implementierungsphase* maßgeblich ist: Falsche Entscheidungen dazu, was wann wie implementiert werden soll sowie fehlendes Engagement zur Nachhaltigkeit sind nach Einschätzung der Autorinnen die folgenschwersten und vermutlich auch die häufigsten Fehler in Implementierungsprozessen.

ABBILDUNG 8: Erfolgsfaktoren und Schlüsselstrategien für die Implementierung

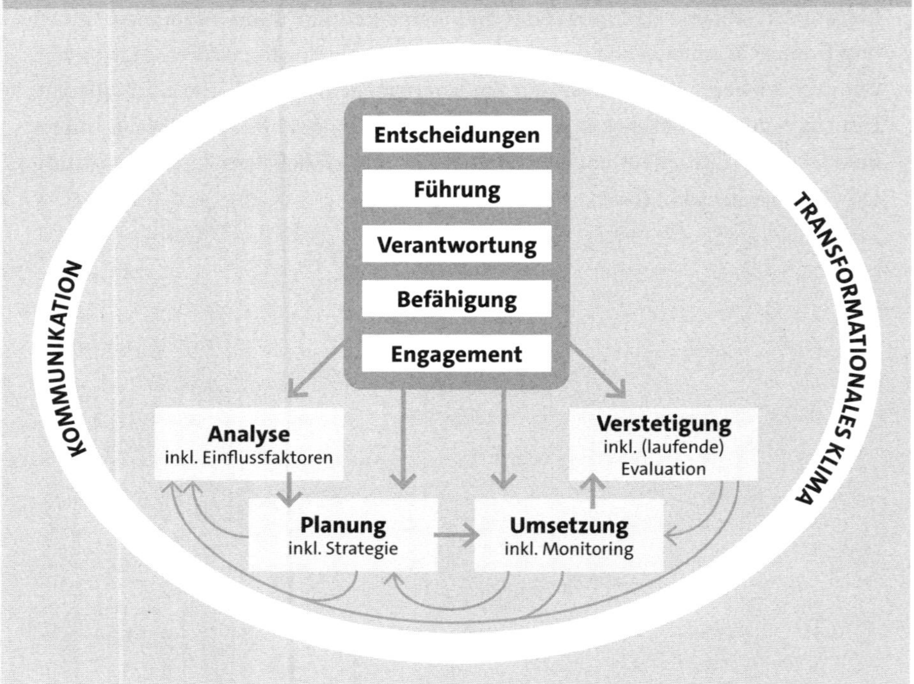

Stimmige Entscheidungen

Implementierung dient keinem Selbstzweck. Der Aufwand der Implementierung muss durch eine Verbesserung der Hilfen für die Nutzenden gerechtfertigt sein, oder zumindest durch optimiertere Abläufe und mehr Effizienz in der Versorgung. Es reicht nicht aus, dass ein Thema prestigeträchtig scheint oder allgemein empfohlen wird. Noch weniger sollte ein persönlicher Nutzen einzelner Akteur*innen einen Implementierungsprozess veranlassen. Zur möglichen Verbesserung der Versorgung entstehen weltweit Tag für Tag neue Erkenntnisse, deren Umsetzung in die Praxis wünschenswert wäre. Die Implementierung von Leitlinienempfehlungen kann ein sehr effizienter Weg sein, um die Evidenz-Praxis-Lücke zu schließen (Burgers et al., 2020). Praktiker*innen aller Berufsgruppen sollten nicht nur zu den Inhalten und Updates der für ihr Handlungsfeld relevanten Leitlinien informiert sein und ihr Handeln danach ausrichten. Entscheider*innen in Gesundheitseinrichtungen müssen die Implementierung von Leitlinienempfehlungen unterstützen.
Aber auch die Tatsache, dass zu einem bestimmten Verfahren gute Evidenz, hohe Plausibilität und Leitlinien-/Expertenempfehlungen vorliegen, ist noch kein ausreichender Anlass für eine systematische Implementierung. Vielmehr muss deutlich sein, dass die Einführung genau *dieses* Verfahrens in der eigenen Einrichtung und für das eigene Handeln und für die zu versorgende Klientel einen Vorteil hat (Bucknall & Rycroft-Malone, 2010; Grol & Wensing, 2020a). Für ein evidenzgesichertes Verfahren müssen die Replizierbarkeit, die externe Validität bezüglich der eigenen Klientel, die Passung zur eigenen Einrichtung und zum Handlungsrahmen der Mitarbeiter*innen sowie ein deutlicher Vorteil gegenüber der bisherigen Praxis gegeben sein (Lau et al. 2016; Meyer et al., 2015). Möglichst alle Betroffenen (Nutzer*innen, Anwender*innen, mitbetroffene Dritte, Leitungspersonen) sollten von den Vorteilen des neuen Verfahrens überzeugt sein. Nur dann ist Adhärenz und Engagement für die Umsetzung zu erwarten. Auch wenn es beispielsweise vielerorts sinnvoll ist, die Akutstation offen zu führen, die zehn Safewards-Interventionen zu realisieren, Bezugspersonensysteme umzusetzen oder Ähnliches, so muss das nicht zwingend auf der eigenen Station oder in der eigenen Einrichtung zu einer Verbesserung führen. Wenn gleich mehrere Themen und Innovationen implementiert werden sollen, müssen kluge Prioritäten gesetzt werden.
Gute Entscheidungen bezüglich der Auswahl der Innovation sowie der grundlegenden Strategien erfordern folgende Erwägungen:

- Übereinstimmung mit Visionen und erkennbarer Nutzen
- Gute Analysen im Vorfeld und zu Beginn
- Anpassung der Strategien und der Innovation

- Partizipatives Vorgehen, wo immer möglich
- Bereitschaft, Entscheidungen zu korrigieren

Übereinstimmung mit Visionen und erkennbarer Nutzen

Ein Team muss die Hintergründe oder Motive für eine Veränderung kennen und spüren, dass mit der Veränderung oder Innovation wichtige Ziele realisiert werden können (Sauter et al., 2024; Jaeger et al., im Druck). Ein Einklang mit den Visionen und Werten des Teams oder dem Leitbild der Einrichtung ist genauso wichtig wie die Erwartung eines Vorteils gegenüber der bisherigen Praxis.

Teamziele und Teamvisionen als Ausgangspunkt

In einer Klausursitzung kann das Team in einem ersten Schritt gemeinsam eine Vision zu einem bestimmten wichtigen Versorgungsaspekt entwickeln (z. B. zur Vermeidung von Zwang, zu recoveryorientiertem Handeln, zum Thema Vertrauen in der Behandlung oder zur Hilfeplanung).

Die moderierende Person achtet darauf, dass nur im Team weitgehend konsentierte Ziele festgehalten und dann konkretisiert (überprüfbar gemacht) sowie priorisiert werden.

Erst im zweiten Schritt wird gemeinsam geprüft, welche Leitlinienempfehlungen oder Veränderungen diese Ziele gut adressieren *und* welche dem Team umsetzbar erscheinen. Beispielsweise ist einem Team die möglichst gelingende Zusammenarbeit mit dem Patienten oder der Patientin nach einer Zwangsmaßnahme sehr wichtig. Da kann (zunächst) die Einführung von strukturierten und leitfadengestützten Nachbesprechungen mit den Betroffenen (Mahler et al., 2022) sinnvoller sein als die Umsetzung von Safewards (Löhr et al., 2023), obschon beide Interventionen auf die Reduzierung von Zwang und die Zusammenarbeit mit den Patient*innen fokussieren. Anderes Beispiel: Es werden mehr personelle Konstanz und klarere Verantwortlichkeiten in der Behandlung der Patient*innen angestrebt. Vielleicht ist es organisatorisch machbarer, intern kleine multiprofessionelle Behandlungsteams für Patient*innengruppen zu bilden als etwa Bezugspflege oder Primary Nursing umzusetzen.

Im Verlauf der Implementierung sind die gemeinsam im Team konsentierten Ziele dann ein wesentliches Kriterium für das Monitoring. Sollte sich zeigen, dass die Neuerung bzw. das Implementierungsthema nicht dazu beiträgt, die avisierten Ziele zu erreichen, dann findet eine sorgsame Analyse und möglicherweise eine Korrektur der Entscheidungen statt. Teams und Anwender*innen sind sehr motiviert, wenn sie spüren, dass die von ihnen benannten Ziele erreicht werden. Daher sollten die Zielsetzungen eindeutig definiert sein und die Kriterien für das Monitoring und die Evaluation mitüberlegt werden.

Neben der Passung zu übergeordneten Zielen gibt es weitere Kriterien für die Auswahl der Innovation. So können im Vordergrund stehende ökonomische Gesichtspunkte, die Umsetzung einer gesetzlichen Vorgabe, eine für die Klientel relevante Leitlinie oder ein neuer Expertenstandard zur Implementierungsentscheidung führen, die dann in der Regel »top-down« vorgegeben wird.

Häufig ist der Anlass ein konkretes Problem, ein nicht gut gelöster Hilfebedarf oder ein nicht optimal beeinflusster Krankheitsprozess der Nutzer*innen. Oft initiieren Praktiker*innen »bottom up« eine Recherche und treffen daraufhin eine Entscheidung für eine Innovation. In jedem Fall ist es sinnvoll, dass die Beteiligten ein gemeinsames Problembewusstsein entwickeln und das Problem- und Entwicklungsfeld beschreiben (Wandersman, 2014; Fixsen et al., 2011). Es empfiehlt sich, die Ausgangssituation im Rahmen einer *Bedarfsanalyse* möglichst detailliert zu erfassen (Fernandez et al., 2019) und die Zielsetzung als angestrebten Idealzustand zu beschreiben. In diesem Zusammenhang ist es wichtig, die bestehenden Ressourcen (s. S. 107 ff.) und Möglichkeiten zu berücksichtigen. Erst dann lassen sich *realistische* Zielsetzungen definieren, die auch wirklich erreicht werden können (Albers, 2014).

Die Feststellung und Beschreibung eines Problems und die Klärung der angestrebten Ziele sind also ein erster zentraler Schritt. Darauf aufbauend sollte in der »Abgleichungsphase« (*Matching*) für den identifizierten Bedarf eine passende Innovation ausgewählt werden (Rogers, 2003; Boggatz, 2022b). Eine Reihe von Reflexionsfragen kann nützlich sein.

Reflexionsfragen zur Identifizierung des Problems und zur Auswahl der Innovation (angelehnt an Fernandez et al., 2019; Harvey & Kitson, 2015c; Wandersman, 2014)

- Welche Ziele sollen im Hilfeprozess durch die Innovation erreicht werden? Warum wird angenommen, dass die interessierende, angedachte bzw. ausgewählte Innovation die passende Lösung für ein bestehendes Problem ist? Welche Entscheidungskriterien lagen der Auswahl der Innovation zugrunde?
- Welche zugrunde liegenden Bedarfe und Bedingungen (Ressourcen) der Einrichtung, Abteilung oder Station müssen festgestellt und berücksichtigt werden?
- Welchen Vorteil bringt die Innovation im Vergleich zur bisherigen Praxis?

Gute Analysen im Vorfeld und zu Beginn

Wenn geklärt ist, dass die Innovation Vorteile bringt, muss geprüft werden, ob der Nutzen auch den Aufwand der Implementierung rechtfertigt. Der Aufwand hängt von den Einflussfaktoren und den gewählten Strategien ab, auch muss gegebenenfalls das Risiko eines Scheiterns miteinkalkuliert werden. Die Erfassung der Ausgangssituation, einschließlich der Einflussfaktoren hat nicht nur für die Planung der Implementierung, sondern bereits für die Entscheidungsfindung Bedeutung (s. S. 107 ff.).

Reflexionsfragen zur Auswahl der Innovation (angelehnt an Fernandez et al., 2019; Harvey & Kitson, 2015c; Wandersman, 2014)

- Sind möglicherweise Risiken für die Patient*innenversorgung und -sicherheit mit der Einführung des neuen Verfahrens verbunden?
- Wie glaubwürdig ist die Innovation, auf welchen Studien oder Expertenempfehlungen beruht sie? Wie aktuell ist sie? Wurde die Übertragbarkeit auf das eigene Setting gut geprüft?
- Gibt es eine alternative Innovation, die eine höhere Evidenz hat, kostengünstiger ist oder aus anderen Gründen besser zur Institution, zur Abteilung bzw. zum Team passt? Auf welcher Grundlage wird die Entscheidung für Innovation x und gegen Innovation y getroffen?
- Ist der zu erwartende Nutzen höher als der Aufwand?

Anpassung der Strategien und der Innovation

Das Tailoring, also das Anpassen der Implementierungsstrategien an die zuvor systematisch identifizierten Einflussfaktoren (s. S. 25f.), kann lohnend sein (Vis et al., 2023). Übersehen wird dabei oft, dass auch die Innovation an sich, das zu implementierende Thema, bei Bedarf angepasst werden sollte. Im CFIR 2.0 wird betont, dass neben den unveränderlichen Kernkomponenten einer Innovation in der Regel ebenfalls veränderliche, anpassbare Aspekte vorhanden sind, die auf das lokale Setting zugeschnitten werden können (s. S. 53 ff.) (Damschroder et al., 2022a; Grol & Wensing, 2020; Logan & Graham, 2010). Auch i-PARIHS betont, dass externe Evidenz zu den lokalen Gegebenheiten und Praktiken kompatibel gemacht werden muss (s. S. 78f.) (Harvey & Kitson, 2016). Die Passung zwischen Intervention und Kontext scheint der entscheidende Faktor für eine erfolgreiche Implementierung zu sein (Lau et al., 2016).

So hilfreich die Anpassung der Innovation sein kann, sie birgt immer auch das Risiko des Qualitätsverlustes. Daher ist sorgsam zu prüfen, was »Kernkomponenten« der Innovation sind. Und entsprechend sind Abwägungen erforderlich.

Partizipatives Vorgehen, wo immer möglich

Ob bei Projekten, in der Forschung, im Qualitätsmanagement oder in der Praxisentwicklung: Maßnahmen sind zielgenauer, wirksamer und akzeptierter, wenn alle Beteiligten bei der Problemdefinition, der Planung und der Evaluation von Projekten einbezogen sind (Wright, 2010; Stock et al., 2021). Denn passgenaue Entscheidungen erfordern das konkrete »lokale Wissen« der involvierten Personen. Das partizipative Vorgehen bedeutet auch, dass Implementierungsprozesse nie vollständig standardisierbar sind. Auch Tailored Implementation (s. S. 25f.) beruht auf partizipativen Strategien.
Partizipatives Vorgehen ist manchmal nur in Teilen möglich. Beispielsweise können Implementierungen durch Vorgaben wie Gesetzesänderungen erforderlich sein. Doch auch in solchen Fällen können alle von der Implementierung betroffenen Praxisakteur*innen frühzeitig mit in die Planungen einbezogen werden. Außerdem sind fortlaufend gute Information und hohe Transparenz zu den Zielen und den Prozessen der Implementierung möglich und wichtig. Strategien für Partizipation sind oft Workshops oder Befragungen. Daher ist Partizipation immer mit Aufwand verbunden, der sich jedoch in aller Regel im Verlauf auszahlt.

Bereitschaft, Entscheidungen zu korrigieren

Auch gut abgewogene Entscheidungen können sich als falsch herausstellen. Prozesse können anders verlaufen oder die Innovation anders wirken als erwartet. Unvorhersehbare Ereignisse können vieles verändern. Wenn alle Beteiligten darauf vertrauen können, dass Entscheider*innen den Mut haben, mögliche Fehlentscheidungen zu korrigieren, dann werden sie sich auf den Implementierungsprozess sorgenfreier einlassen können.

Der Implementierungserfolg beginnt mit der richtigen Wahl der Innovation. Schon bei diesem Schritt müssen grundlegende Vorgehensweisen wie hohe Partizipation, transparente Kommunikation, gute Analysen und eine Flexibilität in unerwarteten Situationen sichtbar werden.

Führung und transformationales Klima

Für die erfolgreiche Implementierung spielen der organisationale Kontext wie auch die Einbindung von Leitungs- und Schlüsselpersonen eine wichtige Rolle (Stetler et al., 2008; Vollmar et al., 2017). Als geeignete Führungsstrategien, um Veränderung, Innovation und Entwicklung zu fördern sowie Selbstwachstum bei den Mitarbeiter*innen zu initiieren, gelten transformationale bzw. Leadership-Ansätze.

Leadership-Fähigkeiten

Leadership wird definiert *als »die Fähigkeit, Visionen Wirklichkeit werden zu lassen«* (Kitson, 2001 in Rycroft-Malone, 2009, S. 116). Der Führungsstil des Leadership konzentriert sich auf Menschen und Beziehungen statt auf Arbeitsprozesse. Die transformationale, resonante und unterstützende Zusammenarbeit verbessert die Effizienz in Organisationen und das Engagement der Mitarbeiter*innen (Cummings et al., 2010).
Eine visionäre Führungsperson mit Leadership-Fähigkeiten ist in der Lage, eine fördernde Umgebung zu schaffen, effektive Teams zu bilden, aufzuzeigen, was andere nicht sehen können, sich mit aktuellen Herausforderungen zu beschäftigen, eine Veränderung der Werte, Überzeugungen, Bedürfnisse und Fähigkeiten der Mitarbeiter*innen zu bewirken und das Team in eine durch die Veränderung oft unbekannte Zukunft zu führen (Kouzes & Posner, 2003; Eberhardt, 2017). Für die Etablierung einer erweiterten, nutzer*innenorientierten und auf aktueller Forschung basierenden Pflegepraxis gilt Leadership als wichtige Voraussetzung zur Förderung von Eigenverantwortung und Entstehung einer lernbereiten Kultur (Martin et al., 2012). Damit stellt sie ein wichtiges komplementäres Konzept für Praxisentwicklung dar (Barandun Schäfer et al., 2011; Frei et al., 2012). Als visionäre und kritische Denkweise zur Verbesserung der klinischen Praxis spielt Leadership nicht nur auf der Ebene der Führungspersonen, sondern für alle an der Praxisentwicklung beteiligten Pflegenden eine Rolle. Ausgeprägte Leadership-Kompetenzen sind beispielsweise auch Voraussetzung für die Übernahme von Facilitations-Rollen (Rycroft-Malone 2009; Davidson et al., 2006; Eberhardt, 2017).
Eine Unterstützung durch die Führungspersonen beinhaltet alle Aktivitäten, die die Implementierung neuer Praktiken unterstützen und die die Mitarbeiter*innen organisiert und fokussiert halten. Dazu gehören sowohl die Bereitstellung von Ressourcen und angemessenen Organisationsstrukturen als auch Prozesse zur Unterstützung der Auswahl von Mitarbeiter*innen und ein effektives Training (Müller-Isberner et al., 2017a). Mitarbeiter*innen schätzen es meist, wenn Führungspersonen in kritischen Situationen präsent sind, ihnen aber ansonsten Handlungsräume lassen.

»Die Organisationskultur als Rahmenbedingung für Implementierungsprozesse wird maßgeblich durch deren Führungsstil beeinflusst«.
Boggatz, 2022b, S. 48

Transformationale Führung

Bei der transformationalen Führung zielt das Führungsverhalten auf die Sinnvermittlung einer Tätigkeit ab – mit der Absicht, die Einstellung der Mitarbeiter*innen zu verändern bzw. zu transformieren. Transformational führen bedeutet, neue Prozesse oder Aufgaben so vorzustellen, dass diese mit den Werten und Interessen der Mitarbeiter*innen einhergehen, infolgedessen die Tätigkeit als sinnvoll angesehen wird und die mit der Arbeit verbundenen Aktivitäten als selbstkonkordant erlebt werden.

Transformationale Führung setzt an den Zielen, Werten, Einstellungen und Wünschen der Mitarbeiter*innen an und versucht, diese dauerhaft zu wandeln, d. h. sie gleichsam auf eine »höhere Stufe« zu transformieren (Nerdinger, 2019b).

Ziel ist eine höhere Motivation und Anstrengung der Mitarbeiter*innen, was zu einer schnelleren Umsetzung von Zielen und auch zu vermehrter Zufriedenheit führt (Nerdinger, 2019b).
Neben der Vermittlung von Sachinhalten ist die positive Haltung der Führungsperson gegenüber den neuen Inhalten oder Prozessen essenziell. Mit ihrer *Vorbildfunktion* üben Leitungspersonen großen Einfluss auf Mitarbeiter*innen aus. Das heißt, neben formellen Machtbefugnissen kommt der informellen Macht eine besonders hohe Bedeutung zu. Durch die Akzeptanz der Führungsperson können Mitarbeiter*innen Vertrauen aufbauen und sich leichter auf neue Herausforderungen einlassen. Entscheidungstransparenz, Vorhersehbarkeit und spürbare Verantwortungsübernahme sind die Grundlage für Nachvollziehbarkeit und Glaubwürdigkeit gegenüber dem Team. Zusammengefasst lässt sich das als Führungstransparenz benennen. Gemeinsam mit der Führungskonsequenz – diese beinhaltet spürbare Konsequenzen von Führung – sind wichtige Erfolgskriterien erfüllt (Krehbiel, 2009).

Führungspersonen haben eine Schlüsselrolle bei der Veränderung von Kulturen und somit auch für den Erfolg von Implementierungsvorhaben. Sie können einen Kontext schaffen, der für weitere Veränderungen geeignet ist. »Leadership ermöglicht klare Rollen, effiziente Teamarbeit und effiziente Organisationsstrukturen« (Rycroft-Malone, 2009, S. 116). Im Gegensatz zu Führungspersonen, die befehlen und kontrollieren, haben Vorgesetzte, die einen transformationalen

Leadership-Ansatz verfolgen, »die Fähigkeit, Kulturen zu verändern, um neue Kontexte zu schaffen, die stärker dazu anregen, Evidenz in die Praxis zu übertragen« (Schein, 2017; Schein, 1985 in Rycroft-Malone, 2009, S. 116).

Es gehört zu den Aufgaben von Führungspersonen bzw. Projektleitenden, Widerstände zu untersuchen und zu analysieren, denn das Ignorieren destruktiver Verhaltensweisen kann zu negativen Auswirkungen, wie beispielsweise dem Verlust von Motivation oder negativer Teamdynamik führen und schlimmstenfalls ein Implementierungsprojekt zum Scheitern bringen. Wenn einzelne Mitarbeiter*innen die Teilnahme an Lernprozessen verweigern, kann der Veränderungsprozess eines ganzen Teams verhindert werden. Um Widerstände zu untersuchen, ist es notwendig, dass Führungspersonen Mitarbeiter*innen fachlich einschätzen und beurteilen können. Ein Mitarbeitender mit unzureichender Fachkompetenz muss befürchten, dass dieser Mangel im Rahmen von Veränderungsprozessen transparent wird. In der Folge kann die Sorge vor Überforderung entstehen, was sich wiederum auf der Verhaltensebene durch Widerstände bemerkbar macht. Ziel ist es, die Ursachen des Widerstandes zu eruieren und gemeinsam mit dem Mitarbeitenden Wege zu finden, die es ihm ermöglichen, Veränderungsprozesse anzunehmen, Befürchtungen zu reduzieren und sowohl eine innere Kündigung als auch den Boykott eines Projektes zu vermeiden. Hier sind die Führungskompetenzen der Leitungspersonen gefordert, die individuell auf Mitarbeiter*innen eingehen und spezifischen Förderungsbedarf eruieren. Da viele Widerstandstendenzen auf Missverständnissen, Verunsicherungen oder mangelnden Informationen beruhen, müssen Befürchtungen reduziert werden durch die Möglichkeit zur Aussprache im Rahmen von Mitarbeitergesprächen, durch Informationsvermittlung, eine klare Kommunikation und Förderung in Form von Weiterbildungs- und Qualifizierungsmaßnahmen (Schütz-Pazzini, 2007).

Psychologische Sicherheit und Fehlerkultur

Das Klima, in dem erfolgreiche Teams arbeiten, ist für viele schwer in Worte zu fassen. *Psychologische Sicherheit* beschreibt die gemeinsame Überzeugung der Teammitglieder, dass es sicher ist, im Team ein Risiko einzugehen, dass es in Ordnung ist, seine Meinung zu sagen, und dass jede Stimme im Team zählt. Genau dieses Klima macht Teams erfolgreich und lässt die Vorteile von Teamarbeit erst nutzbar werden (Goller & Laufer, 2018).

Ständige Gefühle von Unsicherheit erschöpfen und verängstigen selbst risikofreudige Menschen. Ein gutes Gegenmittel, um Unsicherheiten zu reduzieren, ist das Schaffen von Vertrauen und zwischenmenschlicher Sicherheit. Psychologische Sicherheit beschreibt ein Arbeitsklima, in dem Mitarbeiter*innen in der Lage sind, nach bestem Wissen ihre Fähigkeiten einzubringen und Diskurse zu beginnen. Es ist ein Klima, in welchem sie davon ausgehen können, in ihrer gesamten Persönlichkeit respektiert zu werden. Das heißt, es herrscht eine Atmosphäre im Team, in dem alle Mitglieder sich darauf verlassen können, dass sie nicht bloßgestellt, zurückgewiesen oder bestraft werden aufgrund einer Meinungsäußerung. Die Überzeugung, sich aufeinander verlassen zu können, beruht auf gegenseitigem Respekt und Vertrauen (Goller & Laufer, 2018). Durch diese Überzeugung hat jedes Teammitglied ein Gefühl von Sicherheit bei alltäglichen Herausforderungen.

Mit einem Gefühl der Sicherheit im Rücken sind Mitarbeiter*innen offener für Veränderungen und bereit, neue Verhaltensweisen zu erlernen und Widerstände zu überwinden, wie es beispielsweise bei der Implementierung von Neuerungen notwendig ist.

Wesentliche Elemente von psychologischer Sicherheit (Goller & Laufer, 2018):

- Im Team offen die eigene Meinung äußern: Mut zur eigenen Stimme im Arbeitsalltag haben (»Having a voice«).
- Jeder spricht gleich viel: Dies muss nicht in jedem Projektreffen gleich verteilt sein, sich aber über einen gewissen Zeitraum ausgleichen. Am Ende des Projekttreffens sollte daher kurz überlegt werden: Haben alle ihren Beitrag geleistet?
- Fehler und Schwäche als Lernproblem ansehen: Fehler werden in der Regel als Ausführungsproblem angesehen. Ausführungsprobleme verführen oft genug dazu, nach Schuldigen statt nach Lösungen zu suchen. Es gilt, aus Fehlern oder einer Schwäche zu lernen, um nicht immer wieder an dieselben Grenzen zu stoßen.
- Talente und Fähigkeiten im Team werden geschätzt und eingesetzt: In einem Team verfügt jeder/jede über eigene Talente, Fähigkeiten oder Neigungen. So gelingt es, weg von einer defizitären hin zu einer stärkenorientierten Perspektive zu kommen.

Bei der psychologischen Sicherheit geht es also um viel mehr, als reine Nettigkeiten auszutauschen, sondern darum, offenes und ehrliches Feedback zu teilen, erlebte Spannungen und kritische Themen anzusprechen, zwischenmenschliche Risiken einzugehen, Fehler zuzugeben, um Hilfe zu bitten und voneinander zu lernen. Teammitglieder, die in ständiger Angst leben, Fehler zu machen, probieren nichts Neues aus. Wer häufig negatives Feedback für gemachte Fehler erhält, äußert seltener neue Ideen. Ein positiver, kreativer Umgang mit Fehlern könnte folgende Fragestellungen unterstützen (Goller & Laufer, 2018):

- Was können wir aus diesem Problem lernen?
- Wie bringt uns dieser Fehler weiter?

Führungspersonen beeinflussen maßgeblich das Klima innerhalb ihres Bereiches und prägen somit die psychologische Sicherheit im Team. Als eine der wichtigsten Aufgaben von Führungspersonen in Implementierungsprozessen ist die Beteiligung der Teammitglieder an Sitzungen und Projekttreffen. Kommunikative Situationen beeinflussen stark den Grad der psychologischen Sicherheit.
Wichtige Elemente der Führung für den systematischen Aufbau von psychologischer Sicherheit sind (Goller & Laufer, 2018, S. 32 ff.):

Vorbild sein: Eigene Fehler eingestehen können, ist der erste und wichtigste Schritt, um als Vorbild wirken zu können! Dazu gehört auch, klarzustellen, wo man eine falsche Entscheidung getroffen hat.

Arbeit als Lernaufgabe formulieren: Psychologische Sicherheit gewinnt an Bedeutung, sobald es darum geht, gemeinsame Herausforderungen zu bewältigen, besser zu werden und Neues zu denken. Hilfreich kann es sein, Herausforderungen nicht als Ausführungsproblem, sondern als Lernaufgabe zu verstehen (Edmondson, 2011). Förderlich sind Neugier und Respekt dem anderen gegenüber.

Andere zur Zusammenarbeit inspirieren: Eine grundsätzliche Fragestellung lautet, wie Führungspersonen mit der Zielsetzung eines effektiven Miteinanders die Zusammenarbeit in Teams fördern können – in einem Team, zu dem sich alle Mitglieder zugehörig fühlen. Merkmale von Zielen, die eine gute Zusammenarbeit fördern, sind: Klarheit, visionäre Ausrichtung, (prinzipielle) Erreichbarkeit und gemeinsame, von allen Beteiligten geteilte Zielsetzungen (Anderson & West, 1998). Die Schaffung eines positiven, wohlwollenden Lernklimas, in dem die Teammitglieder das Gefühl haben, dass sie wertgeschätzte und kompetente Partner im Veränderungsprozess sind, Vorgesetzte eigene Fehler zugeben können und alle Beteiligten sich psychologisch sicher fühlen, um neue Methoden auszuprobieren (Damschroder et al., 2009), tragen wesentlich zum Implementierungserfolg bei.

Ina Goller & Tanja Laufer (2018): Psychologische Sicherheit in Unternehmen. Wie Hochleistungsteams wirklich funktionieren. Wiesbaden: Springer.
Kleines, aber feines Büchlein für alle Führungspersonen und mit Implementierungsvorhaben betraute Personen.

Offene und effektive Kommunikation

Kommunikation ist selbstredend permanent erforderlich. Wir kommunizieren ununterbrochen und jede Form der Zusammenarbeit basiert auf Kommunikation. Kommunikation ist das wichtigste Instrument in Hilfe- und Therapieprozessen wie auch für Führung, Facilitation und Teamarbeit. Über Kommunikation werden oft indirekt Haltungen und Beziehungen mitgeteilt. Ohne Kommunikation gibt es keine Analyse und Problemerfassung, kein Barrieremanagement, keine Transparenz, kein Aushandeln, keine Konfliktklärung, keine Absprachen, keine Motivationsförderung, keinen Wissenstransfer, keine Lösungsentwicklung. Gute kommunikative Kompetenzen dürfen von Mitarbeiter*innen in Helferberufen wie auch von Führungspersonen erwartet werden.

Die Kommunikation ist hinsichtlich der Formen (schriftlich, mündlich, online), des Umfangs und der Rahmung (Besprechungsstrukturen, Kommunikationsregeln, Informationspflichten) sowie der Inhalte immer wieder an die aktuellen Erfordernisse anzupassen. Sie muss effizient, aber ausreichend sein. Sie ergibt sich nicht von selbst, sondern muss organisiert werden. Wann und wie oft wird wie und mit wem und welchen Zielen über das Thema gesprochen? Wie erreichen alle Beteiligten alle relevanten Informationen? Nur eine offene und ehrliche Kommunikation ermöglicht das Benennen von Problemen und Schwierigkeiten und die realistische Einschätzung von Sachverhalten.

Inhaltlich müssen nicht nur die Ziele der Implementierung mitgeteilt werden. Praxisakteur*innen wollen auch die Strategien kennen und genau wissen, was wann wie von ihnen erwartet wird.

Klare Verantwortlichkeiten: Rollen und Aufgaben

Für eine erfolgreiche Implementierung ist die Klärung und Erteilung von Befugnissen ein Schlüsselfaktor (Graham & Logan, 2004). Notwendig ist die Transparenz von Zielen und Strategien. Die involvierten Akteur*innen müssen wissen, was sie erwartet. Klare Verantwortlichkeiten ergeben sich aus der Eindeutigkeit der Ansprechpartner*innen, der Zielsetzungen, Aufgaben und Rollen.

Transparenz sollte auch hinsichtlich der Benennung von Projektleitung und Facilitator*innen bestehen. Die Gründung eines Implementierungsteams ist häufig von Vorteil. In der Folge sind Implementierende auch keine Einzelkämpfer*innen mehr, die mit einem Auftrag zur Einführung einer Innovation sich selbst überlassen werden, sondern sie fungieren als aktiver Part eines Implementierungsteams (Müller-Isberner et al., 2017a; 2017b). Die Gründung einer Implementierungs-AG, die – in Abhängigkeit von der einzuführenden Innovation – multiprofessionell besetzt sein sollte, bietet nicht nur mentale und fachliche Unterstützung, sondern ist die Voraussetzung für ein kontinuierliches Monitoring des Implementierungsprozesses. Auch strategische Überlegungen und der Umgang mit Einflussfaktoren,

insbesondere der mit Barrieren, die Planung von Implementierungsstrategien sowie eine kontinuierliche Begleitung der Praxisakteur*innen können auf diese Weise gewährleistet werden. Regelmäßige Treffen des Implementierungsteams sind wichtig für das Monitoring des gesamten Prozesses.
Förderlich ist sicher das Vorhandensein formeller Rollen, denn klare Verantwortlichkeiten stabilisieren die erforderliche Kommunikation und Transparenz. In der Pflege werden beispielsweise vielerorts fachliche Leitungspersonen einer Station etabliert. Diese sind meist besetzt mit Pflegefachspezialisten, die entweder eine Fachweiterbildung oder ein Studium absolviert haben und deren Rollen als »Fachleitungungen«, »Pflegeexpert*innen« bzw. »Pflegeexpert*innen APN« bezeichnet werden. Diese Facilitator*innen sind unersetzlich, wenn es um das kontinuierliche Coaching der Kolleg*innen geht. Die tägliche Aufrechterhaltung der Motivation, die unmittelbare Unterstützung der Kolleg*innen im Erleben und Umgang mit neuen Verhaltensweisen, das Befähigen durch Fachwissen und letztlich auch das authentische Vorleben einer neuen Verhaltensweise sind von zentraler Bedeutung für einen Implementierungserfolg. Auf der strategischen Ebene kann eine übergeordnete Projektleitung mit akademischem Hintergrund auf Masterniveau die Prozesse essenziell unterstützen (s. S. 151 ff.). Diese fungiert als übergeordnete Projektleitung, als Leitung der Teams von Pflegeexpert*innen bzw. Kolleg*innen in der Fachverantwortung. Diese Rollenverteilung wird auch im »Tutorial zur Implementierung akademischer Fachpersonen in der Psychiatrischen Pflege« (ImpakT) vorgeschlagen (Holzke et al., 2022).

Implementierungsvorhaben sind meist komplexer Natur und es bedarf umfassender Planung, Monitoring und Evaluation. Dafür braucht es eine geklärte Verantwortung und eine offiziell benannte Projektleitung!

Grundsätzlich bedarf jedes Implementierungsprojekt einer verantwortlichen Steuerung und Leitung. In der Regel ist es sinnvoll, mehrere Projektbeauftragte (DNQP, 2023) bzw. Facilitator*innen zu benennen.

Bilden Sie ein Implementierungsteam!

Eine erfolgreiche Implementierung erfordert eine langfristige Strategie auf vielen Ebenen. Besser, als ein oder zwei Mitarbeiter*innen mit dem Implementierungsprojekt zu betrauen, ist die Bildung eines motivierten Implementierungsteams mit einer Leitung, die über Ausdauer und Durchsetzungskraft verfügt. So wird sichergestellt, dass diese in den verschiedenen Stadien des Implementierungsprozesses die

Kontrolle behält. Die Mitglieder des Teams sollten über Kenntnisse der Innovation verfügen und in der Lage sein, die Neuerung an die Charakteristika der Organisation anzupassen. Natürlich sind auch Gruppen keine Selbstläufer und unterliegen einer eigenen Dynamik. Mitunter verlassen Mitglieder die Arbeitsgruppe und müssen ersetzt werden. Die Mitarbeit in einer solchen Projektgruppe muss seitens der Organisation als Teil der Aufgabe eines Klinikers angesehen werden, nicht aber als Zusatzaufgabe, die in der Freizeit zu erledigen ist (Müller-Isberner et al., 2017a; Müller-Isberner, 2017b). Empfehlenswert ist es, das Potenzial von Champions, Meinungsführenden, Facilitator*innen zu nutzen, die der Innovation positiv gegenüberstehen und die Praxisakteur*innen ermutigen, überzeugen und motivieren.

Befähigende Begleitung

Facilitator*innen begleiten die Praktiker*innen in Implementierungsprozessen. Sie haben eine sehr bedeutende und vielschichtige Schlüsselrolle (Eberhardt, 2017; 2022; Damschroder et al., 2022a; Rycroft-Malone, 2009; Kitson & Harvey, 2015; 2016; Logan & Graham, 2010), denn Veränderung bedeutet immer ein Abweichen vom bisherigen Routinehandeln, was oftmals mit Verunsicherungen und auch mit Widerständen einhergeht. Implementierungsvorhaben verlaufen nie linear und sind meist langwierig. Sie unterliegen einer Vielzahl dynamischer Einflussfaktoren – unter Einbezug der verschiedensten Protagonisten und Interessengruppen (Damschroder et al., 2022a; Hoben 2016a; Hoben et al., 2016b). Insbesondere lokale Facilitator*innen, die unmittelbar und kontinuierlich in der Versorgungspraxis (beispielsweise auf Stationsebene) tätig sind, können durch ihre Nähe zur Praxis unvorhergesehene Schwierigkeiten in Veränderungsprozessen oft sehr viel frühzeitiger erkennen und demzufolge flexibler und einfallsreicher auf Störungen im Implementierungsprozess reagieren als externe Change Manager*innen oder übergeordnete Leitungspersonen oder Expert*innen (Hoben, 2016b). Facilitator*innen werden als »Rollenvorbild« benötigt: Sie wenden die neue Verfahrensweise bzw. die neuen Praktiken initial an. Sie trainieren/coachen ihre Kolleg*innen und überblicken und steuern letztendlich den gesamten Implementierungsprozess in der Praxis (Müller-Isberner et al., 2017a; Müller-Isberner et al., 2017b).

Einen hilfreichen Leitfaden für Facilitator*innen bietet das Modell der *handlungszentrierten Führung* (Adair, 1973). Die Erfordernisse der Aufgabe, die Gruppenbedürfnisse und die individuellen Bedürfnisse sind voneinander abhängig und stehen in einer Wechselwirkung miteinander; sie müssen im Gleichgewicht gehalten werden, um optimale Resultate zu erzielen (Harvey & Kitson, 2015c) (s. Abbildung 9):

ABBILDUNG 9: Übersicht über ausgewählte Aufgabentypen der Facilitator*innen
(nach Adair, 1973, Harvey & Kitson, 2015c, S. 58)

Fokus	Aufgaben
Aufgabenbezogene Handlungen	· Die Aufgabe definieren · Auf dieser Grundlage einen praktikablen Plan ausarbeiten · Teammitglieder über die Aufgabe und ihre Rolle briefen · Arbeit an die Teammitglieder delegieren · Ressourcen zuweisen · Das Arbeitstempo kontrollieren · Das Team auf den Plan fokussiert halten · Den Fortschritt bewerten und den Plan entsprechend modifizieren
Gruppenbezogene Handlungen	· Grundregeln festlegen · Durch Vorbild führen · Teamgeist aufbauen · Die Moral aufrechterhalten · Ermutigung geben · Die Mitglieder motivieren, nach Erfolg zu streben · Eine offene Kommunikation pflegen · Konstruktiv an Konfliktlösungen arbeiten
Auf die Akteur*innen bezogene Handlungen	· Alle Teammitglieder in Diskussionen und Aktivitäten einbeziehen · Individuelle Fähigkeiten herausfinden und nutzen · Die ruhigeren Teammitglieder miteinbeziehen · Überaktive Teammitglieder kontrollieren · Frühere Erfahrungen mitheranziehen · Konstruktives Feedback geben · Anerkennen, unterstützen und ermutigen · In einer Auseinandersetzung unparteiisch bleiben

Erfordernisse der Aufgabe beziehen sich auf das Erreichen von vereinbarten Zielen, die als wesentlich für die effektive Gruppenarbeit betrachtet werden. Es sind die Dinge, die die Gruppe überhaupt oft erst zusammenbringen.

Gruppenbedürfnisse betreffen die Art und Weise, wie die Gruppe kollektiv zusammenarbeitet, um ihre Ziele zu erreichen. Wenn versäumt wird, ein Gruppenbedürfnis anzusprechen, wirkt sich das negativ auf das Funktionieren und den Erfolg der Gruppe aus.

Individuelle Bedürfnisse beziehen sich auf die Aufrechterhaltung der Motivation und das Engagement der einzelnen Gruppenmitglieder. Probleme auf der individuellen Ebene führen zur Frustration in der Gruppe – dies wiederum verringert deren Effektivität beim Erreichen ihrer Ziele. Ein Beispiel: Eine Gruppe investiert einen erheblichen Aufwand an Zeit und Energie in Teambildungsaktivitäten. Die Akteur*innen fühlen sich dann zwar als wertgeschätzte Gruppenmitglieder, allerdings wird die Aufgabe dabei zunehmend aus den Augen verloren. In der Folge könnten sich Akteur*innen fragen, ob es noch Sinn hat, an Projekttreffen teilzunehmen, weil sie keinen Fortschritt mehr sehen, was wiederum den Zusammenhalt und das Funktionieren der Gruppe beeinträchtigt.

Facilitator*innen können sowohl interne als auch externe Begleitende sein. Intern können Facilitator*innen auf lokaler oder auf übergeordneter Ebene einer Organisation tätig sein. Ersteres fokussiert die unmittelbare Versorgungspraxis, beispielsweise eine Station oder Einheit. Die übergeordnete Organisationsebene ist beispielsweise die Klinikebene. Facilitator*innen können auch als Externe in die Organisation kommen, was am ehesten der Idee eines klassischen »Change Management« entspricht. Externe Begleiter*innen haben möglicherweise einen neutraleren und objektiveren Blick auf die Prozesse und häufig mehr Vergleichsmöglichkeiten. Aus diesem Grund werden Impulse und Vorschläge externer Personen von den Mitarbeiter*innen oft gut angenommen (s. S. 155 ff.).
Die Rolle des Facilitators ist nicht an eine bestimmte Berufsgruppe gekoppelt. Da in psychiatrischen Teams stets multiprofessionell zusammengearbeitet wird und Implementierung darüber hinaus nie ausschließlich eine Berufsgruppe betrifft, können interne Facilitator*innen aus allen Berufsgruppen benannt werden. Innerhalb der Berufsgruppe Pflege werden zunehmend Funktionsstellen für Fachleitungen (Weidner & Schubert, 2022) oder Pflegeexpert*innen (APN) (Scheydt & Holzke, 2018a; 2018b) geschaffen. Letztere verfügen über eine psychiatrische Fachweiterbildung oder ein Studium der Psychiatrischen Pflege bzw. Pflegewissenschaft auf Bachelor- oder Masterniveau. Auf der Stationsebene angesiedelt sind diese Personen prädestiniert für die Rolle des Facilitators, um Implementierungsprojekte in ihrem unmittelbaren Arbeitsumfeld kontinuierlich zu begleiten und zu monitoren (Herwig & Ziebold, 2023). Als extern Begleitende können Change Manager*innen, Forschende, Qualitätsmanager*innen oder Leitungspersonen der ärztlichen und therapeutischen Berufsgruppen als übergeordnete Projektleitung fungieren.
Eine sinnvolle Verbindung wäre z. B. eine Fachleitung auf Stationsebene in Kombination mit einer Stabsstelle für Pflegeentwicklung/Pflegewissenschaft oder Qualitätsmanagement oder in Kombination mit einer ärztlichen Leitung. Externe Facilitator*innen kommen von außerhalb der Organisation oder des Gesundheitssystems. Sie können Akademiker*innen, Forscher*innen oder Berater*innen sein. Sie dienen oft als Expert*innen, die Facilitations-Bemühungen unterstützen und anleiten. Externe Facilitator*innen können Akademiker*innen, Forscher*innen oder Berater*innen sein (s. S. 75 ff.).

In der klinischen Praxis hat sich die Kombination aus internen, kontinuierlich begleitenden Facilitator*innen auf lokaler Ebene (*Local Facilitator) und* übergeordneter Ebene *(Key Facilitator)* in der Funktion einer übergeordneten Projektleitung als förderlich erwiesen (Harvey & Kitson, 2015a; Herwig & Ziebold, 2023). Nur Begleitende, die in der unmittelbaren Versorgungspraxis angesiedelt sind, können Teamdynamiken und Barrieren direkt während des Einführungsprozesses erfassen und auf Überzeugungen, Ängste und Widerstände der Praktiker*innen eingehen. Sie wenden die neuen Praktiken initial an und beurteilen Qualität und Wiedergabetreue der neuen Verhaltensweisen. Sie ermutigen, coachen, trainieren und supervidieren die Teammitglieder unmittelbar und überblicken und steuern letztendlich den gesamten Implementierungsprozess (Müller-Isberner et al., 2017a). Key-Facilitator*innen können die Implementierungsprozesse mit fachlicher bzw. wissenschaftlicher Expertise langfristig planen, steuern und evaluieren.

Engagierte Mitarbeiter*innen

Die Innovation wird von den Praxisakteur*innen umgesetzt. Diese verändern ihre Routinen meist nicht aufgrund rationaler Überlegungen. Ein reiner »Analyse-Denken-Verändern«-Ansatz ist also nicht unbedingt Erfolg versprechend. Vielmehr sind Implementierungsvorhaben erfolgreich, wenn die involvierten Akteur*innen *motiviert* sind und der Veränderungsprozess von *positiven Emotionen* geprägt wird. Positive Emotionen werden gefördert, wenn die Vorteile der neuen Praxis deutlich werden. Das können beispielsweise eine Zeitersparnis oder Benefits für Patient*innen sein. Ruft die Innovation hingegen keine positiven Emotionen und Haltungen bei den Akteur*innen hervor, so droht das Entstehen von Widerständen (Müller-Isberner et al., 2017b).

Widerstände sind Schutzmechanismen. Sie zeigen an, dass Mitarbeiter*innen viel Energie in die Bewahrung des Status quo investieren (Schütz-Pazzini, 2007).

Es ist wichtig zu verstehen, dass die Implementierung von Innovationen immer mit einer Verunsicherung für die Praktiker*innen einhergeht, denn es wird eine altbewährte Praxis infrage gestellt. Implizit erfolgt damit auch eine Abwertung der aktuellen Verfahrensweise, da vermutet werden kann, dass bestehende Arbeitsprozesse nicht gut genug und die Praktiker*innen nicht kompetent genug gewesen seien, um den notwendigen Anforderungen gerecht zu werden (Boggatz, 2022a).

Rogers' Phasenmodell der Teamreaktionen

Rogers (2003) beschrieb in seinem Buch »Diffusion of Innovation« ein »Modell des Innovationsentscheidungsprozesses« in fünf Phasen (S. 168 ff.). Es liefert Implementierenden wertvolle Erkenntnisse, um auftretende Widerstände und das Verhalten von Akteur*innen in Veränderungssituationen besser nachvollziehen zu können.

1. Phase: Knowledge (Wissen über die Innovation)
Praxisakteur*innen erfahren von einer Innovation, einer neuen Verfahrensweise oder Technik. Zu Beginn sind die Akteur*innen oftmals eher skeptisch eingestellt – was in der Natur des Menschen liegt. Nach und nach entwickeln sie jedoch ein Verständnis für das Neue und lernen, wie es funktioniert.
Rogers spricht in dieser Phase von drei Typen des Wissens:

- Awareness knowledge: Bloße Kenntnis der Innovation
- How to knowledge: Wie die Innovation angewendet wird, sollte klar sein. Ist das nicht der Fall, wird diese eher abgelehnt.
- Principles knowledge: Vollständiges Wissen über die Innovation

2. Phase: Persuasion (Überzeugung)
In der zweiten Phase beschäftigen sich die Praxisakteur*innen erstmals mit der Innovation und bilden sich ihre eigene Meinung. Dabei lassen sie Einflüsse aus ihrem sozialen Umfeld zu. Die Interpretation liegt ganz bei ihnen – sind sie von der Innovation überzeugt, gehen sie in die dritte Phase über.

3. Phase: Decision (Entscheidung)
Die Akteur*innen haben sich eine Meinung gebildet und akzeptieren die Innovation oder lehnen sie ab. Rogers unterscheidet zwischen aktiver und passiver Ablehnung:

- Aktive Ablehnung: Die Praxisakteur*innen haben alle Facetten der Innovation abgewogen und lehnen diese ab.
- Passive Ablehnung: Die Praxisakteur*innen haben sich nicht ausreichend mit der Innovation beschäftigt und akzeptieren Sie daher nicht.

4. Phase: Implementation (Implementierung bzw. Einführung)
Der Name der vierten Phase beschreibt den Vorgang sehr treffend. Sie beginnen, die Innovation in ihr Leben zu implementieren und zu nutzen. Dabei kann es zu einer Veränderung der Innovation kommen – dieser Prozess wird »Re-Invention« genannt. Rogers vermutet einen positiven Effekt, je flexibler die Innovation ist.

5. Phase: Confirmation (Bestätigung)
In der fünften und letzten Phase suchen die Akteur*innen nach Bestätigung. Sie blenden mit der Innovation verknüpfte, negative Einflüsse aus. Nehmen diese überhand, kann es zu einem Abbruch der Adoption kommen.
Rogers teilt einen Abbruch in zwei Arten ein:
- »Replacement«: Eine bessere Innovation löst die aktuelle Praxis ab.
- »Disenchantment«: Ablehnung aufgrund von Enttäuschung.

Lokale Facilitator*innen (s. S. 76f.) sind in einem »Innovations-Entscheidungsprozess« von großer Bedeutung, weil sie Befürchtungen, Ängste, Widerstände und Teamdynamiken unmittelbar auffangen und ihnen systematisch begegnen können. Gute Erfahrungen mit der Innovation führen eher zu einer dauerhaften Veränderung der Arbeitsroutine als theoretische, wissenschaftliche Informationen. Wenn die Anwender*innen von den Vorteilen einer Innovation überzeugt sind, wird es leichter, Innovationen in der Arbeitspraxis zu verankern. Es ist von zentraler Bedeutung, die Praktiker*innen über positive Emotionen zu motivieren, Ziele und Benefits der Innovation zu verdeutlichen, Partizipation zu fördern und umfänglich adressatengerecht zu informieren (s. S. 47f.) (Damschroder et al., 2009; 2022a).

Praxisakteur*innen, die in Implementierungsprozessen mitwirken, müssen *aktive* Teilnehmende sein. Partizipatives Vorgehen (s. S. 89 ff.) ist genauso förderlich wie die Zuweisung von realisierbaren Aufgaben (s. S. 99 ff.). In jedem Fall ist es wichtig, die Mitarbeiter*innen über das Projektziel, die Abläufe und die Erwartungen an ihre Person gut zu informieren.

Die Eigenschaften und das Verhalten von Praxisakteur*innen haben einen fundamentalen Einfluss auf den Erfolg eines jeden Implementierungsvorhabens (Müller-Isberner, 2017a):
- **Individuen treffen Entscheidungen, beeinflussen andere, und einige verfügen über eine erstaunliche Macht über andere Personen.**
- **Praxisakteur*innen sind Mitglieder in verschiedensten Gruppen und unterscheiden sich sehr in ihren Interessen und Normen.**
- **Die Akzeptanz einer Innovation wird stark beeinflusst durch die Strukturen und der Qualität der sozialen Kontakte.**

Praxisakteur*innen gehören unterschiedlichen sozialen Netzwerken an, die andere Akteur*innen in unterschiedlicher Weise beeinflussen. Dabei sind horizontale Netzwerke effektiver, wenn es darum geht, Kolleg*innen zu überzeugen, während vertikale Netzwerke effizienter in der Weitergabe strukturierter Informationen und Anweisungen sind (Greenhalgh et al., 2004, 2005, Müller-Isberner et al., 2017a). Kommunikation und Transparenz schaffen Sicherheit und eine gute Motivationsbasis (Damschroder et al., 2022a; Müller-Isberner 2017a, 2017b). Training und Befähigung der Praxisakteur*innen für den sicheren Umgang mit der neuen Praxis sind weitere Schlüsselfaktoren für einen Implementierungserfolg (Müller-Isberner, 2017a; 2017b). Darüber hinaus ist es wichtig, Schlüsselpersonen von der Idee der Innovation zu überzeugen und gezielt in den Implementierungsprozess miteinzubinden, beispielsweise als Facilitator*innen, Mitglieder eines Implementierungsteams oder Projektleitung (Damschroder et al., 2022a). Meinungsführende haben einen großen Einfluss auf Überzeugungen und Einstellungen ihrer Kolleg*innen. So beeinflussen insbesondere Praxisakteur*innen mit informellem Einfluss, deren Expertise auf ihrer Repräsentativität und Glaubwürdigkeit beruht, ihre Kolleg*innen und können damit den Implementierungsprozess entscheidend voranbringen (Damschroder et al., 2022a).

Einflussfaktoren im Blick behalten

Viele Bedingungen bzw. Einflussfaktoren erleichtern oder erschweren die Implementierung von Innovationen. Förderfaktoren als »Gelingens-Ermöglicher« wahrzunehmen, zu stärken und zu stabilisieren ist sehr wichtig; unabdingbar ist jedoch ein wirkungsvoller Umgang mit Barrieren. Implementierungsmodelle und Konzepte prüfen zurecht diese Einflussfaktoren sehr dezidiert (s. S. 43 ff., S. 51 ff., S. 74 ff.). Diese Analyse der Einflussfaktoren ist ein wesentlicher Schlüsselfaktor für den Implementierungserfolg! Eine sorgfältige Vorbereitung und Auseinandersetzung mit Barrieren und Förderfaktoren scheint zunächst zeitintensiv, ist aber eine wertvolle Investition, um unliebsame Überraschungen zu vermeiden und Hürden und im schlimmsten Fall einem Scheitern des Projektes entgegenzuwirken. Bewährt hat sich die Einschätzung der Einflussfaktoren durch ein Implementierungsteam. Dieses sollte mit Personen besetzt sein, die Einfluss auf die Steuerung und Gestaltung des Implementierungsprozesses haben. Mit dem CFIR 2.0 und dem i-PARIHS-Rahmen (s. S. 51 ff. und S. 74 ff.) liegen zwei Determinantenrahmen vor, die eine Einschätzung und Bewertung von Einflussfaktoren ermöglichen. Auf dieser Basis können geeignete Strategien für das Barrieremanagement entwickelt werden.

Die ausführliche Analyse der Einflussfaktoren umfasst die Prüfung der relevanten Kontextfaktoren, die Voraussetzungen seitens der Praxisakteur*innen und die

Ressourcen (Grol & Wensing, 2020). Jedes Implementierungsvorhaben benötigt zeitliche, personelle und finanzielle Ressourcen, die sorgfältig ausgelotet werden sollten. Es gibt keine Implementierung zum Nulltarif. Oftmals werden die Bedarfe jedoch unterschätzt. Die Umsetzung eines Implementierungsprojekts benötigt Zeit, (physischen) Raum, finanzielle Mittel und prozessbegleitende Personen. Ein »nebenbei« geschehenes Implementieren wird nicht zu zufriedenstellenden Ergebnissen führen. Viele Vorhaben drohen infolge unzureichender Planung des Ressourceneinsatzes auf halber Strecke zu scheitern. Die bis dahin eingesetzten Ressourcen wiegen dabei besonders kostenintensiv – die bereits eingesetzten Mittel führen zu keinem nennenswerten Ergebnis. Problematisch ist auch, dass motivierte Mitarbeiter*innen frustriert werden und sich infolgedessen vielleicht nicht mehr zur Mitarbeit an einem nächsten Projekt motivieren lassen. Innovationen zu implementieren bedeutet immer einen zusätzlichen Aufwand zur bestehenden Arbeitsroutine.

Es bedarf daher einer sorgfältigen Abwägung hinsichtlich des Zeitpunktes und der Personalausstattung. Auch wenn es einen optimalen Zeitpunkt für ein Implementierungsvorhaben selten geben wird, sollte der Zeitpunkt gut überlegt sein. Die Verantwortlichen für das Implementierungsvorhaben sollten vor Ort sein, d. h. geplante längere Abwesenheiten, Urlaubszeiten oder Personalwechsel sollten mitbedacht werden. Ein ausreichendes zeitliches Kontingent (»Projektzeit«) für die thematische Einarbeitung und das Leiten und Steuern von Implementierungsprozessen ist unabdingbar. Das heißt, eine Freistellung für die Verantwortlichen muss möglich sein, um organisatorische und inhaltliche Vorbereitungen zu treffen und Prozesse fortlaufend zu monitoren und zu evaluieren. Auch interdisziplinäre Teamtage oder regelmäßige Arbeitstreffen müssen mitbedacht werden. Relevant ist auch, ob noch weitere Projekte zeitgleich laufen. Notwendig ist eine Priorisierung derzeitiger und anstehender Projekte sowie eine Klärung der Schnittmengen einzelner Projekte. Es kann auch sinnvoll sein, Projekte zurückzustellen. Nicht zu viel gleichzeitig, heißt die Devise!

Hat ein Team aktuell hohe Ausfallzeiten oder auch eine hohe Personalfluktuation bzw. grundlegende ungelöste Teamkonflikte zu verzeichnen, sollte dies bei der Entscheidung für den Start eines Implementierungsprozesses mitberücksichtigt werden. Darüber hinaus wird geklärt, inwiefern die ausgewählten evidenzbasierten Implementierungsempfehlungen an die Besonderheiten der jeweiligen Station und des Settings angepasst werden müssen.

Sind die Einflussfaktoren inklusive finanzieller und personeller Ressourcen hinsichtlich Relevanz und Beeinflussbarkeit geprüft, so kann der Implementierungsplan gemeinsam entwickelt werden. Hierfür werden die Implementierungsziele, die Ausgestaltung und Umsetzung der Innovation und die Aufgaben aller handelnden Akteur*innen konkret beschrieben. Anschließend werden die

Implementierungsstrategien festgelegt und ein realisierbarer Zeitplan samt Meilensteinen abgestimmt und verschriftlicht. Die Projektgruppe überwacht den gesamten Implementierungsprozess und kann diesen bei Bedarf überarbeiten (Grol & Wensing, 2020).

Zur Systematisierung und Analyse der vielfältigen Einflussfaktoren steht Implementierenden im ersten Downloadmaterial eine Checkliste zur Verfügung. Implementierende können sich je nach Komplexität des Implementierungsvorhabens für ein Instrument entscheiden.

Die Checkliste beruht auf dem CFIR 2.0 (Damschroder et al., 2022a, 2022b). Diese kann prospektiv und retrospektiv genutzt werden.
Die Checkliste zur Systematisierung und Analyse der vielfältigen Einflussfaktoren kann während oder nach einem Implementierungsprozess eingesetzt werden (Monitoring und Evaluation). Zu Beginn (s. S. 49 ff.) eines Implementierungsprojektes dient die Checkliste der *Identifizierung* von Förderfaktoren und Barrieren. Ermittelt wird so die Wahrscheinlichkeit eines Implementierungserfolges durch die Einschätzung von Implementierung-Outcomes. Je mehr Förderfaktoren vorliegen, desto wahrscheinlicher wird ein Implementierungserfolg.
Nach der Implementation geht es um die *Erklärung* von Implementierungs-Outcomes auf der Grundlage der Einflussfaktoren, also um die tatsächlichen Implementierungsergebnisse.

Auch die Reflexionsfragen im fünften Downloadmaterial dienen der Analyse der Einflussfaktoren auf den Implementationsprozess. Sie beruhen auf der Checkliste für Facilitator*innen zum i-PARIHS-Bezugsrahmen (Harvey & Kitson, 2015c, S. 66 ff.) und dem Codebook von Ritchie et al. (2022).

Planung und Strategieklärung mit System

Der gründlichen Analyse der Voraussetzungen, Einflussfaktoren und den stimmigen Entscheidungen zum Implementierungsthema folgt eine *sorgsame Planung aller Schritte.* Berücksichtigt werden der zeitliche Rahmen, die Komplexität der Organisation, die Komplexität der Innovation, die Anzahl von Schnittstellen, die unterschiedlichen Fähigkeiten der Mitarbeiter*innen und die Anzahl von Kolleg*innen, die von der Wirksamkeit der Innovation überzeugt werden müssen (Müller-Isberner et al., 2017b).
Die Planung beinhaltet die Festlegung des Zeitplans (einschließlich Start und möglicher Teilschritte und Meilensteine), die Klärung der Monitoring- und

Evaluationskriterien, sofern noch nicht erfolgt die Klärung von Rollen, Verantwortlichkeiten (s. S. 99 ff.) und Einzelaufgaben sowie die Festlegung von Strategien für den Umgang mit Einflussfaktoren und die Umsetzung der Innovation.

Akteur*innen in Einrichtungen des Gesundheitswesens, seien es Praktiker*innen, Leitungspersonen oder Forschende, haben oft unterschiedliche Vorstellungen von den besten Strategien zur Verbesserung der Praxis. Viele Ansätze basieren eher auf persönlichen Überzeugungen als auf wissenschaftlichen Belegen. Eine Strategie ist oft schnell ausgewählt, bringt aber nicht immer den erwarteten Erfolg. So besteht in der klinischen Praxis noch der weitverbreitete Irrglaube, dass beispielsweise Schulungen allein Veränderungen bewirken. In der Literatur wird das als »fallacy of programmatic change« beschrieben, was konkret bedeutet: Alle sind geschult, aber keiner setzt etwas davon um (Fixsen et al., 2005, S. 6). Grundsätzlich steht eine Vielzahl von Strategien zur Verfügung. Hier bedarf es einer guten Planung in Anbetracht bestehender Hindernisse, die zuerst identifiziert werden müssen. Außerdem ist die Effektivität der einzelnen Strategien unterschiedlich hoch und nicht ganz klar (IQWiG, 2016).

In der systematischen Übersichtsarbeit zur Wirksamkeit von Implementierungsstrategien von Powell et al. (2014) wurde aufgezeigt, dass es aufgrund des breiten Spektrums an klinischen Interventionen, bewerteten Ergebnissen und Implementierungsstrategien schwierig ist, gesicherte Rückschlüsse über die Wirksamkeit von Implementierungsstrategien zu ziehen. Ein vielversprechendes Ergebnis war, dass etwa zwei Drittel (64 %, n = 7) der Studien zeigten, dass die Anwendung von Implementierungsstrategien zur Verbesserung klinischer Ergebnisse beitrug. Die Ergebnisse mehrerer Studien deuteten darauf hin, dass passive Strategien (z. B. die Verbreitung von Leitfäden und Handbüchern oder die Anwesenheit von Meinungsführenden) in Kombination mit anderen Strategien vielversprechende Ansätze darstellen können, isoliert jedoch wirkungslos waren. Einige Studien, in denen umfassende Implementierungsstrategien getestet wurden, zeigten positive Effekte; andere Studien zeigten jedoch auch positive Effekte mit weniger umfassenden Strategien (Grol & Grimshaw, 2003; IQWiG, 2016; Grol & Wensing, 2020b).

Implementierungsstrategien sind systematische Interventionsprozesse (Powell et al., 2014). Sie enthalten durchdachte Methoden und Techniken, die gezielt zur Verbesserung der Annahme, Implementierung, Aufrechterhaltung und Ausweitung von Innovationen eingesetzt werden (Fernandez et al., 2019; Müller-Isberner et al., 2017a). Ziel ist immer, eine Innovation möglichst effektiv und nachhaltig in den Alltagsroutinen der Praktiker*innen zu verankern. Implementierungsstrategien sind sozusagen das »Wie« der Implementierung (Powell et al., 2014).

Auswahl der Strategien

Welche und wie viele Strategien kombiniert werden, ist sehr individuell. Nach welchen Kriterien sollen nun Praktiker*innen ihre Strategien auswählen und zusammenstellen? Oft stehen mit einem Implementierungsprojekt betraute Personen vor der Herausforderung, Implementierungsstrategien zu planen, zu entwickeln oder auszuwählen, ohne die Mechanismen zu kennen, die möglichen Veränderungen zugrunde liegen (Fernandez et al., 2019; Wolk et al., 2015). Zunächst sei an dieser Stelle festgehalten, was die Auswahl negativ beeinflusst (Fernandez et al., 2019; Davies et al., 2010; Powell et al., 2019; Waltz et al., 2015; 2019):

- Geringe Verwendung von Theorien bei der Planung oder Auswahl von Implementierungsstrategien
- Fehlende explizite Formulierung von Implementierungszielen und ein begrenztes Verständnis der Einflussfaktoren im Implementierungsprozess
- Spärliche Beschreibungen der zugrunde liegenden Veränderungsmechanismen, von denen angenommen wird, dass sie die gewünschte Wirkung hervorrufen

Auch wenn die Wirksamkeit von Implementierungsstrategien noch unzureichend erforscht ist, scheint es sinnvoll, mehrere Strategien zu kombinieren (Hulscher & Wensing, 2020a; Grol & Wensing, 2020b). Die Grundidee dazu ist, dass eine Kombination aus verschiedenen Implementierungsstrategien, die auf bestimmte Barrieren im Implementierungsprozess zielen, effektiver ist. So sollten bei Implementierungsvorhaben mehrheitlich multiple Strategien zum Einsatz kommen, um eine Veränderung in der Praxis zu initiieren (Breimaier et al., 2015; Grol et al., 2013; Breimaier, 2016). Die Auswahl der Strategien sollte auf einer Analyse der Einflussfaktoren beruhen und angepasst sein an die jeweiligen Bedingungen des Kontextes sowie an die Zielgruppe, z. B. Pflegende oder Patient*innen (Breimaier, 2016; Powell et al., 2014; Waltz et al., 2019).

Arten und Einteilung von Strategien

Implementierungsstrategien variieren stark in Herangehensweise, Komplexität und Umfang (Breimaier, 2016). Sie reichen von einzelnen Maßnahmen, wie beispielsweise elektronischen Erinnerungshilfen *oder* Fortbildungen, bis hin zu einer Kombination dieser Maßnahmen – einer aus zwei oder mehreren Komponenten bestehenden Strategie (Powell et al., 2012; Waltz et al., 2015). Strategien mit geringem Umfang beeinflussen spezifische Einflussfaktoren oder Implementierungsaufgaben. Umfassende Strategien befassen sich mit mehreren Ebenen und Barrieren und sind miteinander verwoben. Diese »Implementierungspakete« beinhalten beispielsweise

Trainingstechniken, interventionsspezifische »Werkzeuge«, Checklisten, formale Praxisprotokolle oder Leitlinien (Müller-Isberner et al., 2017a; Powell et al., 2014). Implementierungsstrategien lassen sich neben Herangehensweise, Komplexität und Umfang auch unterscheiden nach folgenden Kriterien:

- Unterstützende versus kontrollierende Methoden
- Strategien in den unterschiedlichen Phasen der Veränderung
- Implementierungsfreudigkeit der Praxisakteur*innen

Kontrollierende versus unterstützende Strategien: Implementierungsstrategien variieren auf einem Kontinuum zwischen einem steuernden, kontrollierenden Pol (z. B. Gesetze, Richtlinien) und einem unterstützenden Pol (z. B. Fortbildung, Beratung, Begleitung, Ermutigung). Außerdem kann unterschieden werden, ob die Implementierungsstrategien »unfreiwillig« oder »freiwillig« erfolgen. Zu Ersterem gehören von außen auferlegte Methoden wie beispielsweise Gesetze und Vorschriften. Die freiwilligen Methoden lassen sich nochmals unterscheiden nach ihrer zugrunde liegenden Motivation, die extrinsisch oder intrinsisch sein kann. Extrinsische Motivation kann durch von außen kommende Maßnahmen, wie beispielsweise Gewinnbeteiligung, Sanktionen und strukturelle oder soziale Beeinflussung beeinflusst werden, während die intrinsische Motivation sich am Verhalten (z. B. infolge von Feedback) bzw. an Fähigkeiten oder Einstellungen (z. B. infolge von Training, Ermutigung) orientiert (Breimaier 2016; Grol et al., 2013; van Achterberg, 2015, s. Abbildung 10).

ABBILDUNG 10: Überblick von Implementierungsstrategien im Kontinuum zwischen kontrollierendem und unterstützendem Pol
(nach van Achterberg, 2015)

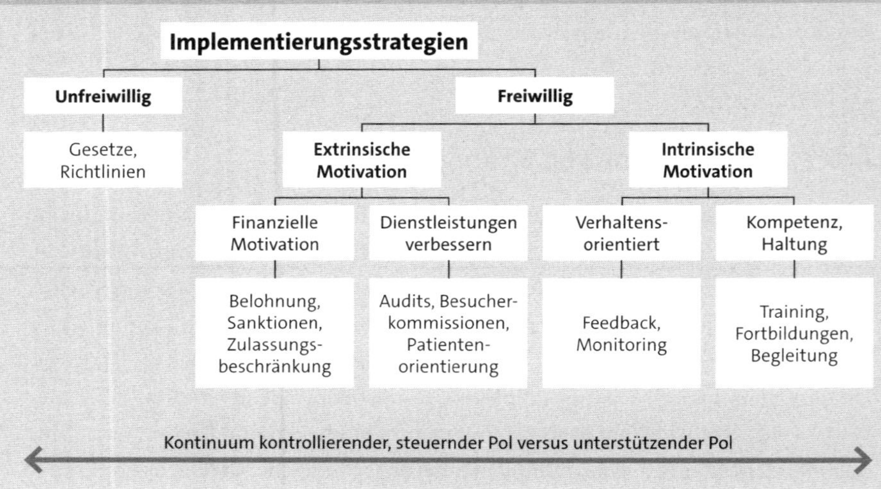

Implementierungsstrategien in den Phasen der Veränderung: Im Implementierungsprozess durchlaufen die Praxisakteur*innen mehrere Phasen und verändern dabei gleichzeitig ihre professionelle Einstellung (s. Abbildung 11). Jede Phase wird von unterschiedlichen Faktoren und Problemen bestimmt, was den Einsatz verschiedener Strategien erforderlich macht. Hinzu kommt, dass sich auch unterschiedliche Subgruppen in verschiedenen Phasen der Veränderung befinden, was wiederum eine Kombination mehrerer Strategien sinnvoll macht (Breimaier, 2016).

ABBILDUNG 11: Phasen der Veränderung (nach Grol et al., 2013, in Breimaier, 2016, S. 175)

Orientierung	**Barrieren:** Praxisakteur*innen sind mit der Innovation/Neuerung nicht vertraut, zeigen Desinteresse am Thema **Strategien:** z. B. Kurzmitteilungen über alle Kommunikationskanäle verbreiten. Einsatz von Aufmerksamkeit auf sich ziehenden Broschüren
Einblick & Verstehen	**Barrieren:** Unzureichender Kenntnisstand der Praxisakteur*innen, mangelndes Verstehen **Strategien:** z. B. nützliches Informationsmaterial, regelmäßige Wiederholungen
Akzeptanz	**Barrieren:** Praxisakteur*innen sehen nur Nachteile der Veränderung & zweifeln an der Durchführbarkeit **Strategien:** z. B. Einsatz von Facilitator*innen, Meinungsführer*innen, gute wisenschaftliche Argumente zur Überzeugung, Anpassung der Innovation an die Wünsche der Zielgruppe
Veränderung	**Barrieren:** Praxisakteur*innen haben noch nicht mit der Umsetzung begonnen **Strategien:** z. B. Einsatz weiterer Ressourcen, Schulungsmaßnahmen, befriseter Einsatz von Berater*innen
Beibehaltung der Veränderung	**Barrieren:** Rückfall in vorhergehende Arbeitsroutine **Strategien:** z. B. Aufnahme der Veränderung in die Pflegedokumentation, Einsatz regelmäßiger Erinnungen

Implementierungsfreudigkeit von Praxisakteur*innen: Die Praxisakteur*innen unterscheiden sich im Grad ihrer Innovationsfreudigkeit. Diese variiert von sehr implementierungsfreudig bis sehr zögerlich. Sehr implementierungsfreudige Akteur*innen sehen die Vorteile einer vorgesehenen Innovation. Ihre Motivation ist intrinsisch bedingt, d. h., sie beruht auf in der Sache begründeten Anreizen. Diese Personen lassen sich gut durch Strategien beeinflussen, die auf ihre Kenntnis zielen, wie beispielsweise das Anbieten ausführlicher Informationen und glaubwürdiger Quellen. Sehr zögerliche Personen zeigen eine extrinsisch bedingte Motivation. Sie beruht auf äußeren Anreizen, Zwang und ökonomischem Druck. Geeignete Implementierungsstrategien sind hier beispielsweise Vorschriften, Vereinbarungen, Belohnungen und Sanktionen, Hilfe bei praktischen Problemen und enge Führung. Bei Akteur*innen, die neutral oder mäßig implementierungsfreudig sind, beruht die Motivation zur Veränderung in der Gruppenzugehörigkeit. Hier sind Strategien wie der Einsatz von Meinungsführenden oder das Feedback von Kolleg*innen hilfreich (Breimaier, 2016; Grol et al., 2013).

Klassifikationen für Implementierungsstrategien

Alle drei zuvor genannten Einteilungsmöglichkeiten von Strategien lassen sich sowohl mit der *Effective Practice and Organization of Care* (EPOC)-Taxonomie (Breimaier, 2016) als auch mit den Strategien der *Expert Recommendations for Implementing Change* (ERIC) kombinieren.

Effective Practice and Organization of Care (EPOC): Eine der bekanntesten Einteilungen von Implementierungsstrategien bietet die Taxonomie der EPOC-Gruppe. Dieses Netzwerk gehört einer Cochrane Review Gruppe an (EPOC, 2002). Die EPOC-Taxonomie wird in einrichtungsbezogene, finanzielle und regulative Strategien kategorisiert. Diese enthalten wiederum verschiedene Interventionen (Breimaier, 2016).

Expert Recommendations for Implementing Change (ERIC): Powell et al. (2012) haben auf der Grundlage eines Literatur-Reviews zu psychischer Gesundheit 68 Implementierungsstrategien identifiziert, die jeweils eine Aktion oder einen Prozess umfassen. Diese Zusammenstellung diente als Ausgangspunkt für ein anschließendes mehrstufiges Projekt mit dem Titel *Expert Recommendations for Implementing Change* (ERIC) (Waltz et al., 2015). In der ersten Phase dieses Projekts wurde die Zusammenstellung von Expert*innen überarbeitet, was zu einer aktualisierten Zusammenstellung von 73 Implementierungsstrategien führte (Powell et al., 2015). Das Ziel der zweiten Phase des ERIC-Projekts bestand darin, eine vorläufige Validierung der 73 Implementierungsstrategien zu erhalten. Dazu wurden die Beziehungen zwischen den Strategien untersucht und die Implementierungsstrategien neun thematischen Clustern zugeordnet. Weiterhin wurde die wahrgenommene Wichtigkeit und Anwendbarkeit der Strategien von Expert*innen untersucht und ebenfalls klassifiziert (Waltz et al., 2015).

Im siebten und achten Downloadmaterial finden sich Auflistungen der beiden Klassifikationen, die Implementierenden eine gute Übersicht bei der Auswahl von Implementierungsstrategien bieten.

Das sollten Facilitator*innen wissen (Breimaier, 2016; Grol & Grimshaw, 2003):

- Es gibt nicht die eine alles optimierende Implementierungsstrategie.
- Implementierung basiert idealerweise auf einer Analyse der potenziell fördernden und hindernden Faktoren und aus einer daraus abgeleiteten Strategie.
- Implementierungsstrategien unterscheiden sich in Herangehensweise, Komplexität und Umfang.
- Es ist notwendig, mehrere Strategien zu kombinieren. Für eine passende Auswahl ist zu unterscheiden
  - zwischen unterstützenden und kontrollierenden Methoden,
  - unterschiedlichen Phasen einer Veränderung und
  - der Implementierungsfreudigkeit der Praxisakteur*innen.
- Die Strategien müssen zu den Bedingungen des Umfeldes passen (Akzeptanz, Machbarkeit und Kostenintensität).

Kontrolle durch Monitoring und Evaluation

Für sich selbst Ziele zu formulieren, führt nicht zwingend dazu, dass wirksame Aktivitäten zur *Zielerreichung* entwickelt werden. Um Ziele in möglichst optimaler Weise zu erreichen, sind die Wahrnehmung des eigenen Verhaltens und die laufende oder episodische Überwachung des Zielfortschritts wichtig. Kontrolltheorien, Zielerreichungstheorien oder Konzepte über Prozess- und Selbstregulierung erklären dieses Phänomen (Harkin et al., 2016). Sie empfehlen Fortschrittskontrollen oder Monitorings, um den Grad der Zielerreichung und die Effektivität der Anstrengungen zu vorab definierten Zeitpunkten zu prüfen. Durch Monitorings können sich die Ergebnisse um mehr als das Doppelte verbessern (Harkin et al., 2016), denn es erlaubt Korrekturen von Verhaltensweisen, die sich als nicht effektiv herausgestellt haben. Außerdem bringt ein Monitoring die Prozesse und Ziele wieder ins Bewusstsein der Mitarbeiter*innen. Monitorings und Evaluationen machen (Teil-)Erfolge sichtbar, was die Motivation der Mitarbeiter*innen steigern kann. Der Implementierungserfolg nimmt zu, wenn die Anwender*innen positive Auswirkungen einer Innovation möglichst früh und möglichst deutlich erkennen (Rogers, 2003). Die Bedeutung solcher Rückmeldungen über die Fortschritte bei der Zielerreichung wurde vielfach bestätigt (Carey et al., 2018; US DHHS-National Cancer Institute,

2005; Hysong et al., 2006; Jamtvedt et al., 2006). Belegt ist auch, dass Reflexionen vor, während und nach der Implementierung in Teams gemeinsames Lernen und Verbesserungen fördern (Edmondson et al., 2001).

Die Einschätzung der Prozesse und Ergebnisse der Implementierung kann auf vielfältige Weise erfolgen. Wenn die Ziele und Zwischenziele im Vorfeld gut geklärt waren, dann ist die Auswahl des Evaluationsansatzes einfacher (McCormack et al., 2009c). Auch bei diesem Implementierungsschritt ist partizipatives Vorgehen wichtig (McCormack et al., 2009c). Die Anwender*innen können in die Festlegung der Verfahren für Monitoring und Evaluation wie auch in die Datenerhebung einbezogen werden (van den Bogaert, 2023). In jedem Fall sind die Ergebnisse mit ihnen zu diskutieren, da davon im Folgenden möglicherweise auch neue Strategien oder Absprachen abgeleitet werden.

Das *Monitoring*, die Überwachung von Vorgängen, wird für die fortlaufende und systematische Beobachtung, Protokollierung und Wirkungsanalyse genutzt. Die *Evaluation* hingegen bewertet am Projektende, welche Änderungen durch welche Strategien zustande kamen. In der Praxis gehen die Begriffe ineinander über: Beides zielt darauf ab, die Qualität oder die Wirkungen von Prozessen schnell sichtbar machen. Das Monitoring fragt, was gerade im Projekt passiert, prüft wie ein Kompass (»Sind wir noch auf dem richtigen Weg?«) und dient der Projektsteuerung. Es analysiert die Erreichung kurzfristiger Ziele bzw. der Meilensteine. Die Evaluation prüft das Gesamtprojekt (»Ist der Weg der richtige?«) und das Gesamtergebnis (»Was haben wir erreicht?«), analysiert anspruchsvollere Wirkungen und erlaubt die Ergebnisse differenziert zu bewerten. Beides ist nötig: Das konsequente Monitoring ist das Frühwarnsystem für unerwartete Entwicklungen und ermöglicht Anpassungen. Eine Evaluation zeigt am Projektende die Ergebnisse und damit auch, was im Verlauf wichtig gewesen wäre.

Im *Projektmanagement* wird oft der Begriff *Projektcontrolling* verwendet, um die Regeln und Prozesse zu beschreiben, die das Erreichen der Projektziele absichern. Auf der Basis vorab festgelegter Ziele oder Meilensteine findet ein Ist-Soll-Abgleich statt. Die abzuleitenden Korrekturmaßnahmen können zu angepassten Plänen oder Zielen führen. Das Projektcontrolling ist eine feste Aufgabe der Projektleitung (Kuster et al., 2022).

Die Inhalte und Strategien von Monitoring oder Evaluation müssen gut geklärt sein. Hochkomplexe Prozesse sind schwierig zu bewerten, da die Wirkungen von Einzelkomponenten sich gegenseitig beeinflussen (s. S. 20 ff.). In der Implementierungsforschung gilt es als großes Problem, dass sich der Erfolg von Veränderungen aus mehreren Gründen oft schwer messen lässt: Viele angestrebte Endpunkte sind schwierig zu erheben und von vielfältigen, nicht steuerbaren Faktoren beeinflusst. Unterschiede (z. B. Besserungen im Krankheitsverlauf zwischen zwei untersuchten

Gruppen) sind manchmal relativ klein oder sie müssten über einen langen Zeitraum beobachtet werden (Vollmar et al., 2017; Campbell et al., 2000). Diese Aspekte treffen vermutlich für psychiatrische Settings in besonderem Maße zu.
In Implementierungsprozessen führen sowohl die Innovationen als auch die Implementierungsstrategien zu Veränderungen. Um Evaluationsergebnisse richtig bewerten zu können, sollte klar sein, was genau welche Veränderung bewirkt hat. Beispielsweise wird auf einer Station ein Schlafrestriktionstraining für Patient*innen mit Schlafstörungen eingeführt und nach der Etablierung des Programms zeigt sich, dass die Ein- und Durchschlafstörungen tatsächlich zurückgegangen sind. Dieser Effekt könnte auf das Training an sich zurückzuführen sein. Oder auf die Tatsache, dass alle im Team durch die Implementierung mehr Kompetenzen im Umgang mit Schlafstörungen erlangt haben, diese mehr wahrnehmen, offensiver mit den Betroffenen besprechen und innerhalb des Stationsalltags die Schlafhygienemaßnahmen besser realisieren.
Die *Ergebnisevaluation* zeigt, was sich verändert hat und inwiefern das neue Verfahren wirksam ist. Die *Prozessevaluation* prüft die Strategien und Einflussfaktoren im Implementierungsprozess und deren Effekte. Beides ist erforderlich, damit am Ende des Prozesses gesagt werden kann, ob eine Veränderung (oder das Ausbleiben einer angestrebten Veränderung) auf die Intervention an sich oder auf den Grad der Umsetzung oder auf die Implementierungsprozesse zurückzuführen ist (Pinnock et al., 2017; Proctor et al., 2011). Die unterschiedlichen Elemente und Komponenten der Evaluation erfordern unterschiedliche Erhebungsverfahren und -zeitpunkte. Oft ist es sinnvoll, auch Teilprozesse zu evaluieren.
Trotz der breiten inhaltlichen Anforderungen müssen Monitoring und Evaluation machbar bleiben und sich auf das aktuelle Erkenntnisinteresse fokussieren (van den Bogaert, 2023).

Dokumentation von Implementierungsergebnissen in Forschungsprojekten

Die Implementierungsforschung will die (nachhaltigen) Effekte von Veränderungen oder Evidenzimplementierung erfassen. Und sie prüft, inwiefern diese Innovationen unter Alltagsbedingungen in den verschiedenen Settings wirksam sind und bleiben (Baumeister, 2014).
In der Forschung über Implementierungsprojekte muss erkennbar sein, welche Ergebnisse »aufgrund der Implementierungsstrategie« entstanden sind und welche Auswirkungen sich »durch die veränderte Praxis/Evidenz« erklären lassen (Möhler et al., 2015, 2016; Pinnock et al., 2017; Craig et al., 2013; Moore et al., 2015). Bei der Veröffentlichung wissenschaftlicher Studien soll daher eine detaillierte

Beschreibung von Methoden, Durchführung und Evaluation sowohl für die Innovation wie auch explizit für die Implementierungsprozesse erfolgen (Pinnock et al., 2017).

Mit der Nutzung validierter Erhebungs- oder Messinstrumente sind sichere Aussagen zu Vergleichen (Interventionsgruppe oder Kontrollgruppe, Vorher-Nachher-Abgleich, Abgleich der eigenen Implementierung mit Ergebnissen anderer Studien, etc.) möglich. Die Implementierungswissenschaft steht vor großen methodischen Herausforderungen, wenn es darum geht, Prozesse messbar zu machen und Erfassungsinstrumente zu entwickeln (Chaudoir et al., 2013; Hulscher & Wensing, 2020b). Die Ergebnisse sind oft vom Zeitpunkt der Ergebniserfassung abhängig. Die Vielzahl von dynamischen und interagierenden Einflussfaktoren und abwechselnd oder kombiniert angewandten Strategien sowie die Unterschiedlichkeit der Konzepte und Begriffe machen die Implementierungsevaluationen schwierig (Proctor et al., 2011; Scott et al., 2019). Die Auswahl geeigneter Instrumente bedarf daher großer Sorgfalt; meist ist es sinnvoll, mehrere Instrumente zu nutzen.

Bei den Forschungsberichten sollen definierte Berichtstandards (»Reporting Guidelines«) angewendet werden, um die Qualität und Transparenz zu gewährleisten. Solche Reporting Guidelines werden von Forschungsgesellschaften herausgegeben, z. B. dem EQUATOR-Netzwerk (www.equator-network.org). Für die Darstellung von Prozessen und Outcomes können beispielsweise die »Standards for Reporting Implementation Studies (StaRI)« (Pinnock et al., 2017) Anwendung finden. Die »Criteria for Reporting the Development and Evaluation of Complex Interventions in healthcare (CReDeCI)« liegen auch deutschsprachig vor (Möhler et al., 2016). Ein ins Deutsche übersetztes Instrument für die Beschreibung der implementierten Intervention ist das »Template for Intervention Description and Replication (TIDieR)« (Hoffmann et al., 2016).

Monitoring und Prozesssteuerung

Implementierung unterliegt als dynamischer Prozess vielen Einflussfaktoren. Die einzelnen Phasen und Schritte laufen nicht geordnet und linear. Rollen, Aufgaben und Strategien müssen immer wieder neu angepasst werden. Das Monitoring muss geeignet sein, um relevante Probleme zu identifizieren und die notwendigen Informationen für ein gezieltes Nachsteuern der Prozesse zu bieten (Logan & Graham, 2010). Es ist das Frühwarnsystem für unerwartete Entwicklungen und soll erlauben, möglichst schnell und adäquat auf Planabweichungen und Unvorhergesehenes zu reagieren.

Empfohlen wird, dass das Monitoring sowohl die Ziele als auch die Prozesse und das Verhalten der Individuen beleuchtet (Harkin et al., 2016). Für die Einschätzungen und Rückmeldungen kommen alle möglichen Formen infrage: Teambesprechungen und Austausch, Berichte, Messinstrumente und Grafiken, qualitatives Feedback sowie Erfolgsgeschichten (Damschroder et al., 2009; Klein et al., 2016).

Erreichungsgrade von Zielen oder Meilensteinen können umso konkreter bestimmt werden, je genauer sie im Vorfeld beschrieben wurden. Die SMART-Kriterien (spezifisch, messbar, attraktiv, relevant, terminiert) sind hier hilfreich (Brach et al., 2008; Damschroder et al., 2009), die erforderlichen fortlaufenden Dokumentationen müssen geklärt sein.

Für die Einschätzung der Implementierungsprozesse sind folgende Aspekte relevant (Logan & Graham, 2010):

Einflussfaktoren und Barrieremanagement: Welche Einflussfaktoren sind entscheidend? Werden hinderliche Einflussfaktoren erkannt und durch geeignete Maßnahmen reduziert? Sind neue Barrieren aufgetreten?

Implementierungsstrategien: Wurden sie nach Plan umgesetzt? Stellen sie den Transfer der Innovationen in die Praxis sicher? Haben die Praktiker*innen die erforderlichen Fähigkeiten? Sollten erste Strategien für die Verstetigung überlegt werden?

Umsetzung: Welche Probleme und Unterstützungsbedarfe werden für die Anwendung der Innovation genannt? Wie sind die Art und der Grad der Umsetzung des neuen Verfahrens?

Ein Monitoring, das eher die Ergebnisse und die Zielerreichung fokussiert, beeinflusst auch die Ergebnisse mehr. Wenn das Monitoring das Verhalten fokussiert, dann wird eher dieses beeinflusst (Harkin et al., 2016). Vorteilhaft für den weiteren Prozess ist es, wenn die Ergebnisse des Monitorings berichtet oder öffentlich gemacht werden. Weniger relevant scheint die gewählte Häufigkeit von Fortschrittskontrollen zu sein (Harkin et al., 2016). Ziele sollen realistisch formuliert werden, aber es scheint weniger wichtig zu sein, wie kleinschrittig sie benannt sind (Harkin et al., 2016).

Hilfreiche Überlegungen zum Monitoring

- Was ist das Ziel des Monitorings und der Evaluation, was wollen wir konkret wann erfahren? Welche Informationen hinsichtlich Barrieremanagement, Facilitation, Implementierungsstrategien und Umsetzung erlauben die Identifikation möglicher Probleme und die Anpassung der Strategien? Welche Informationen helfen, die Motivation der Mitarbeiter*innen zu sichern?
- Wie komme ich an die erforderlichen Informationen und Daten, die ich auswerten will? Diese müssen rechtzeitig verfügbar sein (Dy et al., 2015).

Schon bei der Festlegung der Inhalte von Monitoring und Evaluation muss der Aufwand für die Datenerfassung mitüberlegt werden. Evtl. sind zusätzliche Maßnahmen erforderlich, damit die Daten fortlaufend bzw. rechtzeitig verfügbar sind, z. B. Absprachen mit der IT oder dem Controlling.

- Zu welchen Zeitpunkten und mit welchen Personen finden Monitorings und Evaluationen statt? Das Monitoring muss fortlaufend oder relativ engmaschig sein, damit erforderliche Anpassungen zeitnah stattfinden (Logan & Graham, 2010). Der Einbezug möglichst vieler Anwender*innen vermittelt diesen, dass sie gehört und wahrgenommen werden und erlaubt umfänglichere Eindrücke zum Geschehen.
- Welcher Aufwand ist leistbar? Datenerhebungen und -auswertungen binden Zeit, evtl. müssen Prioritäten gesetzt werden.
- Inwiefern und wann sollen Effekte oder Teilziele bezüglich benannter Stationsziele bzw. bezüglich der Verbesserung der Versorgung überprüft werden? Die Wirkung der Innovation muss sicher am Ende des Implementierungsprozesses sorgsam evaluiert werden, doch es ist sehr motivierend, wenn schon das Monitoring die Wirksamkeit der Innovation anzeigt.

Im Vorfeld konkret beschriebene Meilensteine können sehr hilfreich sein, um den umfänglichen Anforderungen an das Monitoring mit relativ wenig Aufwand gerecht zu werden.

Aus dem Monitoring müssen Handlungsschritte abgeleitet werden. Falls Ziele oder Teilziele nicht wie angestrebt erreicht wurden, sollte eine sachliche und vor allem *vorwurfsfreie Analyse* erfolgen. Dabei kann die Angemessenheit der Strategien oder die Relevanz der Einflussfaktoren hinterfragt werden, aber auch die Angemessenheit der Ziele oder die Realisierbarkeit der Meilensteine. Eine ruhige Analyse mit den Anwender*innen macht die Veränderungsbedarfe sichtbar und schafft die Basis, um neue Strategien für die nächsten Implementierungsschritte gemeinsam zu verabreden, ohne die Mitarbeiter*innen zu entmutigen. Möglicherweise müssen auch die Implementierungsziele bescheidener und die nächsten Meilensteine realistischer und konkreter formuliert werden.

Implementierung evaluieren

Die *Prozessevaluation* will die Erfolge oder Misserfolge der Implementierungsaktivitäten prüfen, sie umfasst viele Aspekte. Geprüft werden kann, ob der Implementierungsplan gut war, inwiefern Anwender*innen die Innovation akzeptieren und wie geplant umsetzen, inwiefern Schwierigkeiten bestehen oder ob sich eine Verstetigung der Anwendung abzeichnet. Das sind Implementierungsergebnisse oder Outcomes. Die im Implementierungsprozess involvierten Personen wollen vielleicht noch mehr wissen: ob ihr Barrieremanagement funktionierte, welche der Implementierungsstrategien besonders förderlich waren oder wie relevant sich bestimmte Einflussfaktoren zeigten. Daher sollten auch die Einflussfaktoren auf Implementierung evaluiert werden (Damschroder et al., 2022b). Die Schlüsselkomponenten der Prozessevaluation sind die Einflussfaktoren, die Implementierungsvorgänge und die Wirkungen und Folgen der Implementierung (Moore et al., 2015).

Zu beachten ist, dass die Prozessevaluation mit steigender Komplexität, höherer Anzahl der Akteur*innen und zunehmender interagierender Komponenten herausfordernder wird. Gleichzeitig wird sie wichtiger, denn gerade bei komplexen Prozessen wird der Implementierungserfolg sehr von den Prozessen beeinflusst. Eine Vielzahl von Konzepten oder Modellen wurde für die Prozessevaluation entwickelt (Hulscher & Wensing, 2020b), dennoch ist sie – bezogen auf ein Projekt – schwierig zu konzeptualisieren. Selbst in Implementierungsstudien ist die Qualität der Prozessevaluationen oft nicht gut (Scott et al., 2019).

Einflussfaktoren auf die Implementierung

Vielerlei Barrieren und Förderfaktoren haben auf unterschiedlichen Ebenen Einfluss auf die Implementierungsprozesse (s. S. 107 ff.). Der Blick auf die Einflussfaktoren zeigt, unter welchen Bedingungen eine Veränderung eintrat, funktioniert oder wirksam ist – oder eben auch nicht. Beispielsweise können Faktoren, die außerhalb der Einrichtung liegen, oder unerwartete Ereignisse den Implementierungserfolg beeinträchtigen, obschon das Vorgehen klug und engagiert war. Auch hier kann die Anwendung von Instrumenten sinnvoll sein (s. Kasten und s. Ausführungen zu RE-AIM, S. 130 ff.).

Das CFIR Outcome Addendum und das Implementation Process Assessment Tool (IPAT)

Das CFIR Outcomes Addendum (Addendum = Anhang) wurde als Teil des Aktualisierungsprozesses von CFIR 2.0 veröffentlicht, um u. a. eine konzeptionelle Unterscheidung zwischen Implementierungs- und Innovations-Outcomes und ihren potenziellen Determinanten (= Einflussfaktoren) zu treffen (Damschroder et al., 2022b).

Ziel war es, eindeutige konzeptionelle Unterscheidungen zwischen verschiedenen Typen von Ergebnissen für die Verwendung von CFIR und evtl. auch anderen determinierenden Implementierungsrahmen anzubieten. Diese Unterscheidungen können dazu beitragen, Klarheit zu schaffen, wenn Projektleitende oder Forschende überlegen, welche Ergebnisse im Rahmen eines Implementierungsprojektes am besten zu bewerten sind.

Konzeptionell unterschieden werden:

- Implementierungs-Outcomes und Innovations-Outcomes
- Erwartete und tatsächliche Implementierungs-Outcomes
- CFIR-basierte Einflussfaktoren auf die Implementierung (Implementierungsdeterminanten) versus Einflussfaktoren auf die Innovation (Innovationsdeterminanten)

Das CFIR-Addendum klärt Beziehungen zwischen den CFIR-Einflussfaktoren und -Outcomes, dafür integriert es RE-AIM (s. S. 130 ff.) und IOF (Proctor, 2011). Kriterien für Nachhaltigkeit werden miteinbezogen, denn der Implementierungserfolg soll nicht als »initialer Erfolg«, sondern als »Erhaltungserfolg« verstanden werden. Dies soll dazu anregen, die Nachhaltigkeit schon bei der Implementierungsplanung mitzubedenken.

Die Akteur*innen (Damschroder et al., 2022b) trennen erwartete Outcomes von aktuellen (wahrgenommenen, messbaren) Outcomes. Erwartungen sind wichtig, denn sie leiten Aktivitäten, geben Struktur und Legitimation und bereiten auch Chancen und Risiken vor.

Die drei Themen im CFIR Addendum sind »(Bereitschaft zur) Übernahme/Umsetzung (Adoption), die (Erwartung an die) reale Umsetzung/Implementierung und die (erwartete) langfristige Umsetzung«. Die Themen der IOF (Akzeptanz, Eignung, Machbarkeit, Implementierungsklima und Implementierungsbereitschaft) werden ebenfalls erfasst.

Mit dem Implementation Process Assessment Tool (IPAT) wurde ein Fragebogen mit 27 Items entwickelt, um die Effekte der CFIR-Einflussfaktoren einschließlich der Implementierungsprozesse einzuschätzen (Hartveit et al., 2019). Dieses Instrument berücksichtigt, dass sich unterschiedliche Phasen und Subkonzepte von Implementierung überlappen. Und es erfasst die Unterschiede in der Bereitschaft zur Innovation und in der Einschätzung der Veränderungsprozesse zwischen Einzelpersonen, Anwender*innen und der Gruppe.

Methoden und Zeitpunkt der Implementierungsevaluation

Die Daten für die Evaluation werden sinnvollerweise erhoben von Personen, die die Innovation umsetzen bzw. bereitstellen (Projektleitende, Facilitator*innen und Anwender*innen). Manche Aspekte werden früh im Implementierungsprozess

erfasst (z. B. die Akzeptanz) oder im Verlauf (z. B. die Übernahme oder Umsetzungstreue), andere eher am Ende (z. B. die Durchdringung und die Aufrechterhaltung) (Proctor et al., 2011).
Wie in Abbildung 12 ersichtlich, können vielfältige Methoden zum Einsatz kommen. Datenauswertungen, Beobachtungen, Fokusgruppen, Interviews, Checklisten, Dokumentationsanalysen, Fragebögen und weitere Verfahren sind denkbar (Proctor et al, 2011; Hoben & Bär, 2016). Es gibt Messinstrumente für die Erfassung von Implementierungs-Outcomes wie auch von Einflussfaktoren (Hoben und Bär, 2016), die jedoch hinsichtlich der Eignung sorgsam geprüft werden müssen. Bei größeren Projekten sollten mehrere Datenerhebungen vor, während und nach der Implementierung geplant (Scott et al., 2019) sowie qualitative und quantitative Verfahren kombiniert werden (Klein et al., 2016). Zusammenfassend gilt: Zunächst müssen die Kriterien für die Evaluation feststehen, dann wird die Art der Erhebung geklärt. Und schließlich werden der Zeitpunkt oder die Zeitpunkte festgelegt.
Zu bedenken ist auch:

- In der klinischen Praxis müssen für eine Prozessevaluation in der Regel pragmatische Lösungen gefunden werden.
- Wesentliche Kriterien für die Einschätzung der Implementierung sind der Umsetzungs- und Durchdringungsgrad sowie die Anwendungstreue bei den Mitarbeiter*innen (Hulscher & Wensing, 2020b).
- Falls es wichtig ist, Lernerfahrungen aus Implementierungsprozessen zu sichern, so sollten diejenigen Aspekte genau geprüft werden, die sich im Rahmen des Monitorings als entscheidend herausstellten. Möglicherweise können dabei im Abgleich mit den Angaben aus vorhergehenden Monitorings Entwicklungen erkannt werden.
- Implementierung endet nicht nach der Evaluation, denn mögliche Veränderungen sollen über die Dauer beibehalten werden. Die Einschätzung der Einflussfaktoren und des Barrieremanagements geben wertvolle Hinweise, wie die Verstetigung unterstützt werden soll und kann.

Implementierungs-Outcomes

Für die Evaluation und das Beforschen von Implementierungsprozessen haben Enola Proctor et al. (2011, 2023) ein Rahmenwerk geschaffen und evaluiert. Das Implementation Outcome Framework (IOF) schlägt die Erfassung von acht konzeptionell unterschiedlichen Implementierungsergebnissen vor. Abbildung 12 zeigt die Kriterien von Proctor et al. (2011) und schlägt für jedes Outcome vor, mit welchen Methoden dies erhoben werden kann.

ABBILDUNG 12: Taxonomie von Implementierungs-Outcomes und Erhebungsmethoden (nach Proctor et al., 2011; Petermann, 2014)

Implementierungs-Outcomes	Erhebungsmethoden
Akzeptanz *(Acceptability)*	Umfragen, qualitativ oder semi-strukturierte Interviews, administrative Daten
Übernahme *(Adoption)*	Umfragen, qualitative oder semi-strukturierte Interviews, Beobachtung, administrative Daten
Angemessenheit *(Appropriateness)*	Umfragen, qualitative oder semi-strukturierte Interviews, Fokusgruppen
Machbarkeit *(Feasibility)*	Umfragen, administrative Daten
Wiedergabetreue *(Fidelity)*	Beobachtung, Visitationen, Checklisten, Selbstberichte
Implementierungskosten *(Cost)*	Administrative Daten
Durchdringung *(Penetration)*	Fallbesprechungen, Checklisten
Nachhaltigkeit *(Sustainability)*	Fallbesprechungen, semi-strukturierte Interviews, Fragebögen, Checklisten

Die Akzeptanz einer Innovation durch Praxisakteur*innen ist ausgeprägt, wenn die Neuerung als annehmbar und ansprechend erlebt wird. Ist dies nicht gegeben, wird die Innovation entweder gar nicht eingeführt oder die Praktiker*innen reagieren mit Widerstand. Die Bewertung der Akzeptanz hängt auch vom Wissen über die Innovation und die Erfahrung mit der Anwendung ab. Dies verändert sich im Implementierungsprozess und sollte wiederholt erfasst werden (Hoben & Bär, 2016).

Die Übernahme bezieht sich auf zwei unterschiedliche Konstrukte. Zum einen ist hier die Absicht oder initiale Entscheidung gemeint, eine Innovation zu implementieren. Weiter werden die konkret durchgeführten Handlungen zur Anwendung der Intervention erfasst. Verwandte Konstrukte sind das Aufgreifen *(uptake)* oder die Nutzung *(utilization).* Beides kann durch ein Implementierungsprotokoll erfasst werden (Hoben & Bär, 2016).

Die Angemessenheit ist die wahrgenommene Passung, Relevanz oder Kompatibilität der Intervention für ein bestimmtes Setting. Hiermit kann auch die Wahrnehmung verstanden werden, ob die einzuführende Innovation ein bestimmtes Problem sinnvoll lösen kann. Die Angemessenheit steht begrifflich dem Konzept der Akzeptanz nahe, eine Unterscheidung ist dennoch sinnvoll. So kann eine Innovation als angemessen, aber nicht als akzeptabel eingeschätzt werden, oder umgekehrt (Petermann, 2014; Hoben & Bär, 2016).

Die Machbarkeit wird auch als *Umsetzbarkeit* bezeichnet und kann auf zwei Ebenen erfasst werden: als zugeschriebenes Merkmal einer Innovation oder als das Ausmaß der tatsächlichen Umsetzung. Auch wenn eine Innovation als angemessen und umsetzbar erscheint, kann sich im Implementierungsprozess herausstellen, dass sie nur teilweise oder gar nicht in die Versorgungspraxis integrierbar ist, z. B. aufgrund mangelnder personeller Ressourcen. Das Konzept der Machbarkeit wird typischerweise als mögliche Erklärung für den Erfolg bzw. Misserfolg einer Implementierung herangezogen (Hoben & Bär, 2016).

Die Wiedergabetreue ist der Grad, in dem eine Innovation so umgesetzt wird, wie vorgesehen bzw. von den Entwickler*innen beabsichtigt. Nach Proctor et al. (2011) lässt sich der Parameter in die Dimensionen *Grad der Adhärenz* (genaue Einhaltung der Vorgaben durch Praxisakteur*innen) und die *Qualität der Umsetzung* unterteilen. Die Umsetzungstreue sollte in verschiedenen Stadien des Implementierungsprozesses gemessen werden (Petermann, 2014; Hoben & Bär, 2016).

Die Kosten umfassen zwei Dimensionen: Kosten, die durch die regelhafte Anwendung der Innovation entstehen, und die Kosten der Implementierung selbst. Beide Kostenarten variieren mit der Größe und Komplexität des Settings. Um Rückschlüsse auf den Behandlungserfolg zu ziehen, werden sie häufig ins Verhältnis mit dem Nutzen, den die Intervention erbringt *(cost-effectiveness),* gesetzt. Kosten sind durch die Einhaltung des finanziellen Rahmens überprüfbar oder durch die Erfassung jener Ausgaben, die durch die Nutzung unterschiedlicher Implementierungsstrategien entstehen (Hoben & Bär, 2016).

Die Durchdringung bezeichnet die Integration einer Innovation in die betreffende Einrichtung. Hier kann geprüft werden, wie viele der infrage kommenden Nutzer*innen das neue Angebot auch wirklich erhalten oder wie viele der Mitarbeiter*innen eines Teams die Innovation anwenden (Hoben & Bär, 2016).

Die Nachhaltigkeit bezeichnet das Ausmaß, in dem eine Innovation über die Projektphase hinaus über einen längeren Zeitraum in der Praxis aufrechterhalten bleibt und für die Praxisakteur*innen zur Routine geworden ist. Die Innovation muss die Einrichtung ausreichend durchdrungen haben, um langfristig wirksam zu sein (Hoben & Bär, 2016, s. S. 128 ff.).

Innovations-Outcomes

Während die Prozessevaluation die Strategien und Einflussfaktoren im Implementierungsprozess analysiert, zeigt die *Ergebnisevaluation,* was sich verändert hat und inwiefern das neue Verfahren wirksam ist. Damit sind vor allem, aber nicht nur die patienten- oder klientenbezogenen Outcomes gemeint (z. B. der Grad der angestrebten Symptomverbesserung). Der Erfolg oder Misserfolg der Innovation kann auf verschiedenen Ebenen deutlich werden (s. Abbildung 13).

ABBILDUNG 13: Auswahl an Innovations-Outcomes
(in Anlehnung an Baumeister, 2014; Cella et al., 2015; Damschroder et al., 2022b; Nerdinger, 2019e; Proctor et al., 2009, 2011)

Ergebnisebenen	Mögliche Outcomes

Nutzer*innen der Innovation
Personen, denen die Innovation zugutekommt, z. B. Patient*innen, die von einem Behandlungsprogramm profitieren
	· Gesundheitsbezogene Lebensqualität
	· Funktionsfähigkeit
	· Gesellschaftliche Teilhabe
	· Symptomausprägung und Symptombelastung
	· Gesundheitsverhalten
	· Patient*innenerfahrungen, z. B. die Zufriedenheit mit:
	  · der Behandlung
	  · Behandlungsempfehlungen und Medikamenten
	  · Psychosoziale Therapien

Anbieter*innen der Innovation Personen, die direkt oder indirekt an der Implementierung der Innovation beteiligt sind	· Arbeitszufriedenheit · Fluktuationsrate (freiwillige Kündigungen, Neueinstellungen) · Kündigungsrate · Krankheitsrate · Überlastung, Burn-out · Überstundenrate · Sicherheitserleben
Organisation Personen, die direkt oder indirekt an der Implementierung der Innovation beteiligt sind	· Effektivität · Wirtschaftlichkeit · Sicherheit · Gerechtigkeit · Patient*innenzentrierung · Verbesserte Qualitätsbewertungen · Rechtzeitigkeit

Die Effekte auf die verschiedenen Ebenen bzw. Personengruppen können sich überschneiden. Beispielsweise profitieren nicht nur die Patient*innen (als Empfänger*innen der Innovation) von einem verbesserten Milieu oder weniger Aggressionsvorkommen auf einer Station, sondern auch die Teammitglieder sind wahrscheinlich dankbar.

Innovationen können weitere Ziele anstreben, z. B. die Verbesserung der Gesundheit einer Bevölkerungsgruppe, die Senkung der Kosten im Gesundheitswesen oder die Verbesserung des Arbeitslebens und des Wohlbefindens der Mitarbeiter*innen. Die Kriterien für die Ergebnisevaluation sind vor allem die mit der Innovation angestrebten Ziele. Das können diejenigen Outcomes sein, zu denen bereits in der Originalstudie Effekte berichtet wurden. Auch die vorab im Rahmen des Projektes definierten Ziele des Teams (s. S. 89 ff.) sind in der Regel geeignete Kriterien. Bei komplexen Interventionen ist in aller Regel zielführend, mehrere Outcomes zu prüfen (Craig et al., 2013). Hier unterliegen nicht nur die Implementierungsprozesse, sondern auch die Wirkungen der Innovation unterschiedlichen Einflussfaktoren. Wenn beispielsweise ein neues Angebot zur Gewichtsreduktion etabliert wird, so haben Alter, Geschlecht, Diagnosen, Motivation, Symptomstatus, Selbstwirksamkeitserwartung und viele weitere Aspekte seitens der Patient*innen Einfluss auf die Effekte des Angebots (s. S. 20 ff.). In klinischen Studien werden diese Einflussfaktoren in der Regel durch die Randomisierung der Patient*innen in die Interventions- und Kontrollgruppe kontrolliert. Für die Evaluation der Implementierung eines solchen Angebots beispielsweise auf einer Station muss daher gut überlegt und wenn möglich geprüft werden, wie die Einflussfaktoren das Innovationsergebnis beeinflussen können.
Wie bei der Prozessevaluation können vielfältige Methoden (Datenauswertungen, Beobachtungen, Fokusgruppen, Interviews, Checklisten, Dokumentationsanalysen, Fragebögen etc.) zum Einsatz kommen. Für Vorher-Nachher-Vergleiche müssen die im Vorfeld erfassten Daten vorliegen. Deshalb muss die Festlegung der Evaluation bereits in der Planungsphase (s. S. 109 ff.) erfolgen.

Erfolge motivieren, Erfolge machen stolz. Das Erfassen der Erfolge dient zunächst dem Monitoring und der Evaluation. Doch die motivierende Wirkung sollte nicht außer Acht gelassen werden. Daher sollten im Projektverlauf Erfolge immer wieder erlebbar und sichtbar sein. Hier hilft die Beschreibung passender und klar definierter Ziele/Outcomes, die mit den Zielen und Wünschen der Anwender*innen übereinstimmen. Für längere Prozesse sind Teilziele zu definieren. Auch eine gute Darstellung der Erfolge ist wichtig. Grafiken und andere Formate können Ergebnisse visualisieren. Auch das explizite Lob von Vorgesetzten, Facilitator*innen oder projektverantwortlichen Personen bestätigt den Erfolg.

Bei möglichen Misserfolgen ist neben der vorwurfsfreien Analyse wichtig, neue und realisierbare Ziele gemeinsam zu bestimmen.

Verstetigung und Nachhaltigkeit

Implementierung ist erst erfolgreich, wenn sie zur *dauerhaften* Anwendung von Forschungswissen oder Innovation führt. Das neue Verfahren muss Einzug ins Alltagshandeln der Praktiker*innen finden, als *neue Normalität* erlebt und zur neuen Routine werden (Grol & Wensing, 2020a). Auch in Krisen, beispielsweise bei hohem Arbeitsdruck, soll es keinen Rückfall in frühere Verhaltensmuster oder Praktiken geben. Andere in diesem Zusammenhang verwendete Begriffe sind *Verstetigung* oder *Aufrechterhaltung*. Gemeint ist damit die kontinuierliche Anwendung durch möglichst alle mit dem Thema befassten Praktiker*innen.

Ist die Nachhaltigkeit der Veränderung nicht gegeben, dann findet die angestrebte Verbesserung nicht statt und Nutzer*innen werden nicht so gut versorgt, wie es möglich wäre. Der Aufwand und der Ressourceneinsatz für die Implementierung waren umsonst. Womöglich sind die Praktiker*innen enttäuscht und bei künftigen Implementierungsprojekten weniger motiviert mitzumachen, womöglich verlieren sie das Vertrauen in evidenzbasierte Konzepte.

Die Herstellung von Nachhaltigkeit ist das kritischste Moment hinsichtlich der dauerhaften Erfolge von Implementierung und die größte Herausforderung im Implementierungsprozess (Shelton et al., 2018). Oft gilt die Abschlussevaluation als Projektabschluss und damit als Beendigung des Ressourceneinsatzes oder der Aufmerksamkeit für die Implementierung. Da ist das Risiko für einen Rückfall in die alte Handlungspraxis hoch, das muss bei der Implementierungsplanung mitbedacht werden (Grol & Wensing, 2020a).

Nachhaltigkeit meint die dauerhafte Aufrechterhaltung eines Angebotes oder einer Innovation. Dennoch ist dies kein statischer Zustand. Möglicherweise müssen das Angebot selbst oder die Strategien zur Aufrechterhaltung im Zeitverlauf an sich ändernde Begebenheiten angepasst werden (Chambers et al., 2013; Trinkley et al., 2023).

Was Nachhaltigkeit bedroht oder fördert

Ob eine Implementierung am Ende dauerhaft aufrechterhalten wird oder nicht, unterliegt vielseitigen Einflussfaktoren (Shelton et al., 2018) und ist oft unvorhersehbar (Birken et al., 2020). Insgesamt sind die Forschungsbefunde zu den Gründen und Einflussfaktoren der Nachhaltigkeit heterogen (Birken et al., 2020; Lennox et al., 2020). Das Thema ist aufgrund seiner Dynamik und Komplexität und auch weil »Nachhaltigkeit« nicht so genau zu definieren ist, schwer zu erforschen (Shelton et al., 2018). Dennoch können etliche Aussagen getroffen werden:

Förderlich für Nachhaltigkeit scheinen die klare Verantwortlichkeit für Rollen und Zuständigkeiten, die Verfügbarkeit einer starken Führung sowie eine angemessene Unterstützung auf organisatorischer Ebene. Die Realisierung der Nachhaltigkeit erfordert einen vielschichtigen Ansatz. Das am häufigsten genannte Hindernis für die Nachhaltigkeit sind unzureichende Personalressourcen (Birken et al., 2020). Eine große Rolle spielt wohl, ob die Innovation gut zum Kontext passt oder angepasst wurde, dass also die Innnovation auf die Belange der Nutzer*innen der Anwender*innen und des Kontextes (z. B. organisationale Voraussetzungen) adaptiert werden (Shelton et al., 2018; Damschroder et al., 2009). Hohe Bedeutung für die Nachhaltigkeit haben die Verfügbarkeit von Ressourcen, das Aufzeigen der Effektivität der Innovation, ein weiter fortlaufendes Monitoring der Prozesse, der aktive Einbezug von Schlüsselpersonen sowie die Integration der Veränderung in bestehende Strukturen und Trainingsprogramme der Anwender*innen (Lennox et al., 2018). Die nachhaltige Implementierung umfänglicher Gesundheitsprogramme wird gefördert durch die kontinuierliche Aufmerksamkeit von Leitungspersonen, den Einbezug wichtiger Personen einschließlich der Nutzer*innen, die Passung zu den übergeordneten Zielen der Organisation, ausreichende personelle und finanzielle Ausstattung, enthusiastische Projektverantwortliche (»champions«), die Sichtbarkeit der positiven Ergebnisse/Outcomes und eine gut koordinierte Projektsteuerung (Gruen et al., 2008).

Es liegt auf der Hand, dass eine Verstetigung eher stattfindet, wenn die Umsetzung von Innovationen nicht nur den Empfänger*innen der Innovation (und möglicherweise wichtigen Entscheidungsträger*innen) Vorteile bringt, sondern auch den Anwender*innen. Haben die Praktier*innen Freude an der Anwendung des Verfahrens, bekommen sie gutes Feedback von den Nutzenden. Nehmen sie wichtige Lernerfahrungen wahr, erleben sie verbesserte Arbeitsabläufe. Für die Evaluation des Innovations-Outcomes werden die Veränderungen für die Nutzer*innen, die Praxisakteur*innen und die Entscheidungsträger*innen geprüft (s. S. 121f.). Es ist sehr klug, wenn bereits bei der Entscheidungsfindung und der Planung die Ziele dieser drei Hauptgruppen aufeinander abgestimmt werden (Damschroder et al., 2022b). Beispielsweise wird eine Innovation, die die Funktionsfähigkeit von Patient*innen verbessert, wahrscheinlich nicht aufrechterhalten werden, wenn sie das Burn-out der Anwender*innen erhöht oder auch mit erheblichen dauerhaften Kosten verbunden ist.

Konzepte und Instrumente

Da Implementierung eine dauerhafte Veränderung anstrebt, gehen viele Theorien oder Modelle auch auf die Nachhaltigkeit ein (s. S. 34ff.). In den Konzepten für die Evaluation (s. S. 120f.) wird Nachhaltigkeit meist miterfasst. Mittlerweile gibt es zudem viele Modelle oder Instrumente, welche die Nachhaltigkeit im Fokus haben und zeigen, wie man sie erklären, beeinflussen oder messen kann (Lennox et al., 2018). Ein Beispiel ist die »Normalisation Process Theory«. RE-AIM und PRISM sind Instrumente der Evaluation, welche die Nachhaltigkeit ebenfalls mit im Fokus haben.

Normalisation Process Theory

Die »Normalisation Process Theory« ist ein Implementierungsmodell mit einem starken Fokus auf Nachhaltigkeit. Unter »Normalisierung« wird die Einbettung der Innovation in die Handlungsroutinen verstanden. Diese Theorie betont, dass Einzelpersonen und Gruppen gemeinsam die Innovation aufrechterhalten müssen. Folgende vier Faktoren sind bedeutend für die Nachhaltigkeit (May et al., 2007; May & Finch, 2009):

Interactional Workability: Die Innovation wirkt sich positiv auf die Kommunikation aus und macht Interaktionen einfacher und effizienter. Verschiedene Schlüsselpersonen haben gleiche Erwartungen an die Intervention.

Relational Integration: Die Innovation passt zu bestehendem Wissen. In den Netzwerken des Gesundheitswesens werden die Kenntnisse über die Innovation als verlässlich und sicher eingeschätzt. Eine gute Durchführung oder Performanz der neuen Intervention wird erwartet.

Skill-set Workability: Die Innovation erlaubt sinnvolle Arbeitsteilung, Arbeitsabläufe und Entscheidungswege, in denen (die geschulten) Akteur*innen Autonomieräume haben.

Contextual Integration: Die Implementierungsstrategie würdigt die vorhandenen Strukturen, Prozeduren und Ressourcen und gestaltet diese mit.

Dieses Modell gilt als hilfreich, um nachhaltige Implementierung zu planen sowie die Nachhaltigkeit zu prüfen (Lynch et al., 2018). Verfügbar sind Beispiele, ein Manual und ein Toolkit (May et al., 2018; May et al., 2015).

RE-AIM

RE-AIM (Glasgow et al., 1999; Glasgow et al., 2019; www.re-aim.org) ist ein häufig genutztes Instrument, um die Effekte der Implementierung zu messen und damit auch eine Einschätzung der Nachhaltigkeit zu bekommen. Fünf Kriterien zeigen die erfolgreiche Implementierung an (s. Abbildung 14). Durch deren Erfassung wird nicht nur der Grad der Aufrechterhaltung der Innovation sichtbar, sondern es wird auch der ganze Implementierungsprozess betrachtet.

ABBILDUNG 14: Kriterien und Definitionen von RE-AIM (nach https://re-aim.org/learn/what-is-re-aim/)

Kriterien	Definition
Reach (Reichweite, Erreichbarkeit der Zielgruppe)	Absolute Anzahl, Anteil und Repräsentativität der Personen (z. B. Patient*innen), die an der Interventionsmaßnahme teilnehmen oder teilnehmen wollen, sowie die Gründe, warum dies der Fall ist.
Effectiveness (Wirksamkeit)	Auswirkung einer Intervention auf wichtige individuelle Ergebnisse: potenzielle negative Auswirkungen, breitere Auswirkungen einschließlich Lebensqualität und wirtschaftlicher Ergebnisse, Variabilität zwischen Untergruppen (Verallgemeinerbarkeit oder Heterogenität der Auswirkungen).
Adoption (Übernahme)	Absolute Anzahl, Anteil und Repräsentativität der Akteur*innen (oder Settings), welche die Interventionsmaßnahme durchführen.
Implementation (Implementierung)	Grad der Umsetzungstreue der Interventionsmaßnahme oder seiner Teilkomponenten einschließlich der Konsistenz des Angebotes.
Maintenance (Aufrechterhaltung)	Auf individueller Ebene werden die langfristigen Auswirkungen und Ergebnisse der Innovation auf die Nutzer*innen erfasst (langfristige Wirksamkeit). Auf organisationaler Ebene wird das Ausmaß erfasst, in dem die Innovation Teil der routinemäßigen Praktiken und Strategien wird (langfristige Umsetzung).

Die Kriterien können im Implementierungsprozess (Planung, Umsetzung, Evaluierung) mehrfach erhoben werden. Zu welchen Zeitpunkten und mit welchen Fragestellungen welches Kriterium genauer erfasst wird, hängt vom jeweiligen Projekt ab. Wenn sich Einzelaspekte nicht direkt messen lassen, dann können die Wahrnehmungen und Erwartungen der Nutzenden oder anderer Stakeholder in Bezug auf diesen Aspekt mithilfe mehrerer Methoden (z. B. Umfragen, Interviews, Fokusgruppen) bewertet werden. Auf der Page www.re-aim.org finden sich für die Erfassung jedes Subthemas Beispiele, Erläuterungen, Forschungsergebnisse und Tools.

Zur Einschätzung oder Bewertung dieser Kriterien im Einzelnen:

Reichweite: Hier wird zunächst gezählt, wie viele Personen der Zielgruppe die Intervention erhalten, also z. B., wie viele Patient*innen einer Station sie erhalten, falls das Angebot für alle Patient*innen gedacht war. Neben denjenigen, die die

Intervention wirklich erhalten, können auch die Patient*innen erfasst werden, die Interesse gezeigt hatten, aber die Intervention nicht erhalten haben, oder die Anzahl derer, für die Ausschlusskriterien zutrafen. Geprüft werden kann zudem die Repräsentativität derjenigen, die die Intervention erhalten, sowie die Berücksichtigung der Prioritäten und Erwartungen der Interessengruppen an die Reichweite. Vielleicht ist auch wichtig zu prüfen, wie sich die Teilnehmenden von den Nichtteilnehmenden der Zielgruppe unterscheiden.

Wirksamkeit: Die Bestimmung der Wirksamkeit oder Effektivität einer Intervention ist von entscheidender Bedeutung. Wenn eine Intervention zumindest nicht minimal wirksam ist, wird die Bewertung der Reichweite der Intervention hinfällig. Innerhalb des RE-AIM-Rahmens wird Wirksamkeit auf der Ebene des Einzelnen gemessen und spiegelt den Erfolg einer Intervention wider, wenn sie gemäß den Interventionsrichtlinien unter optimalen Bedingungen bzw. in realen Situationen umgesetzt wird. Auch wichtig ist es, die negativen oder unbeabsichtigten Folgen der Intervention auf die Lebensqualität und damit verbundene Faktoren zu dokumentieren.

Die Wirksamkeit einer Intervention kann mit experimentellen oder quasi-experimentellen Methoden ermittelt werden. Der entscheidende Faktor ist eine Methode, mit der sich eine Verhaltensänderung (oder Aufrechterhaltung bei bereits aktiven Personen) als Folge des Eingriffs feststellen lässt. Durchgeführt werden Wirksamkeitstests mithilfe prospektiver Studiendesigns mit Vergleichsgruppen oder Vor-Nachher-Tests – auch wenn die Aussagekraft der Schlussfolgerungen je nach wissenschaftlicher Genauigkeit des Tests variiert.

Im RE-AIM-Rahmen umfasst Wirksamkeit mehr als nur einen Test, der prüft, ob ein primäres Ergebnis durch die Intervention beeinflusst wurde. Umfassendere Ergebnisse beinhalten Themen wie Lebensqualität, unerwartete Ergebnisse, negative Ergebnisse oder die Robustheit der Effekte über Untergruppen hinweg, Fluktuations- und Differenzraten nach Untergruppen sowie Daten, die zur Erklärung der Wirksamkeit und Wirksamkeitsergebnisse beitragen.

Annahme, Übernahme: Dieses Kriterium kann auf Ebene der Organisation und auf Ebene der Individuen erhoben werden. Erfasst wird der Anteil der Einrichtungen oder der Mitarbeiter*innen, welche eine Intervention annehmen. Geprüft wird auch deren Repräsentativität und das Verständnis der Gründe, warum die Intervention angenommen wurde (oder nicht).

Implementierung: Die Treue der Interventionsakteur*innen zu den verschiedenen Elementen des Interventionsprogramms wird zunächst auf der Ebene des Settings geprüft. Fragen sind, wie gut eine Intervention durchgeführt wurde, welche Anpassungen während der Umsetzung vorgenommen wurden, wie die Kosten für die Durchführung der Intervention sind, ob es eine gute Konsistenz zwischen den Einrichtungen und Untergruppen gibt, welche die Intervention durchgeführt haben.

Das Feedback der Akteur*innen kann den Prozess der Umsetzung erklären und aufzeigen, wie und warum die Ergebnisse zustande kamen.
Auf der individuellen Ebene bezieht sich die Umsetzung auf die Anwendung der Interventionsstrategien durch die Nutzer*innen.

Aufrechterhaltung, Verstetigung: Auf Organisationsebene wird das Ausmaß geprüft, in dem ein Programm oder eine Strategie institutionalisiert oder Teil der routinemäßigen organisatorischen Praktiken und Strategien wird. Fragen sind unter anderem, ob die Einrichtung die Intervention beispielsweise sechs Monate nach dem Ende der Forschungsfinanzierung oder Projektunterstützung durchführt. Oder ob, wie und warum die Intervention langfristig angepasst wurde.
Auf individueller Ebene wird der langfristige Nutzen für Patient*innen oder Klient*innen geprüft, beispielsweise sechs oder mehr Monate nach dem letzten Kontakt mit der Intervention. Dabei geht es um Langzeiteffekte, die für die Beteiligten von Bedeutung sind (z. B. Lebensqualität oder negative Ergebnisse), um die Robustheit der Langzeiteffekte, um Langzeitabbrüche sowie um die Frage, wie und warum Effekte auf individueller Ebene aufrechterhalten wurden (oder nicht).

ABBILDUNG 15: Fiktives Beispiel eines Verdünnungseffektes (angelehnt an Chambers, 2014, S. 15)

RE-AIM Faktor	Beschreibung	Impact
Reach (Reichweite)	50 % der Patient*innen kommen für die Intervention X in Betracht.	50,00 %
Effectiveness (Effektivität)	50 % der Patient*innen, die eine Intervention X erhalten, profitieren hiervon.	25,00 %
Adoption (Übernahme)	50 % der Praktiker*innen werden in der Anwendung der Intervention X ausgebildet.	12,50 %
Implementation (Implementierung)	50 % der ausgebildeten Praktiker*innen wenden die Intervention X an.	6,25 %
Maintenance (Erhaltung)	50 % der Praktiker*innen, die die Intervention X angewandt hatten, tun dies nach einem Jahr immer noch.	3,125 %

Gesamtbeurteilung: Die Beurteilung der fünf Kriterien erlaubt eine realistische Einschätzung des Gesamtnutzens der Implementierung. Gute Ergebnisse müssen für alle fünf Kriterien angestrebt werden, denn negative Befunde bei einem Kriterium wirken sich auf die anderen Kriterien aus (s. Abbildung 15).

PRISM und iPRISM

Das »Practical, Robust Implementation and Sustainability Model (PRISM)« (Feldstein & Glasgow, 2008) verbindet RE-AIM-Ergebnisse mit wichtigen Kontext- oder Einflussfaktoren. Für die Implementierungs- und Nachhaltigkeitsprozesse haben Voraussetzungen, Ressourcen und Einflussfaktoren eine hohe Bedeutung. Beispielsweise können sich externe Faktoren wie Politik und Vorschriften, die finanzielle Situation, neue klinische Praxisrichtlinien und anderes auswirken. PRISM anerkennt die Bedeutung dieser und weiterer Einflussfaktoren, weil sie sich mit der Zeit verändern, sollten sie laufend evaluiert werden. PRISM will die mehrstufigen und dynamischen Wechselwirkungen zwischen der evidenzbasierten Intervention, der Perspektive und den Merkmalen der Empfänger*innen, der Implementierungs- und Nachhaltigkeitsinfrastruktur und dem externen Umfeld (z. B. Gesetze und Vorschriften, klinische Praxisleitlinien) aufzeigen. PRISM kann zur Unterstützung der Planung, Umsetzung, Aufrechterhaltung und Bewertung von Implementierungen eingesetzt werden. PRISM hilft bei der Identifizierung der kontextbezogenen Prädiktoren für die RE-AIM-Ergebnisse. So können für kritische Ergebnisse in Bezug auf Reichweite, Wirksamkeit, Übernahme, Implementierung und Aufrechterhaltung Verbindungen zu den Einfluss- oder Kontextfaktoren hergestellt werden (https://re-aim.org/learn/prism/).

Für die Anwendung von PRISM wurde das interaktive iPRISM-Webtool geschaffen (https://prismtool.org). Anwender*innen können mit iPRISM die Übereinstimmung des Implementierungsprogramms mit den PRISM-Kontextbereichen und den RE-AIM-Ergebnissen wiederholt prüfen. Die Ergebnisse der systematischen Bewertungen werden grafisch und tabellarisch angezeigt. Die Anwender*innen erhalten eine Anleitung, um machbare und wirkungsvolle Anpassungen bezüglich Implementierung und Nachhaltigkeit zu entwickeln (Trinkley et al., 2023).

Praktische Impulse

RE-AIM und PRISM wurden vor allem zur Verbesserung der Implementierungsforschung konzipiert. Auch bei kleineren Implementierungsprojekten sind die herausgearbeiteten Kriterien, Checklisten, Fragestellungen und Tools sehr impulsgebend. Praktiker*innen, Entscheider*innen und Facilitator*innen können sich bei der Implementierungsplanung, bei der Konzeptualisierung der Evaluation und bei den Erwägungen zur Nachhaltigkeit daran orientieren.

Pragmatische Strategien

Die Nachhaltigkeitsstrategien müssen an das Implementierungsthema und an die aktuelle Situation sowie an die Anwender*innen angepasst werden. Daher werden diese Strategien im besten Fall in Zusammenarbeit mit den Anwender*innen entwickelt. Aus den genannten Einflussfaktoren (s. S. 128f.) und Konzepten (s. S. 129 ff.) lassen sich die für den Einzelfall geeigneten Strategien ableiten. Hohe Bedeutung scheinen die Wahrnehmung der positiven Effekte der Implementierung, die Aufmerksamkeit der verantwortlichen Personen, die Zusammenarbeit mit involvierten Personen und die Integration der Veränderung in die (sich möglicherweise ändernden) Strukturen zu haben. Die Reflexion der Einflussfaktoren inkl. des Barrieremanagements, der Eignung der Implementierungsstrategien sowie der Identifikation der Erfolgsfaktoren gibt wesentliche Impulse. In jedem Fall sollte das in der Implementierungsphase etablierte Monitoring weitergeführt werden, um schnell zu erkennen, ob die nachhaltige Umsetzung gefährdet ist (Grol & Wensing, 2020).

Insgesamt dürften viele Strategien und Prinzipien, die im gesamten Implementierungsprozess wichtig sind, auch hinsichtlich der Nachhaltigkeit bedeutsam zu sein. Folgende Empfehlungen für nachhaltige Veränderungen wurden von Studierenden der Psychiatrischen Pflege als bedeutsam genannt (Sauter, 2023):

Feiern! (s. S. 136f.)

Das Monitoring weiterführen: Dies darf nach Projektabschluss weitmaschiger und mit weniger Ressourcenaufwand erfolgen

Mit dem Team und den Anwender*innen die Nachhaltigkeitsstrategie gemeinsam entwickeln: Das partizipative Vorgehen führt zur passgenauen Strategie und erhöht bei allen das Bewusstsein, dass Nachhaltigkeit aktives Handeln erfordert.

Mit anderen Konzepten verbinden, das neue Angebot über verschiedene Kanäle verankern: Beispielsweise könnte die Etablierung einer Innovation auch im Stationskonzept und im Einarbeitungskonzept für neue Mitarbeiter*innen beschrieben sein. Zudem könnte die Fortbildungsabteilung Veranstaltungen anbieten. Darüber hinaus könnte das klinikinterne Qualitätsmanagement dieses Element prüfen. Außerdem könnten die Themen in Zielvereinbarungsgesprächen mit Mitarbeiter*innen regelmäßig angesprochen werden.

Öffentlichkeit herstellen und sich vernetzen: Wenn ein Hilfeangebot oder eine Innovation öffentlich bekannt gemacht wird (auf der Homepage und in den Flyern der Einrichtung, in lokalen Medien oder Fachzeitschriften), dann wird das Angebot erwartet und die Nichteinhaltung muss gerechtfertigt werden. Zugleich eröffnen sich Räume für die Vernetzung, weil man dadurch mit anderen, die etwas Ähnliches machen, in Kontakt kommt. Vernetzung sollte auch unabhängig von Öffentlichkeitsarbeit angestrebt werden.

Mitarbeiterfluktuation als Chance: Mitarbeiterwechsel gilt als Risikofaktor für die Aufrechterhaltung einer Veränderung. Es kann auch zum Förderfaktor werden, da neue Mitarbeiter*innen nicht in alte Routinen zurückfallen können. Umso wichtiger ist es, sie gut ins neue Verfahren einzuführen.

Reminder: Ein Thema sollte regelmäßig auf die »Wiedervorlage« oder auf die »Agenda« der Anwender*innen kommen und reflektiert werden. Dafür helfen feste Termine wie die Teamklausur, Quartalsbesprechungen, Qualitätssitzungen oder andere wiederkehrende Ereignisse.

Das Thema oder die Innovation weiter vertiefen und die Umsetzung ausbauen: Gerade komplexe Interventionen kann man immer wieder neu denken. Neu hinzugenommene Aspekte können die Umsetzung erweitern. So bleibt das Thema lebendig und dynamisch und die Innovation passt sich Veränderungen an. Wenn das Thema innerhalb oder außerhalb der eigenen Einrichtung weiter ausgerollt wird, dann können die Anwender*innen des Teams als Coaches und Facilitator*innen im anderen Team tätig werden. So erhöhen sie ihr Bewusstsein und ihre Kompetenz für die Innovation und die Implementierung.

Feiern!

Implementierungserfolge sind das Ergebnis großer Anstrengungen. Viele Teilschritte und Elemente sind neben der Alltagsroutine zu realisieren. Nicht immer gibt es zusätzliche und selten gibt es ausreichende Ressourcen. »Alltagsroutine« bedeutet in Helferberufen die Sorge um bedürftige Personen. Und engagierte Helfende wollen hier in der Regel keine Abstriche machen.

Implementierungserfolge sind das Ergebnis gemeinsamer Anstrengungen. In der Regel wirken viele Akteur*innen mit unterschiedlichen Rollen, Aufgaben, Ressourcen, Belastungen mit. Sie müssen sich abstimmen und bei divergenten Einschätzungen Konsense finden. Das Implementierungsthema ist eine Innovation, hierbei gibt es keine »Teamroutinen« oder Selbstverständnisse der Zusammenarbeit, auf die zurückgegriffen werden kann. Häufig arbeiten Personen zusammen, die sich vorher nicht oder wenig kannten.

Implementierungserfolge sind alles andere als selbstverständlich.

Das allein sind ausreichende Anlässe, einen Implementierungserfolg zu feiern. Es gibt weitere Gründe, die uns veranlassen, »Feiern« als »Schlüsselstrategie« zu nennen (selbst ohne zu diesem Aspekt nach Forschungsbefunden zu suchen):

- Beim Feiern wird Freude ausgedrückt. Alle freuen sich vermutlich, dass sie ein Projekt erfolgreich abgeschlossen haben. Doch viel mehr soll und darf jede beteiligte Person tiefe Freude empfinden und zeigen, dass die Versorgung und die Hilfeangebote verbessert wurden. Das fördert nebenbei auch die Berufszufriedenheit.
- Mit der Feier wird der Erfolg sichtbar und gewürdigt. Das Monitoring und die Evaluation zeigen bereits die Implementierungserfolge an. Wenn sie gefeiert werden, werden sie für alle Beteiligten erlebbar und vor allem gewürdigt. Alle dürfen stolz sein. An dieser Stelle dürfen auch die Vorteile der Innovation für die Nutzenden und für die Mitarbeiter*innen bewusst gemacht und unterstrichen werden.
- Die gemeinsame Feier unterstreicht, dass das Implementierungsprojekt eine kollektive Erfahrung ist. Sie gibt dieser gemeinsamen Erfahrung einen schönen Abschluss. Später ist das Fest eine gemeinsame Erinnerung. Feiern ist ein soziales Ereignis und erlaubt den Feiernden, sich zugehörig zu fühlen.
- Eine Feier bietet einen Rahmen für einen gemeinsamen Rückblick. Im Gegensatz zum Projektbericht oder dem schriftlichen Evaluationsergebnis können hier informelle Sachverhalte, nette Anekdoten und persönliche Geschichten erzählt werden. Hier darf Humor einfließen und damit kommen spaß- und lustvolle Elemente ins Bewusstsein. Vielleicht können dabei mögliche Misserfolge relativiert werden.
- Selbstverständlich sind Feierstunden der würdigste Rahmen für Dankesworte.

Das Feiern ermöglicht positive Emotionen zum Implementierungsprozess und zur Innovation. Beim Feiern werden die freudvollen Elemente und Erlebnisse spürbar. Alle diese Aspekte fördern die Motivation für weiteres Engagement und Verstetigung sehr und wecken die Lust auf neue Projekte!

Implementierung »Quick & Dirty«

Im Kapitel »Theorien und Modelle« ab Seite 34 wurde gezeigt, wie hilfreich Wissen zu Theorien und Modellen für das Verstehen und Steuern von Implementierung ist. Das Kapitel »10 Erfolgsfaktoren und Schlüsselstrategien« ab Seite 88 zeigt, welche zentralen Handlungsschritte unverzichtbar sind. Alle bisherigen Ausführungen betonen, wie umfänglich und komplex die Prozesse sind und welche Bedeutung der angemessene Ressourceneinsatz sowie das Wissen und das Engagement möglichst vieler Akteur*innen für die Implementierungserfolge haben.
Leider stehen selten ausreichend Zeit, Mittel und Personen zur Verfügung. Häufig finden Implementierungen neben den alltäglichen Anforderungen in der Patient*innenversorgung statt. Oft müssen viele pragmatische Zugeständnisse gemacht werden. Je kleiner die Implementierungsthemen und je umfänglicher die Erfahrung im Begleiten von Implementierungsprozessen, desto eher kann das Vorgehen verschlankt werden.
Zum Thema »Führen in Krisenzeiten« gibt es vielfältige Literatur sowie Bildungs- und Coachingangebote – hier lassen sich wichtige Impulse ableiten. In unsicheren oder bedrohlichen Zeiten steigt die Bedeutung von guter Kommunikation und die Schaffung von Vertrauen genauso wie die Herstellung oder Aufrechterhaltung von Handlungsfähigkeit und Optimismus. Während und nach Krisen sollen alle Prozesse gut reflektiert werden (Ostermann, 2020).
Wir präsentieren mit den folgenden Ausführungen einige Vorschläge, damit trotz möglicherweise widriger Umstände oder mangelnder Ressourcen die Prozesse klug und erfolgreich gestaltet werden können. Wir leiten diese aus dem Abgleich unserer Erkenntnisse und Erfahrungen mit dem Grundlagenwissen und den vorliegenden Befunden ab.

Entscheiden und klug priorisieren

Wenn mehr erledigt werden muss, als machbar ist, sind Priorisierungen und Fokussierungen erforderlich. Auch in Krisen- und Umbruchzeiten oder in Zeiten knapper Ressourcen sind Implementierungen möglich – jedoch in reduziertem Umfang.
Um gerade angesichts widriger Umstände stimmige Entscheidungen zu treffen und klug zu priorisieren, dürfen keine Abstriche an Sorgfalt zugelassen werden. Die

im Kapitel »Stimmige Entscheidungen« ab Seite 89 genannten Aspekte sind zu beachten. Ergänzend ist zu fragen:

- An welchen Stellen wäre es machbar oder sinnvoll, die Implementierungsprozesse zu verschlanken?
- Könnte das Thema gegebenenfalls vorerst nur in Teilen eingeführt werden?
- Sind andere Zeiträume denkbar? Können evtl. andere Aufgaben der Mitarbeiter*innen zurückgestellt werden?

Der mögliche Nutzen der angestrebten Innovation muss nicht nur besonders kritisch hinterfragt und überprüft werden, sondern auch die künftigen Anwender*innen müssen sehr klar davon überzeugt sein.
Dabei muss stets das Risiko des Scheiterns miteinkalkuliert werden. Mögliches Scheitern meint das Risiko, dass Implementierungsprozesse unglücklich und schädigend verlaufen oder dass sie nicht zu den angestrebten Veränderungen der Handlungspraxis führen. Dieses Risiko muss hinsichtlich seiner Form und Ausmaße, hinsichtlich der Folgen und hinsichtlich der Handlungsoptionen eingeschätzt werden. Inwiefern beinhaltet ein mögliches Scheitern Risiken für die Patient*innen- bzw. Klient*innensicherheit und die Versorgungsqualität? Inwiefern bestehen Risiken hinsichtlich der Organisation (z. B. Motivationsverlust der Mitarbeiter*innen, wirtschaftlicher Schaden, Vertrauens- oder Imageverlust der Führungspersonen)? Zu bedenken ist, dass die realistische Einschätzung des offenbar Machbaren nicht reicht. Immer können auch unerwartete Ereignisse als weitere Hürden hinzukommen.
Die verschiedenen Teilprozesse der Implementierung sind immer unterschiedlich erfolgreich. Die *erfolgskritischen* Teilprozesse müssen identifiziert werden und als kontrollierbar – mindestens als beeinflussbar – eingeschätzt werden können.
Klug ist es ferner, sich im Vorfeld zu überlegen, wie reagiert werden könnte, falls sich ein Scheitern der Prozesse abzeichnet, und unter welchen Umständen für Teilprozesse neue Entscheidungen getroffen werden müssten. Das fortlaufende Monitoring muss kritische Momente gut anzeigen, um schnell reagieren zu können.

Effizient zusammenarbeiten und ehrlich kommunizieren

Implementierungserfolge lassen sich nicht gegen harte Widerstände der Anwender*innen erzwingen. Gegen die entschlossene Haltung eines ganzen Teams sind Veränderungen nicht möglich. Das Scheitern der Prozesse würde dann zum Sieg derer führen, die ohnehin dagegen waren. Womöglich ist keine Begeisterung für ein Implementierungsthema erreichbar – dennoch muss die Akzeptanz hergestellt werden. Und sollte auch das nicht erreichbar sein, so muss vermutlich erst (!) die hierarchieübergreifende Zusammenarbeit besser geregelt werden, bevor neue Ufer angesteuert werden können. Denn:

- Mitarbeiter*innen übernehmen und bewältigen in ohnehin herausfordernden Zeiten zusätzliche neue Anforderungen und Aufgaben nur dann, wenn sie die Notwendigkeit dafür erkennen.
- Ein Einbezug der Mitarbeiter*innen in die grundlegenden Entscheidungen (es müssen keine Details kleinschrittig ausdiskutiert werden) verhilft zur Akzeptanz und sollte sofern möglich realisiert werden. Ist dies nicht möglich, dann gewährt hohe Entscheidungstransparenz (Kommunikation der Hintergründe und der Entscheidungskriterien) den Mitarbeiter*innen die Nachvollziehbarkeit.
- Echtheit und Ehrlichkeit erlauben Vertrauen. Bedenken, Risiken oder Nachteile bezüglich der Implementierung müssen offen kommuniziert werden, auch die zusätzlichen Anforderungen an Mitarbeiter*innen sind realistisch zu beschreiben. Leitungspersonen oder Facilitator*innen, welche ihre eigenen Bedenken mitteilen, werden von den Mitarbeiter*innen schneller informiert, wenn dann wirklich etwas unrund läuft.
- Es kann zielführend sein, für eine Übergangszeit (mit definiertem Ende) andere Regeln der Zusammenarbeit, neue Rollen und Aufgabenzuweisungen, geänderte Abläufe oder Besprechungsstrukturen festzulegen.
- Transparent gemacht werden muss, für welche konkrete Sondersituation und warum die geänderten Abläufe (vorübergehend) Gültigkeit haben.
- Mitarbeiter*innen stellen sich in ohnehin herausfordernden Zeiten unbekannten Anforderungen oder Risiken nur dann, wenn sie die Konsequenzen ihres Handelns einschätzen können. Ein Gefühl von Sicherheit muss auch vermittelt werden, wenn Mitarbeiter*innen den Eindruck haben, mehr leisten zu müssen, als überhaupt möglich ist.
- Vertrauen entsteht durch Transparenz, Authentizität, eine positive Fehlerkultur und Rückhalt. Wichtig ist, auch den Sorgen und Emotionen der Mitarbeiter*innen Raum zu geben.
- Das Monitoring zeigt die Effektivität der Strategien, die ersten Veränderungen und Ergebnisse wie auch mögliche Störungen an. Das Vertrauen in die Prozesse wird gefördert, wenn die Ergebnisse des Monitorings wie auch die möglichen Veränderungen den Anwender*innen gut sichtbar gemacht werden.
- Wenn sich kritische oder unglückliche Verläufe abzeichnen oder sich die Stimmung der Praxisakteur*innen zum Implementierungsprozess verschlechtert, kann ein

Treffen zum Thema »Manöverkritik« einberufen werden. Alle Mitarbeiter*innen werden im Vorfeld ermuntert, ihre Kritikpunkte, Sorgen oder Fragen miteinzubringen, diese finden am Tag der Manöverkritik Gehör und Reaktion.

Jemand steuert und denkt die Prozesse

Teams in Gesundheits- und Hilfeeinrichtungen oder Mitarbeiter*innen wollen nicht auch noch für Implementierungen verantwortlich sein müssen, wenn sie ohnehin schon mit Alltagsanforderungen zu kämpfen haben.
Wenn der Implementierungsplan steht, kann es sehr entlastend sein, wenn die Sorge für die Umsetzung an eine Person delegiert ist. Ob als Facilitator*in, Controller*in oder Projektleitung – diese verantwortliche Person erinnert die Mitarbeiter*innen an Absprachen und Aufgaben, sie denkt an Termine und Dokumentationen, sie gewährleistet das Monitoring und veranlasst – gegebenenfalls mit den Entscheidungsträger*innen – Korrekturen am Implementierungsplan. Sie kann eine teaminterne oder externe Person sein, sie braucht vor allem ein klares und gut kommuniziertes Mandat und volle Rückendeckung durch Leitungspersonen. Sie muss über Wissen und Erfahrung bezüglich Implementierung verfügen, sie muss im erforderlichen Umfang von den Alltagsaufgaben freigestellt sein. Sehr sinnvoll ist auch eine Vertretungsregelung – in größeren Projekten übernehmen besser zwei bis drei Personen diese Aufgabe.
Auf die Bedeutung des Monitorings wurde mehrfach verwiesen. Generell gilt, je störungsanfälliger oder instabiler die Prozesse, desto engmaschiger muss das Monitoring mindestens für die kritischen Teilprozesse sein. Vermutlich lassen sich Formen finden, das Monitoring aufwandsarm zu gestalten.

Der Kreativität Raum geben

Funktionierende und effiziente Strategien für ein erfolgreiches Implementieren finden sich leichter, wenn viele Vorschläge und gerne auch unkonventionelle Ideen vorliegen. Manchmal macht es Sinn, ohne zu viele Abwägungen zügig mit dem plausibelsten Konzept anzufangen.
Je höher die Anforderungen und je komplexer und schwieriger die Umstände, umso mehr steigt die Bedeutung einer guten Fehlerkultur beziehungsweise Innovations- und Risikofreude (s. S. 96 ff.). Anwender*innen stellen sich neuen Verfahren dann, wenn sie darauf vertrauen können, dass sie nicht in unangemessener Form

für mögliche Misserfolge haftbar gemacht werden. Leitungspersonen und Facilitator*innen müssen dies immer wieder glaubhaft kommunizieren sowie durch Korrekturen von möglicherweise falschen Entscheidungen demonstrieren.
Viele Menschen wissen mehr als Einzelpersonen und in Gruppenprozessen entstehen bessere Ideen. Der Einsatz von Kreativitätstechniken in Gruppen und Methoden des Ideenmanagements greifen dieses Potenzial ab. Möglicherweise kann eine externe Person einen solchen Prozess mit geringem Zeitaufwand moderieren.
Vielleicht sind andere Einrichtungen schon weiter. Möglicherweise führen Hospitationen an Orten, wo das Thema bereits implementiert ist, zu Umsetzungsideen; vielleicht können Sorgen der Mitarbeiter*innen dadurch reduziert werden.
Etwas Auszuprobieren ist ausdrücklich erlaubt, doch es sollte durch gutes Monitoring kontrolliert werden. Statt langer Abwägungsprozesse ist es manchmal richtiger, einfach anzufangen. Das Lernen durch »Versuch und Irrtum« kann zu schnellen Erfolgen führen, wenn zeitgleich gewährleistet ist, dass die so entstandenen Effekte und Erfahrungen schnell erfasst werden.
Unter dem Titel »Agiles Projektmanagement« wurden vielfältige Methoden entwickelt, um in komplexen Systemen hocheffiziente Prozesse zu ermöglichen. In der Konzeptualisierung erfolgt nur eine grobe Planung eines Projektes. Für die Umsetzung werden die Mitarbeiter*innen in kleinen Teams zu kleinen, schnell realisierbaren Handlungsschritten (sogenannte »Sprints«) ermuntert. Die Teilergebnisse werden in kurzen Zeitabschnitten von projektsteuernden Personen rückgemeldet. Dabei wird der Projektfortschritt für alle fortlaufend transparent gemacht (Kuster et al., 2022). Es kann sinnvoll sein, Elemente oder Strategien aus dem agilen Projektmanagement einzusetzen.
Nicht zuletzt sollte man sich klarmachen: Humor, Spaß und Kreativität gehören zusammen.

Die Anwender*innen definieren, was machbar ist

Gleich, wie wichtig die Implementierungsthemen sind, am Ende entscheidet die Mehrheit der Praktiker*innen, was realisiert wird. Negative Einstellungen zum Thema oder zu den Prozessen können genauso lähmen wie die Sorge vor dem Scheitern oder möglichem Schaden.
Der Widerstand von Teams oder einzelnen Mitarbeiter*innen hat in aller Regel Gründe, die analysiert, gewürdigt und bearbeitet werden müssen (s. S. 104 ff.).

Vielleicht lassen sich für eine Übergangszeit dennoch Absprachen zu Teilprozessen treffen, damit diese nicht stagnieren. Manchmal sind Probe-Implementierungen ein guter Weg (»Wir machen das eine Zeit lang und entscheiden anschließend gemeinsam, ob wir dabeibleiben«). Bei größeren Projekten können vielleicht Pioniere benannt werden: Besonders innovationsfreudige Personen oder Teams könnten mit der Implementierung anfangen und dann davon berichten.
Es kann auch unkonstruktiven Widerstand oder Blockaden von Einzelpersonen geben. Hier sind die direkten Vorgesetzten gefordert. Wenn sich nicht schnell Lösungen finden, so ist dafür Sorge zu tragen, dass die Meinungsführer*innen und die Mehrheiten im Team sich von unkonstruktivem Verhalten distanzieren können.
Bei der Implementierungsplanung kleine und sehr konkrete Schritte festzulegen, gibt Mitarbeiter*innen das Gefühl von Machbarkeit und Orientierung. Wenn sie »viele kleine Brötchen backen«, dann können sie einfacher auf das Tempo des gesamten Implementierungsprojektes einwirken und sich trotzdem aktiv einbringen.
Gerade in herausfordernden Zeiten vermitteln schnelle Erfolgserlebnisse Zuversicht und Motivation. Damit Erfolge möglich sind und sichtbar gemacht werden können, müssen sie klug definiert und operationalisiert werden. Dies geschieht bei der Festlegung der Meilensteine und deren späterer Überprüfung, die gemeinsam mit den Mitarbeiter*innen erfolgen muss.
Kleinschrittige Planungen und realisierbare Meilensteine dürfen jedoch nicht dazu führen, dass Potenziale ungenutzt bleiben oder Prozesse sich unnötig verlangsamen. Eine Lösung kann darin bestehen, »Muss- und Kann-Prozesse« wie auch »Muss und Kann-Meilensteine« zu trennen. Der »Kann-Prozess« und das »Kann-Ziel« sind immer etwas anspruchsvoller zu definieren, als es das Team für machbar hält. Umso schöner für alle, wenn es trotzdem geschafft wird.

Aufs Feiern nicht verzichten

Auch wenn am Ende nicht alles rundlief und Nacharbeit nötig war: Man hat unter den widrigen Umständen sehr wahrscheinlich viel mehr ermöglicht, als Theorien und Befunde über das Implementieren erwarten ließen. Vermutlich haben die meisten der involvierten Personen gutes Teamwork und etliche Personen Mut und Einsatz bewiesen. Alle wissen jetzt, was sie leisten können. Vermutlich haben alle mehr über das Implementieren gelernt, als beim Implementieren unter idealen Bedingungen möglich gewesen wäre. Darauf dürfen alle Beteiligten nicht nur stolz sein, sondern sie sollen auch erleben, dass dies gewürdigt wird.

Die psychiatrischen Skills nicht vergessen

Wir sind professionell Helfende. In den psychiatrischen Hilfeeinrichtungen begleiten, behandeln und beraten wir Menschen, die Hilfe suchen, weil sie Lebens- oder Gesundheitsprobleme nicht selbst bewältigen können. Das hat viele Parallelen zum Implementieren. Es gibt nicht optimal realisierte Versorgungsangebote, dies analysieren (diagnostizieren) wir. Mit den Praxisakteur*innen identifizieren wir, was sie verändern könnten, und unterstützen den Veränderungsprozess, der vielen Einflussfaktoren unterliegt.
Sowohl in Therapie- und Hilfeprozessen wie auch in Implementierungsprozessen handeln wir auf der Basis von Fach- und Evidenzwissen wie auch von Erfahrung. Unsere Arbeitsweise ist prozessorientiert. Auf die Erfassung, Analyse und Diagnostik der Ausgangssituation folgen Entscheidungen zu Zielen. Darauf basieren die Interventionen, also Umsetzungen oder die Therapien und Hilfeangebote. Fortlaufend und am Ende der Zusammenarbeit wird die Zielerreichung überprüft und gefragt, ob die Strategien richtig waren. Wir wissen, dass wir auch Schaden anrichten können und reflektieren unser Handeln kriterienorientiert. Ziel ist in der Regel die nachhaltige Veränderung. Werden nur kurzfristige Effekte erreicht, so sind behandelte Nutzer*innen bzw. die implementierenden Praxisakteur*innen frustriert. Wir erfassen eine Vielzahl von Einflussfaktoren und nehmen umgebende Systeme wahr. Manche diese Faktoren oder Systeme können wir mitgestalten und teilweise können wir Störfaktoren ausschalten, doch andere führen uns zu Korrekturen bei den angestrebten Zielen und Ergebnissen. Es gibt dysfunktionales Verhalten bei Patient*innen oder Widerstände bei Praxisakteur*innen. In Therapie- oder Hilfeprozessen wie auch beim Implementieren können wir dies nur auflösen, wenn wir die Funktionalität oder den Sinn dieses scheinbar destruktiven Verhaltens verstehen und dafür Lösungen finden. Wir arbeiten mit den Nutzer*innen oder den Praxisakteur*innen in jeder Phase eng zusammen, obschon das manchmal mühsam ist und teilweise mit extrem anstrengenden Kommunikationsprozessen verbunden ist. Aber alles andere wäre nicht zielführend. Um die Ziele zu erreichen, sollten wir auch im Team gut zusammenarbeiten. Gute Teamarbeit verbessert nicht nur unser Hilfeangebot oder den Implementierungsprozess, sondern sie trägt auch zu unserer beruflichen Erfüllung und zu unserer persönlichen Weiterentwicklung bei. Die Unterstützung durch Leitungspersonen und das soziale Klima in der Organisation entscheiden mit, was wir erreichen können.

Probleme beim Implementieren haben keine gänzlich andere Natur als gewöhnliche Lebensprobleme. Wir haben genug Grund, darauf zu vertrauen, dass wir

Implementierung gut schaffen, auch wenn keine Bilderbuchvoraussetzungen gegeben sind. Neben vielem, was besser hätte laufen können, gibt es immer auch viele Reformprozesse und Veränderungen, die ohne dezidierte Implementierungspläne bewältigt wurden. Leitungspersonen und Implementierungsbeauftragte dürfen und sollten neben dem Vertrauen in die operationalisierte Fachexpertise von Mitarbeiter*innen vor allem auch Vertrauen in ihr hohes Erfahrungswissen und übergeordnete Problemlösungskompetenzen haben.

Zwei Beispiele aus der klinischen Praxis

Zwei unterschiedliche Implementierungsprozesse werden dargelegt. Das Kapitel »Praxisentwicklung ZfP Emmendingen« ab Seite 146zeigt, wie vorteilhaft es ist, wenn Personal- und Praxisentwicklung und damit auch die Implementierung von Innovationen eng miteinander verbunden werden. Für eine zukunftsorientierte Personalentwicklung in der Pflege ist es unverzichtbar, Fachkarrieren zu ermöglichen. Die steigenden Anforderungen in der psychiatrischen Versorgung erfordern eine Kompetenzerweiterung der Pflegeprofession. Für die nachhaltige Realisierung von Implementierungsvorhaben sind definierte Rollen und Personalstrukturen sehr hilfreich.
Das Kapitel »Leitlinienimplementierung im Projekt PreVCo« ab Seite 155 beschreibt ein erfolgreiches Konzept der professionsübergreifenden Leitlinienimplementierung, welches in Zusammenarbeit von Expert*innen aus der Leitliniengruppe und den Mitgliedern der Forschungsgruppe entwickelt wurde. Obschon beim sicherheitsrelevanten Thema »Umgang mit aggressivem Verhalten« Teamroutinen stabilisierend sind und obschon die Implementierungsprozesse zeitgleich mit den Herausforderungen der Corona-Pandemie bewältigt werden mussten, wurde bei teilnehmenden Akutstationen eine signifikante Verbesserung der Leitlinientreue erreicht.

Praxisentwicklung ZfP Emmendingen

Unter dem Titel »Strategiekonzept Pflege 3.0©« wurde im Zentrum für Psychiatrie (ZfP) Emmendingen ein Konzept entwickelt und implementiert mit dem Ziel, sowohl Fachkarrieren innerhalb der Berufsgruppe Pflege als auch die Pflegepraxisentwicklung systematisch und nachhaltig sicherzustellen (Herwig & Ziebold, 2023).

Hintergrund

Das Zentrum für Psychiatrie (ZfP) Emmendingen ist ein Fachkrankenhaus und Psychiatrisches Fachpflegeheim mit differenziertem Versorgungsangebot für ca. 1,4 Millionen Einwohner der Region Südbaden. Mit seinen derzeit 28 Stationen, verteilt auf vier Teilkliniken, sowie der Klinik für Forensische Psychiatrie und Psychotherapie, den vier Tageskliniken, einer Institutsambulanz und einem Fachpflegeheim deckt das ZfP das gesamte psychische Versorgungsspektrum für Erwachsene ab.

Das ZfP ist als akademisches Lehrkrankenhaus der Albert-Ludwigs-Universität Freiburg einer der größten Arbeitgeber der Region mit ca. 1400 Mitarbeiter*innen, davon ca. 700 in der Pflege.
Derzeitige und zukünftige Anforderungen an Gesundheitsfachberufe klinischer Einrichtungen können vor dem Hintergrund einer steigenden Anzahl chronisch kranker und multimorbider Patient*innen, strukturellen Veränderungen und der Forderung nach Evidenzbasierung pflegerischen Handelns als hochkomplex eingeschätzt werden (Scheydt et al., 2020). Vor diesem Hintergrund wurde im Jahr 2018 u. a. von der Autorin (GH) im Auftrag der Pflegedirektion ein strategisches Rahmenkonzept zur Praxis- und Personalentwicklung für die Berufsgruppe Pflege in einem mehrmonatigen Prozess entwickelt.

Ziel- und Problemstellungen

Zielsetzungen waren:

- Systematische Entwicklung von Praxis- und Pflegequalität, insbesondere die nachhaltige Implementierung komplexer Innovationen und Interventionen (Craig et al., 2008, 2013).
- Systematische Integration und Rollenentwicklung von Pflegespezialisten in der patient*innennahen Versorgung. Dies betraf insbesondere Pflegefachpersonen mit der Fachweiterbildung für Psychiatrie und Pflegefachpersonen mit Bachelor- und Masterabschlüssen in der Pflege. Damit verbundene Ziele waren die Gewinnung neuer Mitarbeiter*innen und deren Bindung durch das Ermöglichen von Fachkarrieren.

Die Entwicklung des Strategiekonzeptes beruht letztendlich auf der Identifizierung von drei Problemstellungen unterschiedlicher Ebenen, die nur bedingt getrennt voneinander gesehen werden können.

Problemstellung 1: Keine systematische Praxisentwicklung: Beobachtungen aus der Praxis führten zur ersten Problemdefinition und einem partizipativ beschlossenen Lösungsansatz. Im Jahr 2015 diskutierten im Rahmen eines klinikübergreifenden Klausurtages die Stationsleitungen aller 28 Stationen gemeinsam mit den Mitgliedern der Pflegedirektion (Pflegedirektor, Pflegedienstleitungen, Stabsstelle Pflegeentwicklung) den Bedarf einer systematischen, kontinuierlichen Entwicklung von Pflegefachlichkeit und -qualität. Infolge dieser Feststellung der Notwendigkeit fachlicher Weiterentwicklung wurde die Schaffung von Funktionsstellen konsentiert, die sich mit inhaltlichen Fragestellungen zu Pflege- und Praxisentwicklung beschäftigen.

Die Diskussion um die Entwicklung von Pflege und Pflegefachlichkeit bildet sich auch auf anderen Ebenen ab. So ist die Grundlage professionellen pflegerischen Handelns gesetzlich determiniert: Es besteht die Forderung nach dem Einbezug wissenschaftlicher Erkenntnisse (§ 5 Absatz 2 Satz 2 PflBG) und Evidence-based Nursing (Behrens & Langer, 2022). Pflegefachpersonen in psychiatrischen Kliniken nehmen sehr vielfältige Tätigkeiten wahr (Sauter et al., 2020), die als möglichst evidenzbasierte und gezielte Interventionen zum multiprofessionellen Therapiegeschehen beitragen.

Problemstellung 2: Keine Funktionsstellen für Pflegespezialisten der psychiatrischen Pflege in der Versorgungspraxis: Ein zweites Problem war dem Umstand geschuldet, dass es keine systematische Einbindung oder Funktionsstellen für die Absolvent*innen der Fachweiterbildung für Psychiatrie sowie für akademisierte Pflegefachpersonen mit inhaltlich ausgerichteten Bachelor- und Masterstudiengängen wie z. B. den der Psychiatrischen Pflege oder der Pflegewissenschaft gab. Dies ist kein singuläres Problem einer einzelnen Klinik, das Problem ist struktureller Natur. Derzeit bieten ca. 78 Hochschulen oder Akademien ein Pflegestudium mit 149 Pflegestudiengängen an (Scheydt & Holzke, 2018b). Für alle Fachbereiche der Krankenpflege wird kritisiert, dass nur ein Bruchteil der Absolvent*innen mit einem Bachelorabschluss Stellen in der direkten Patient*innenversorgung besetzen. Als Gründe werden das Fehlen konkreter Einsatzfelder in der Pflegepraxis, bei denen die im Studium erworbenen Kompetenzen gefordert sind, und die nicht vorhandene konzeptionelle Rahmung benannt (Darmann-Finck, 2016; Scheydt & Holzke, 2018a; 2018b).

Problemstellung 3: Unzureichender Theorie-Praxis-Transfer von neuem Wissen und Innovationen: Dieses Problem wurde aus Beobachtungen und Erfahrungen im Rahmen des innerbetrieblichen Fort- und Weiterbildungsangebotes des Pflegedienstes abgeleitet. So wurden im ZfP bereits 2015 in monatlichen Intervallen mehrtägige basisqualifizierende Seminare für alle (neuen) Mitarbeiter*innen des Pflegedienstes durchgeführt. Inhalte der Seminare waren Krankheitsbilder des Fachbereiches Psychiatrie und Grundlagen zu Aufgaben- und Tätigkeitsfeldern Pflegender in den psychiatrischen Versorgungssettings mit Schwerpunkten wie Recovery, Beziehungsgestaltung im Rahmen der Bezugspflege und Milieugestaltung. Das in Evaluationsbögen systematisch erfasste Feedback ergab überwiegend sehr positive Rückmeldungen, insbesondere einen hohen Wert bezüglich der Praxisorientierung der Fortbildung. In der klinischen Praxis selbst wurde allerdings beobachtet, dass die Mitarbeiter*innen ihre Arbeitsroutinen nicht veränderten oder in der Schulung angestoßene Innovationen nicht aktiv aufnahmen und umsetzten. Diese Feldbeobachtungen legten den Schluss nahe, dass Wissensvermittlung allein durch Schulungen nicht zu einer nachhaltigen Veränderung der Praxis, der Implementierung von Innovationen oder zu einer systematischen Entwicklung von Pflegequalität führt.

Entwicklung und theoretische Rahmung des Strategiekonzeptes Pflege 3.0 ©

Die nach heuristischen Grundsätzen eruierten Problembereiche inhaltlicher und struktureller Natur zogen den Auftrag der Pflegedirektion nach sich, ein theoriegeleitetes, evidenzbasiertes Konzept zur langfristigen Praxis- und Personalentwicklung zu verfassen. Dazu wurde zunächst eine sensitive Literaturrecherche mit deutschen und englischen Schlüsselbegriffen wie beispielsweise *Praxisentwicklung, Pflegeentwicklung, Implementierung, Komplexe Interventionen, Theorie-Praxis-Transfer, Advanced Practice Nursing, Implementation Science, Implementation Research* in den Fachdatenbanken MEDLINE, CINAHL, Cochrane Library und dem Online-Journal Implementation Science, in deutsch- und englischsprachigen Fachzeitschriften sowie Fachbüchern durchgeführt. Zur Erörterung spezieller Fragestellungen wurde Kontakt zu Fachexpert*innen anderer Einrichtungen aufgenommen.

Nach Sichtung der Literatur wurden für die Entwicklung des Strategiekonzeptes u. a. Konzepte zur Praxisentwicklung (Eberhard, 2017; Manley & McCormack, 2009; McCormack et al., 2009b) und einer erweiterten Pflegepraxis – Advanced Nursing Practice – (ANP) (Hamric, 2014) sowie zur Integration von Pflegespezialisten bzw. akademisierter Pflegefachpersonen (Darmann-Finck, 2016; Scheydt & Holzke, 2018a; 2018b) berücksichtigt. Zentralen Stellenwert bei der Entwicklung des Strategiekonzeptes haben Theorien, Modelle und Rahmenwerke der Implementierungswissenschaft (Hoben, 2016a, 2016b; Nilsen, 2015; Rycroft-Malone & Bucknall, 2010). Schließlich wurden folgende theoretische Rahmencluster gebildet:

Orientierung an Konzepten zur Praxisentwicklung und Integration von Pflegespezialisten: Die Praxisentwicklung dient der Verbesserung der Erfahrungen von Nutzer*innen, Mitarbeiter*innen, Teams und Organisationen und umfasst die Befähigung von Individuen und Teams, um Kenntnisse und Fähigkeiten zu entwickeln und die Kultur und den Kontext der Versorgung zu verändern (Garbett & McCormack, 2009).

Praxisentwicklung als strategischer Rahmen für die Implementierung akademischer Pflegerollen (Eberhard, 2017): Strategisches Rahmenkonzept, mit dessen Hilfe das Aufgabenprofil klinisch tätiger Bachelorabsolventen abgeleitet und die notwendigen Organisationsentwicklungsprozesse identifiziert und gesteuert werden können. Den theoretischen Rahmen bildet das Konzept Praxisentwicklung nach Manley & McCormack (2009) bzw. McCormack et al. (2009b).

Rahmenmodell der pflegerischen Expertise in der Psychiatrie (Scheydt & Holzke 2018a, 2018b): Kategorisiert Rollen bzw. Funktionen und Berufsabschlüsse von Pflegespezialisten in der psychiatrischen Versorgung: Spezialisierte Pflegefachpersonen Psychiatrie (u. a. mit einer Fachweiterbildung für Psychiatrie) und Pflegefachspezialist*innen

Psychiatrie (u. a. mit Studium Psychiatrische Pflege B.A.), Psychiatrische Pflegeexpert*inn en (APN) (u. a. mit Masterabschluss in Pflege).

Orientierung am Konzept ANP: Advanced Nursing Practice (ANP) beschreibt ein Konzept der erweiterten und vertieften pflegerischen Praxis durch Pflegeexpert*innen mit Masterabschluss (Hamric, 2014). In psychiatrischen Kontexten sind Clinical Nurse Specialists (CNS) und Nurse Practitioner (NP) die klassischen Rollen der Advanced Practice Nurses (APNs). Als CNS haben die APNs spezifische Kenntnisse in ihrem Fachgebiet der psychiatrischen Pflege (Scheydt et al., 2020). Darüber hinaus sind Spezialisierungen hinsichtlich bestimmter Erkrankungen und in Bezug auf ein spezifisches klinisches Problem bzw. Phänomen möglich (Scheydt & Holzke, 2018b).

Theorien der Implementierungswissenschaft (Auswahl): Diffusionstheorie von Rogers (2003): Annahme, dass es sich bei der Diffusion von Innovationen nicht um einen von einzelnen Innovationen abhängigen, sondern vielmehr um einen universellen Prozess sozialen Wandels handelt.
Klassische Theorien aus den Bereichen der Psychologie, Soziologie und Organisationstheorie, z. B. Lerntheorien, Motivationstheorien, Führungstheorien.

Theorie mit passivem analytischem Charakter: Normalization Process Theory (NPT) (May et al., 2007; 2009; May & Finch, 2009; May 2013a)

Orientierung an Modellen und Rahmenwerken der Implementierungswissenschaft (Auswahl): Integrated-Promoting Action on Research Implementation in Health Services (i-PARIHS): Der Steuerung und kontinuierlichen Begleitung von Implementierungsprojekten kommt eine hohe Relevanz zu. I-PARIHS weist *Facilitator*innen* eine tragende Rolle zum Gelingen eines Implementierungsvorhabens zu. Facilitation ist ein Prozess, durch den Gruppen oder Teams befähigt werden, effektiv zusammenzuarbeiten, um ein gemeinsames Ziel zu erreichen (Kitson & Harvey, 2015). Eine besondere Bedeutung kommt gemischten Begleitungsmodellen, wie dem *Dynamic Standard Setting System (DySSSy)* (Harvey & Kitson, 2015a) zu, in denen Facilitator*innen innerhalb einer Einrichtung mit unterschiedlichem Rollenprofil auf unterschiedlichen Ebenen eingesetzt werden und so ein Netzwerk bilden können.

Ottawa Model of Research Use (OMRU): Das Modell bildet Implementierung als prozesshaftes Geschehen ab und lässt einen guten Überblick auf die Phasen von Analyse, Monitoring und Evaluation zu (Logan & Graham, 2010).

Consolidated Framework for Implementation Research (CFIR): Implementierungsvorhaben unterliegen vielfältigen Einflussfaktoren auf fünf Ebenen (Damschroder et al., 2009). CFIR kann u. a. als Leitfaden zur Datenerhebung, Analyse und Berichterstattung von Praxisveränderung genutzt werden. Es unterstützt ein systematisches, umfassendes und zeitnahes Verständnis von Barrieren und Förderfaktoren für

Implementierungsvorhaben (Keith et al., 2017). Die Planung passgenauer Strategien zum Management von Barrieren setzt die Analyse von Einflussfaktoren als Prädiktoren einer erfolgreichen Implementierung voraus (Damschroder et al., 2009).

Praxisentwicklung und Fachkarrieren in der Pflege

Oftmals wird Praxisentwicklung mit beruflicher Weiterentwicklung assoziiert. In jedem Fall ist Praxisentwicklung ein kontinuierlicher Prozess, der auf die Effektivitätssteigerung in der patient*innenzentrierten Versorgung abzielt. In einigen Modellen und Rahmenwerken wird explizit auf Bedeutung, Rollen, Aufgaben und Attribute von Facilitator*innen im Zusammenhang mit Implementierungsvorhaben eingegangen (Eberhardt, 2017; Garbett & McCormack, 2009; Harvey & Kitson, 2015a, 2015c, 2016). Befähigende Begleitung ist dabei ein wesentlicher Faktor. »Begleitung bedeutet mehr, als ein einzelnes Projekt erfolgreich durchzuführen. Es ist eine Aktivität, die darauf abzielt, die Entwicklung von Individuen in Gruppen so zu fördern, dass sie in der Lage sind, mehr Eigeninitiative, Selbstsicherheit und Motivation zu entwickeln.« (Garbett & McCormack, 2009, S. 36)

Die Autor*innen des Strategiekonzeptes sahen Praxisentwicklung in Einklang mit der gesichteten Literatur in Abhängigkeit von definierten Rollen, die eine fachliche Begleitung der Praxisakteur*innen (Eberhardt, 2017; Garbett & McCormack, 2009; Harvey & Kitson, 2015c, 2016; Kitson & Harvey, 2015) auf der Grundlage einer erweiterten Pflegeexpertise (Hamric, 2014; Scheydt & Holzke, 2018a; 2018b) ermöglichten. In der Konsequenz erforderte dies eine Anpassung der Personalstruktur der Berufsgruppe Pflege mit der Zielsetzung der nachhaltigen und evidenzbasierten Praxisentwicklung. Diese soll zum einen wissenschaftliches Arbeiten, strategische Planung und zentrale Steuerung aller Entwicklungsprojekte, zum anderen kontinuierliche, befähigende Begleitung der Praxisakteur*innen in allen Veränderungsprozessen ermöglichen. Die Kombination aus strategischer Leitung und unmittelbarer fachlicher Begleitung in der operativen Praxis setzte determinierte Rollenprofile und berufliche Qualifikationen voraus. Infolgedessen konnte eine gezielte Mitarbeiterakquise erfolgen.

Integration von Pflegespezialisten auf Stations- und Klinikebene

Konzepte zur Praxisentwicklung sehen Pflegespezialisten unterschiedlichster Qualifikationen in Funktionsstellen oftmals *entweder* auf Klinikebene *oder* in der Versorgungspraxis vor. Da sich aber Praxisentwicklung immer in komplexen Prozessen vollzieht, diese strategisch gut geplant *und* übergeordnet gesteuert werden sollten,

ABBILDUNG 16: Aufgaben (Auswahl) in der Praxisentwicklung von Pflegeexpert*innen APN und Fachleitungen im ZfP Emmendingen
(angelehnt an Eberhardt, 2014; Harvey & Kitson, 2015a; Kitson & Harvey; 2015; Scheydt & Holzke, 2018a)

Pflegeexpert*innen APN Masterabschluss in Gesundheits- und Pflegewissenschaften, Advanced Nursing Practice, Community Mental Health	**Aufgaben in der Praxisentwicklung auf Klinikebene** • Wissenschaftliches Arbeiten, klinische Pflegeforschung • Problembereiche so beschreiben und analysieren, dass bei der Bearbeitung Forschungsmethoden angewendet werden können • Erstellen von Richtlinien und Umsetzung von Forschungsergebnissen • Strategische Planung, Monitoring und wissenschaftliche Evaluation von Implementierungsprojekten der Klinik zur Qualitätsentwicklung • Wissensvermittlung: Konzeptionierung von Fortbildungen zu Themenfeldern der psychiatrischen Pflege auf Klinikebene • Anleitung, Befähigung der Fachleitungen und der Pflegeteams • Praxisbegleitungen, Audit und Feedback • Publikationen und aktive Teilnahme auf Fachkongressen • Aufbau von Netzwerken
Fachleitungen Bachelorabschluss in Psychiatrischer Pflege, Weiterbildungen: Psychiatrie, Gerontopsychiatrie	**Aufgaben in der Praxisentwicklung auf Station** • Problembereiche bzw. Fragen unter Einbezug wissenschaftlicher Prinzipien analysieren • Theoretisches Wissen zur Erarbeitung von Problemlösungen nutzen • Kontinuierliche Begleitung und Befähigung der Praxisakteur*innen und Teams: Fähigkeiten und Selbstvertrauen entwickeln, Motivation fördern • Ansprechpartner*innen für inhaltliche Fragestellungen zum Fachgebiet • Beratung und Coaching der Praxisakteur*innen • Wissensvermittlung: Planung und Leitung von Stationsfortbildungen und Kick-off-Veranstaltungen • Monitoring von Bezugspflege und Pflegeprozess • Monitoring von Implementierungsprojekten in der Praxis: Analyse und Steuerung von Teamdynamiken, Analyse und Management von Barrieren, Evaluation • Mitarbeit an Projekten zur klinischen Pflegeforschung • Einarbeitung neuer Mitarbeiter*innen

um einen Implementierungserfolg zu erzielen (Hoben et al., 2016a), wurden im ZfP Emmendingen Personalstrukturen geschaffen, die Pflegespezialisten auf beiden Ebenen vorsehen. Die bestehende Personalstruktur wurde daher um Funktionsstellen ergänzt, um die Praxisentwicklung auf strategischer *und* operativer Ebene zu fokussieren. Vorausgegangen war die Zustimmung der Geschäftsleitung und die Entwicklung dezidierter Stellenbeschreibungen.

Implementierung von Fachleitungen im Pflegedienst auf Stationsebene: Die Stelleninhaber*innen haben die Qualifikation einer *Spezialisierten Pflegefachperson Psychiatrie* oder eines *Pflegefachspezialisten Psychiatrie* (Scheydt & Holzke, 2018a; 2018b). Hauptmerkmal der Rolle ist die kontinuierliche, unmittelbare Begleitung und Befähigung der Mitarbeiter*innen des Pflegeteams (vor allem in Anlehnung an den i-PARIHS-Rahmen von Harvey & Kitson, 2015a, 2015c, 2016; Kitson & Harvey, 2015). Da Veränderungsprozesse immer soziale Prozesse sind, ist es von zentraler Bedeutung, Teamdynamiken unmittelbar wahrzunehmen und auf Barrieren in Implementierungs- oder Veränderungsprozessen zeitnah reagieren zu können. Die Fachleitungen sind beispielsweise auch für das Monitoring der Qualität und der Durchführung der Bezugspflege oder des Pflegeprozesses zuständig. Dazu ist es von großer Bedeutung, dass die Fachleitungen in der direkten Patient*innenversorgung tätig sind. Sie sind innerhalb des multiprofessionellen Teams Ansprechpartner*innen für alle fachlichen Fragestellungen der psychiatrischen Pflege. Fachleitungen haben gemäß ihrer Stellenbeschreibung gemeinsam mit der Stationsleitung die fachliche Leitung der Station inne, sind dieser jedoch disziplinarisch unterstellt. Für administrative Tätigkeiten oder inhaltliche Ausarbeitungen sowie Literaturrecherchen stehen monatliche Organisationstage und ein Büro zur Verfügung.

Implementierung von Pflegeexpert*innen APN auf Klinikebene: Ihnen obliegt die fachliche Leitung des Teams der Fachleitungen sowie der Mitarbeiter*innen der Berufsgruppe Pflege der jeweiligen Klinik. Pflegeexpert*innen und Fachleitungen bilden ein konstantes Entwicklungsteam. Disziplinarisch sind sie der jeweiligen Pflegedienstleitung der Klinik unterstellt. Hauptaufgabe einer Pflegeexpert*in APN ist die fortwährende, evidenzbasierte Entwicklung der pflegerischen Praxis. Die Tätigkeit umfasst die Konzeptionierung des innerbetrieblichen Fortbildungsprogramms der Berufsgruppe Pflege, die übergeordnete Planung und Steuerung aller Implementierungsprojekte der Klinik sowie deren wissenschaftliche Evaluation, das Coachen und Befähigen der Fachleitungen und der Pflegeteams.

Pflegeexpert*innen sind in beratender Funktion für das Pflegemanagement tätig und bilden Netzwerke mit Praxisentwickler*innen anderer Einrichtungen. Sie vertreten die Klinik auf Fachkongressen, in Fachgremien und betreiben Öffentlichkeitsarbeit. Um die Praxis nachhaltig zu verändern und Implementierungsvorhaben zu monitoren, ist eine enge und kontinuierliche Zusammenarbeit zwischen Pflegeexpert*innen und Fachleitungen wichtig. Eine Kommunikationsstruktur, die u. a. auch regelmäßige Jour fixes mit der Klinikleitung, dem Pflegemanagement sowie gemeinsame Klausurtagungen mit den Stations- und Fachleitungen vorsieht, ist

hierzu von großer Bedeutung. Die Stelleninhaber*innen haben die Qualifikation einer *Psychiatrischen Pflegeexpertin APN* (Scheydt & Holzke, 2018a; 2018b).
Eine Übersicht der Aufgaben von Pflegeexpert*innen und Fachleitungen bietet Abbildung 16.

Ausblick

Nach Implementierung der neuen Personalstruktur im Jahr 2018 und ersten Erfahrungen werden 2024 im Rahmen einer Evaluationsstudie die Aspekte zur Rolle und Rollenintegration der Fachleitungen in der Klinik für Forensische Psychiatrie und Psychotherapie wissenschaftlich untersucht. Ziel ist es, neue Erkenntnisse über die Akzeptanz der Rolle im Zusammenhang mit der Pflegeentwicklung im stationären Setting zu gewinnen. Weitere Aspekte wie bestimmte Fertigkeiten und Fähigkeiten der Rolleninhaber*innen sollen für die zukünftige Rollenentwicklung und Wirksamkeit der Rolle wichtige Impulse liefern.
Das Prinzip der kombinierten Rollen von Pflegespezialisten auf Stations- und Klinikebene findet auch in neuerer Literatur Aufmerksamkeit. Im *Abschlussbericht der begleitenden Reflexion zum Förderprogramm der Robert-Bosch-Stiftung »360° Pflege – Qualifikationsmix für Patient*innen – in der Praxis«* von Weidner & Schubert (2022) wurden zwei klare Profile für den Einsatz in der Versorgungspraxis identifiziert, die zur Verbesserung der evidenzbasierten pflegerischen Versorgung sowie der Personal- und Organisationsentwicklung beitragen können:

- Akademisch qualifizierte Pflegefachleitungen auf Bachelorniveau, die in Pflegeteams in der Akut- und Langzeitversorgung integriert sind und
- Pflegeexpert*innen auf Masterniveau, die sich fachlich auf besonders komplexe pflegerische Herausforderungen spezialisieren und teamübergreifend, konsiliarisch und entwicklungsbezogen in den Institutionen eingesetzt werden

Es wird darauf hingewiesen, dass beide Profile zwar unabhängig voneinander entwickelt und implementiert werden können, diese aber sehr gut ineinandergreifen und in der Praxis miteinander kombiniert werden sollten. Es wird empfohlen, für die beiden Profile schnellstmöglich verbindliche Qualifikations-, Stellen- und Tätigkeitsbeschreibungen bundes- bzw. ländereinheitlich zu erarbeiten und zu bewilligen (Weidner & Schubert, 2022).

Leitlinienimplementierung im Projekt PreVCo

»PreVCo« steht für »Prevention of Violence and Coercion«. Unter diesem Akronym fand eine umfängliche Studie statt, welche die Wirkung der Implementierung der S3-Leitlinie »Verhinderung von Zwang: Prävention und Therapie aggressiven Verhaltens bei Erwachsenen« (DGPPN, 2019) untersuchte (Steinert et al., 2023). Informationen zur Studie finden sich unter www.prevco.de.
Hier soll das Vorgehen bei der Implementierung vorgestellt und diskutiert werden. Zur Implementierung gehörten drei Elemente:

- Es wurden 12 konkrete Implementierungsempfehlungen für psychiatrische Teams entwickelt.
- Um den Grad der Leitlinientreue initial und im Verlauf einschätzen zu können, wurde ein Rating-Tool zur Verfügung gestellt.
- Die eigentlichen Implementierungsprozesse erfolgten in teilweise standardisierter Form und wurden durch externe Implementierungsberatende gecoacht.

Die Leitlinie »Verhinderung von Zwang« und die Implementierungsempfehlungen

Psychiatrische Kliniken sind bei Vorliegen von Selbst- oder Fremdgefährdung gesetzlich dazu verpflichtet, die Patient*innen gegebenenfalls auch gegen deren Willen zu behandeln. In aller Regel haben alle Beteiligten (die Patient*innen, die Angehörigen, die Fachpersonen und die Politik und Öffentlichkeit) ein hohes Interesse, Zwang und Gewalt so weit wie irgend möglich zu vermeiden. Wenn Zwangsmaßnahmen unvermeidbar sind, dann sollen sie unter Beachtung der Menschenwürde und möglichst wenig schädigend und möglichst kurz durchgeführt werden (DGPPN, 2014; DFPP, 2016). Ein guter Umgang mit Aggression und Gewalt sowie fachlich und ethisch vertretbare Entscheidungen erfordern von den Fachpersonen neben kommunikativen, psychosozialen und therapeutischen Kompetenzen auch viel Wissen. Als Entscheidungshilfe für die Behandlung von Patient*innen wurde die S3-Leitlinie »Verhinderung von Zwang: Prävention und Therapie aggressiven Verhaltens bei Erwachsenen« publiziert (DGPPN, 2019).
Wenn Leitlinienempfehlungen zum Umgang mit Aggression implementiert werden sollen, dann gelten ein paar Besonderheiten (Sauter et al., 2024). Zunächst ist nur sehr selten das Handeln von einzelnen Fachpersonen entscheidend für die Prävention von bzw. den Umgang mit aggressivem Verhalten. Erforderlich sind vielmehr

in den Teams gut etablierte gemeinsame Vorgehensweisen. Damit müssen nicht Fachpersonen, sondern die Teams das bisherige routinierte Verhalten verlassen. Routinen entstehen, weil sich ein bestimmtes Verhalten bewährt hat und häufig wiederholt wurde. Routinen entlasten, weil nicht alle Handlungsschritte in jeder Situation neu durchdacht werden müssen – ohne Alltagsroutinen wären wir kaum handlungsfähig. Für Teamroutinen gilt das Gleiche, zudem machen sie die Zusammenarbeit berechenbar: jede*r kennt das Verhalten der anderen Teammitglieder und kann sich darauf verlassen. Im Umgang mit aggressivem Verhalten und in kritischen Situationen wollen die Teams zu Recht die Kontrolle behalten und Sicherheit für alle gewährleisten. Daher müssen Innovationen oder Veränderungen so implementiert werden, dass sie weder das Gefühl von Handlungssicherheit noch die Teamkohäsion beeinträchtigen.
Als Hilfe für diese Leitlinienimplementierung wurden konkrete Implementierungsempfehlungen entwickelt. Eine Leitlinienempfehlung bezieht sich auf die Behandlung der Patient*innen, die Implementierungsempfehlung hingegen richtet sich an die Organisation. Bezogen auf die Leitlinie »Verhinderung von Zwang« wurden Implementierungsempfehlungen für die Ebenen der gemeindepsychiatrischen Versorgungsregion und der psychiatrischen Klinik und wie auch für die Teams psychiatrischer Akutstationen vom Vorstand der DGPPN verabschiedet (Steinert & Hirsch, 2019, 2020). Die Implementierungsempfehlungen für Stationsteams zeigt der nachfolgende Kasten. Angenommen wird, dass die Voraussetzungen für die leitliniengerechte Behandlung der Patient*innen sehr gut sind, wenn ein Stationsteam diese 12 Empfehlungen gut umsetzt.

Zwölf-Punkte-Programm zur Implementierung der Leitlinie auf psychiatrischen Stationen (Steinert & Hirsch, 2020)

1. Standardisierte Erfassung von Zwangsmaßnahmen und aggressiven Übergriffen
2. Interne, an die Vorgaben der Leitlinie adaptierte Standards bezüglich der Indikation, Durchführung, Überprüfung, Dokumentation und Nachbesprechung von Zwangsmaßnahmen
3. Monatliche Teambesprechung, in der die Daten zu Zwangsmaßnahmen und aggressiven Vorfällen analysiert und die Hintergründe besprochen werden
4. Schulungsplan für alle Beschäftigten mit Patient*innenkontakt in Deeskalation/ Aggressionsmanagement
5. Kontinuierliche persönliche Betreuung bei Fixierungen und Isolierungen
6. Nachbesprechungen nach Zwangsmaßnahmen

7. Beschäftigung von Genesungsbegleitern
8. Aktionsplan für die aggressionsmindernde Gestaltung der räumlichen Umgebung auf der Station
9. Risikoerkennung mit der Brøset Violence Checklist (BVC)
10. Erstellung von Behandlungsvereinbarungen nach erfolgten Zwangsmaßnahmen
11. Maßnahmen zur Sicherstellung einer leitliniengerechten Pharmakotherapie
12. Einführung von »Safewards« oder dem »Weddinger Modell«

Die PreVCo-Studie und das PreVCo-Rating-Tool

Die vom deutschen Innovationsfonds des gemeinsamen Bundesausschusses geförderte PreVCo-Studie lief von März 2020 bis Februar 2023. Geprüft werden sollte bei den 55 teilnehmenden psychiatrischen Stationen, ob es tatsächlich weniger Zwangsmaßnahmen und Aggressionsereignisse gibt, wenn ein Team diese Implementierungsempfehlungen strukturiert umsetzt. Dabei kann und soll ein Team nicht 12 Themen gleichzeitig bearbeiten, sondern sich (zunächst) die Umsetzung der für das Team wichtigsten 2-3 Implementierungsempfehlungen vornehmen (Steinert et al., 2020). Vorausgegangen war eine Pilotstudie zur Prüfung der Machbarkeit (Bechdolf et al., 2021).

Für die Studie sollten die Teams durch externe Implementierungsberater*innen bei der Umsetzung der 12 Empfehlungen unterstützt werden. Diese Beratungsprozesse sollten nicht nur theoriebasiert, flexibel und praxisnah, sondern auch möglichst einheitlich sein, damit die Daten der Interventions- und der Kontrollgruppe gut vergleichbar bleiben. Außerdem musste möglichst genau und operationalisiert erfasst werden können, wie der Status eines Teams bezüglich der Umsetzung des 12-Punkte-Programms ist und wie sich der Umsetzungsgrad durch die Implementierung verändert. Dafür wurde das »PreVCo-Rating-Tool« geschaffen. Jeder der 12 Empfehlungen kann durch den Abgleich der Handlungspraxis mit ausformulierten Ankerbeispielen ein Punktwert zugewiesen werden. Insgesamt können im PreVCo-Rating zwischen 0 und 135 Punkte erreicht werden. In der frei zugänglichen Arbeitshilfe (PreVCo-Arbeitsgruppe, 2021; verfügbar unter www.prevco.de) sind die Ankerbeispiele sowie weitere Kriterien für die Selbsteinschätzung formuliert. Die konkrete Beschreibung der verschiedenen Kriterien und Grade der Umsetzung des 12-Punkte-Programms vermittelt den Teams zugleich konkrete Handlungsimpulse für Verbesserungen.

Die quantitativen Datenanalysen dieser RCT-Studie zeigten, dass sowohl in der Interventions- wie auch in der Wartegruppe die Zwangsmaßnahmen zurückgingen,

ABBILDUNG 17: Ottawa-Model of Research Use und Konzeptualisierung der PreVCo-Studie

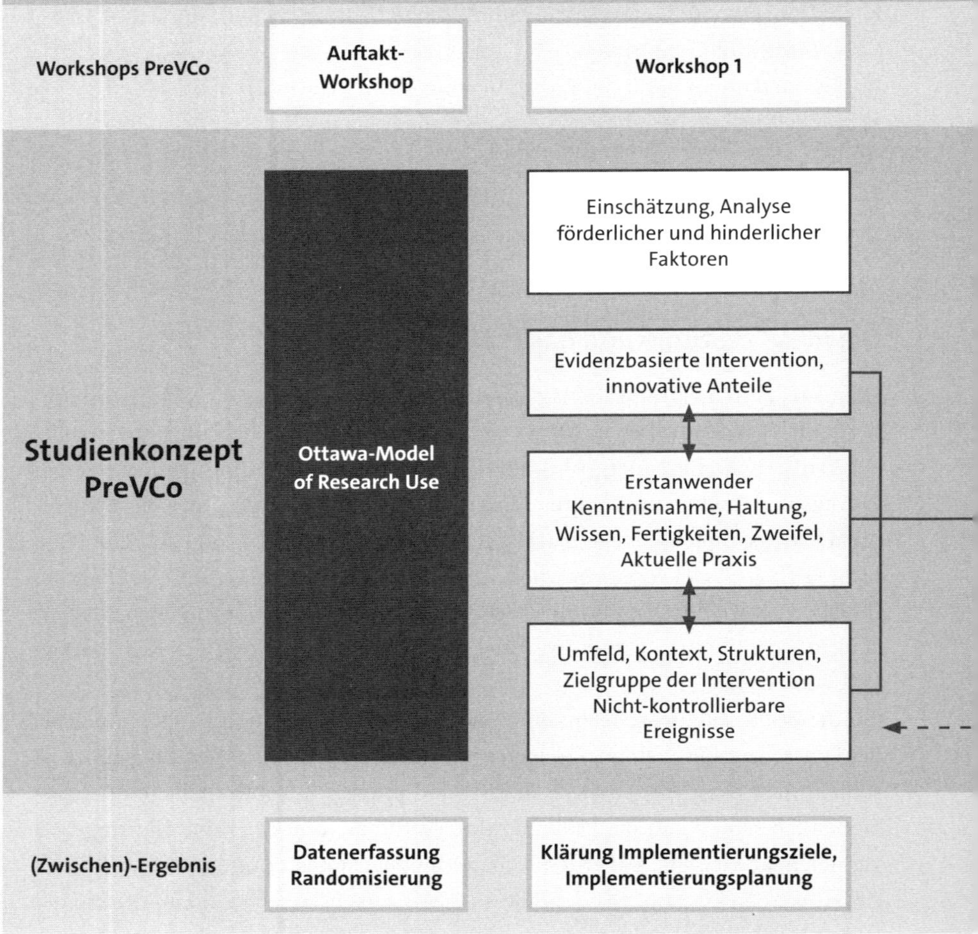

jedoch der Unterschied zwischen der Interventions- und der Kontrollgruppe nicht signifikant wurde. Die PreVCo-Ratings belegten, dass die Implementierung erfolgreich verlief und zu einem höheren Umsetzungsgrad der Implementierungsempfehlungen führte (Steinert et al., 2023). Zwischen den Teams gab es eine hohe Heterogenität sowohl hinsichtlich der Leitlinientreue und der Häufigkeit von Aggressionsereignissen oder Zwangsmaßnahmen wie auch bezüglich der Implementierungserfolge. Eine qualitative Begleitstudie (Jaeger et al., im Druck) prüfte, wie die Stationsteams die Auseinandersetzung mit den Implementierungsempfehlungen erlebten und was sich durch die Implementierung alles verändert hat. Die Auswertung von Telefoninterviews zeigte einen insgesamt hohen Zuspruch zu den Implementierungsempfehlungen und zum Vorgehen. Sowohl die Voraussetzungen

(Sauter et al. 2024, S. 44 f., in Anlehnung an Graham & Logan, 2004)

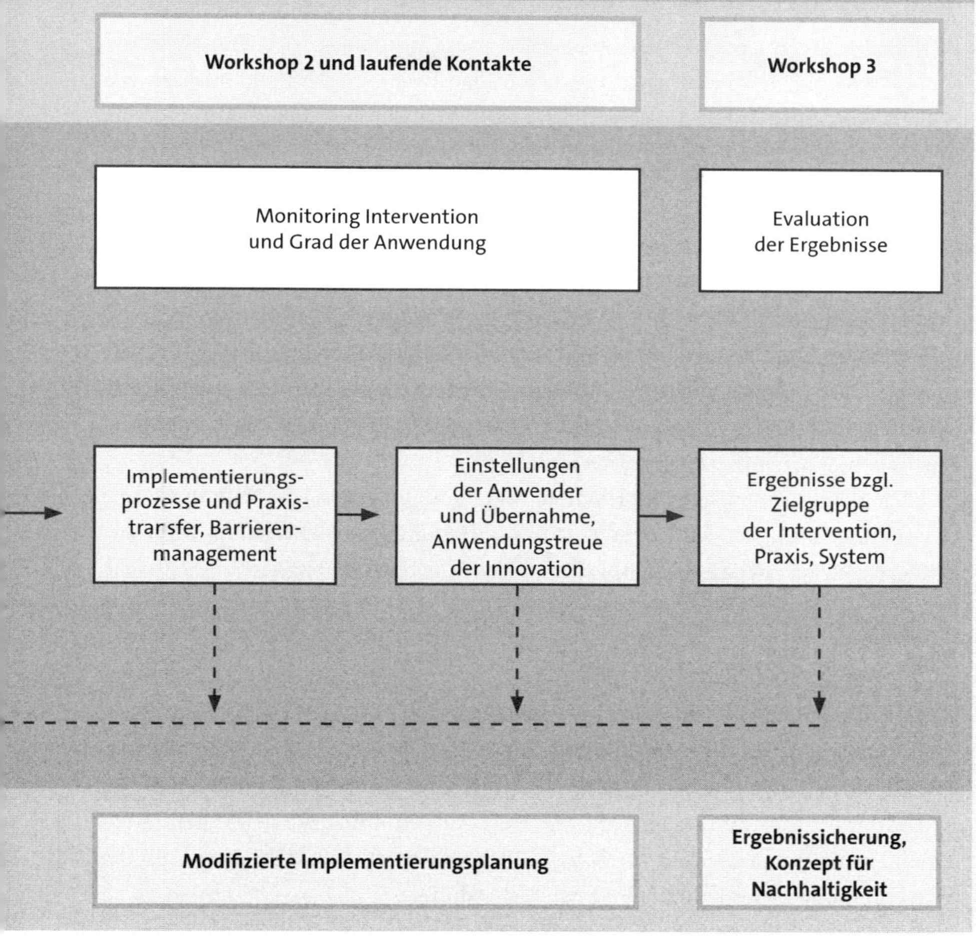

in den Teams als auch das Erleben der Implementierungsprozesse waren recht heterogen. Viele Faktoren beeinflussten die Implementierung, allem voran die Corona-Pandemie, welche sich mit dem Zeitraum der Studie weitgehend deckt und zu vielen Verwerfungen im Stationsalltag führte.

Das Implementierungskonzept

Ein pragmatisches Implementierungskonzept in Orientierung am Ottawa Model of Research Use (OMRU) war bereits im Rahmen der Pilotstudie entwickelt und erprobt worden (Bechdolf et al., 2021). Diese Erfahrungen flossen in die Strategieentwicklung der Hauptstudie mit ein.

Die Randomisierung in der Studie war so konzipiert, dass die Teams der Interventions- und der Kontroll- bzw. Wartegruppe sich hinsichtlich der Häufigkeit von Zwangsmaßnahmen und hinsichtlich des Umsetzungsgrades des 12-Punkte-Planes möglichst ähnlich waren. Daher musste mit allen Teams vor der Randomisierung in einem Auftaktworkshop ein gemeinsames »PreVCo-Rating« durchgeführt werden (s. Abbildung 17).
Darüber hinaus sollten die Implementierungsprozesse so gestaltet werden, dass

1. die Teams die ihnen wichtigen Themen und Ziele verfolgen konnten, aber gleichzeitig die Passung zu den Anforderungen der Studie und eine hohe Leitlinientreue gegeben sind;
2. die Beratung und der gemeinsam entwickelte Implementierungsplan sehr spezifisch auf die Belange, Ziele und Probleme jedes einzelnen Teams zugeschnitten werden, aber gleichzeitig die Vergleichbarkeit der Implementierungsberatung zwischen den Teams gewährleistet ist;
3. in den Teams gemeinsame Reflexionen und Veränderungen von Haltungen und Handlungen möglich sind, aber gleichzeitig Handlungsunsicherheit und Teamdifferenzen vermieden werden.

Folgende Strategien wurden gewählt, um diesen Anforderungen gerecht zu werden:

Zu (1): Mit dem Team wurden deren Ziele im Umgang mit Aggression und Zwang herausgearbeitet und verschriftlicht (s. S. 89 ff.). Die Teams überlegten anschließend, mit welchen ca. drei der 12 Implementierungsempfehlungen diese Ziele gut adressiert werden können. Für die konkrete Ausgestaltung der gewählten Implementierungsempfehlungen im Arbeitsalltag orientierten sich die Teams an den Beschreibungen der Leitlinie und der Arbeitshilfe.
Sowohl die Erreichung der verschriftlichten Teamziele als auch die Absprachen zur Umsetzung wie auch der Grad der Leitlinientreue wurden im Monitoring und in der Evaluation nachgehalten.

Zu (2): Der Implementierungsplan mit den konkreten Umsetzungsabsprachen muss auf die Belange und die Situation des Teams abgestimmt sein. Die Teams bestimmten die konkreten Meilensteine und die Implementierungsstrategien nach Prüfung der relevanten Einflussfaktoren (wie z. B. die personellen oder zeitlichen Ressourcen), damit wurde ein »Tailoring« (s. S. 25f.) gewährleistet.
Hinsichtlich des Rahmens und Umfangs der Implementierungsberatung, des Theorieinputs sowie der Festlegung der Themenschwerpunkte, Strategien und Abläufe der Workshops wurde Einheitlichkeit gewährleistet: Für die Implementierungsberatung konnte ein Umfang von vier Workshops mit den Stationsteams vereinbart

werden. Zudem wurden laufende Kurzkontakte per Zoom oder Telefon durch psychiatrisch berufserfahrene und geschulte Implementierungsberatende für den Zeitraum des Implementierungsjahres bereitgestellt. Alle Mitarbeiter*innen des Teams sowie Leitungspersonen waren zu den Workshops eingeladen, diese erhielten anschließend auch die Protokolle. Alle Teams erhielten anhand identischer Präsentation die gleichen Kurzinformationen über die Inhalte der Leitlinie sowie über Implementierungsprozesse. Die zeitlichen Vorgaben, die Impulse für mögliche Umsetzungsstrategien, das Definieren der Meilensteine, die Strategien und Inhalte beim Monitoring und der Evaluation waren identisch.

Zu (3): Die Implementierungsberatenden achteten auf eine möglichst vertrauensvolle Gesprächsatmosphäre in den Workshops, um den offenen Austausch von Meinungen, Sorgen und Einstellungen zu fördern. Die gemeinsame Besprechung der Kriterien der PreVCo-Rating-Tools brachte viele Einstellungen und Praktiken der Teammitglieder zur Sprache, die zuvor teilweise wenig im Bewusstsein waren. Das Hinterfragen von Praktiken, v.a. aber die gemeinsame Auswertung der neuen Erfahrungen im Rahmen von Verhaltensänderungen erlaubten den Teams, ihre Haltungen zu beeinflussen. Dieser Kommunikationsstil hilft gleichzeitig, mögliche Teamdifferenzen offenzulegen und zu besprechen. Um Handlungsunsicherheit zu verhindern, sind sehr konkrete Absprachen zur Umsetzung geänderter Vorgehensweisen sinnvoll. Manchmal kann das Antizipieren und Besprechen möglicher Worst-Case-Szenarien Sorgen der Mitarbeiter*innen lindern. Auch der Rückhalt durch Vorgesetzte und eine gute Fehlerkultur (s. S. 94 ff.) tragen zum Gefühl von Sicherheit bei. Wichtig ist zudem die Förderung des Vertrauens der Teammitglieder untereinander.

Die Teams haben bereits im Auftaktworkshop beim gemeinsamen PreVCo-Rating ihren aktuellen Stil und ihr Handeln reflektiert. Für alle 12 Implementierungsempfehlungen wurde detailliert besprochen, wie eine gute Handlungspraxis bei diesem Thema konkret aussehen soll und wie die aktuelle Praxis im Team ist. Im ersten Implementierungsworkshop wurden die Ziele und Visionen des Teams im Umgang mit Aggression und Zwang identifiziert und konsentiert. Die Teams wählten die für sie wichtigen Empfehlungen aus dem 12-Punkte-Programm aus und erarbeiteten für jedes Thema einen Handlungsplan. Sie benannten Meilensteine, die sie in bestimmten Zeiträumen umsetzen wollten. Nach ca. drei bis vier Monaten fand ein gemeinsames Monitoring der Prozesse und bei Bedarf eine Anpassung des Implementierungsplanes statt. Nach ca. einem Jahr wurde neben der Evaluation des Erreichten über die Sicherung der Nachhaltigkeit nachgedacht. Die Implementierungsberatenden moderierten alle Termine, gaben fachliches Input und sicherten die Ergebnisse.

Erkenntnisse und Erfahrungen bezüglich der Implementierungsprozesse

Bezüglich der detaillierten Darlegung der Implementierungserfahrungen und der wahrgenommenen Einflussfaktoren auf die Implementierung sei auf Jaeger und Kolleg*innen (im Druck) verwiesen. Einige Aspekte können hier berichtet werden: Der Zeitraum der Studie deckte sich ziemlich genau mit dem Zeitraum der Corona-Pandemie. Das hatte große Auswirkungen auf alle Abläufe und auf die Zusammenarbeit der Implementierungsberatenden mit den Teams. Vor allem aber war der Stationsalltag in vielen Teams vollkommen verändert, viele mussten immense Krisen und Umbrüche meistern. Neben dem Einhalten der Hygieneregeln und den hohen Ausfallquoten bei Mitarbeiter*innen gab es oft Veränderungen der Klientel und der Teamkonstellationen. Die Teams mussten daher unter sehr widrigen Umständen implementieren und teilweise in Abstimmung mit den Beratenden oft die selbst gesteckten Ziele nach unten korrigieren. Teilweise waren die Implementierungsberatenden gefordert, Zuversicht für die Umsetzbarkeit der Projektziele aufrechtzuerhalten. Doch darf festgestellt werden: Auch in schwierigen Zeiten und im herausfordernden Alltag einer Akutstation sind erfolgreiche professionsübergreifende Implementierungsprozesse möglich.

Insgesamt erlebten die Implementierungsberatenden eine hohe Heterogenität zwischen den Teams, sowohl was die Ausgangssituation und die Rahmenbedingungen anbetraf als auch hinsichtlich der Motivation und der Erfolge bei der Implementierung. Viele Team waren erfolgreich, trotz der widrigen Umstände in der Pandemiezeit, doch konnten wenige Teams leider keine positiven Entwicklungen erreichen. Das zeigt: Nicht jedes Thema – egal wie klug und evidenzbasiert es ist – passt zu jeder Zeit oder zu jedem Team.

Das 12-Punkte-Programm wurde inhaltlich nicht infrage gestellt, die Empfehlungen fanden in aller Regel hohen Zuspruch der Teams. Sie gaben gute Handlungsimpulse.

Ein sehr hilfreiches Instrument war das Rating-Tool. Zunächst zeigte das Rating, inwiefern die Teams schon sehr leitlinienorientiert arbeiteten, wo die größten Handlungsbedarfe bzw. Verbesserungspotenziale lagen und welche Bausteine realisiert werden mussten. Das Rating konnte also als Arbeitsinstrument und als Checkliste für gutes gewaltpräventives Handeln genutzt werden. Genauso wichtig war aber, dass über die Punktwerte im Rating Verbesserungen messbar gemacht wurden. So konnten die Teams die Fortschritte und Entwicklungen im Implementierungsprozess gut wahrnehmen.

Sehr dankbar waren die meisten Teams darüber, dass eine externe Person (Implementierungsberatende) die Prozesse überwachte und begleitete. Sie hatten den

Stationsalltag in der Pandemiezeit und die Umsetzung der getroffenen Absprachen zu bewältigen – es hat sie entlastet, nicht auch noch alle Prozesse im Implementierungsgeschehen kontrollieren und steuern zu müssen.
Insgesamt kann anhand dieser Erfahrungen gesagt werden:

- Das Konzept der drei Elemente (Implementierungsempfehlungen, Rating-tool mit Arbeitshilfe sowie strukturiertes und begleitetes Vorgehen im Implementierungsprozess) machte die Implementierung eines komplexen Themas in schwierigen Zeiten erfolgreich. Vermutlich hätte keines der drei Elemente fehlen dürfen.
- Komplexere Implementierungsprojekte erfordern Personen, die außerhalb der Alltagsaufgaben die Implementierung steuern und nachhalten.

In den Monitorings und Evaluationen wurden die Fortschritte der Implementierung über das PreVCo-Rating eingeschätzt. Für die Einschätzung der Prozesse wurden neben offenen Fragen auch visuelle Analogskalen genutzt. Damit wurden die Meilensteinerreichung, die Durchdringung, die Qualität bzw. Leitlinientreue und die Akzeptanz des Teams bezüglich jedes Implementierungsthemas erfasst. Durch diese kombinierten Verfahren konnten ermutigende Erfolge gut visualisiert und erforderliche Korrekturen beim Vorgehen identifiziert werden.
Etliche Teams erreichten zu Beginn der Implementierung die angestrebten Meilensteine nicht, häufig aufgrund der pandemiebedingten Belastungen. Dann wurden neue Meilensteine realistischer und neue Implementierungspläne konkreter und detaillierter beschrieben – damit konnten immerhin im weiteren Verlauf mehr Erfolge erreicht werden.

Kriterien und Zeitpunkte für das Monitoring und angestrebte Outcomes für die Evaluation müssen mit Beginn des Prozesses feststehen. Dann können sie sowohl Handlungsbedarfe wie auch motivierende (Teil-)Erfolge aufzeigen.
In herausfordernden Zeiten oder bei herausfordernden Projekten geben sehr kleinschrittige und konkrete Absprachen zu den Zielen und Prozessen der Implementierung den Teams mehr Sicherheit und führen zu mehr Erfolgserlebnissen.

Zur Umsetzung der einzelnen Implementierungsempfehlungen im 12-Punkte-Programm (s. Kasten S. 156f.) kann festgestellt werden, dass diese in unterschiedlicher Häufigkeit ausgewählt wurden. 41 von 55 Teams entschieden sich für die Umsetzung der Empfehlung 3 »Teamgespräche«, gefolgt von Empfehlung 6 »Nachbesprechung mit Patienten«, das vierzigmal gewählt wurde. Relativ häufig wurden die Gestaltung der Räumlichkeiten, das Verbessern der Deeskalationstrainings, die Einführung einer Früherkennung von Risikosituationen sowie komplexe Interventionen (Safewards oder Weddinger Modell) gewählt. Die Empfehlung 3 (s. Kasten S. 156f.)

meint, dass monatlich ein ca. einstündiges Teamgespräch stattfindet, das von einer ärztlichen oder pflegerischen Leitungsperson moderiert wird, und in dem Daten zu Aggression und Zwang besprochen und Ergebnisse abgeleitet werden. Für die Empfehlung 3 zeigte sich, dass sie eine Schlüsselrolle hat. Erfolgreicher implementierende Teams bewerteten sich bei der Realisierung dieser Besprechungen deutlich höher und verbesserten sich bei dieser Empfehlung auch stärker als die erfolgsärmeren Teams.

Gute Besprechungsstrukturen in Teams scheinen unabhängig vom konkreten Fokus der Gespräche professionsübergreifende Implementierungsprozesse positiv zu beeinflussen.

Die Rückmeldungen der Stationen und die Erfolge bei der Implementierung veranlassten die Forschungsgruppe, das 12-Punkte-Programm bekannter zu machen und eine Arbeitshilfe für die Implementierung zur Verfügung zu stellen. Wir verweisen auf das Buch: »Gewalt und Zwang vermeiden: Leitliniengerechtes Handeln auf psychiatrischen Stationen« in der Reihe Psychosoziale Arbeitshilfen im Psychiatrie Verlag (Sauter et al., 2024).

Literatur

A

Aarons, G. A., Hurlburt, M. & Horwitz, S. M. (2011). Advancing a Conceptual Model of Evidence-Based Practice Implementation in Public Service Sectors. Administration and Policy in Mental Health and Mental Health Services Research, 38(1), 4–23. https://doi.org/10.1007/s10488-010-0327-7.

Abderhalden, C. (2023). Pflegetheorie. In: Sauter, D., Abderhalden, C., Needham, I. & Wolff. S. (Hrsg.), Lehrbuch Psychiatrische Pflege (4th ed., pp. 88–112). Bern: Hogrefe.

Abraham, R. (2000). Organizational cynicism: Bases and consequences. Genet Soc Gen Psychol Monogr, 126(3), 269–292.

Adair, J. E. (1973). Action-centred leadership (Vol. 238). New York: McGraw-Hill.

Albers, B. (2014). Implementierung – Eine Zusammenfassung ausgewählter Forschungsergebnisse. Stiftung Deutsches Forum für Kriminalprävention (DFK) (Hrsg.). https://www.wegweiser-praevention.de/files/pdf/2014-05-0_bericht-albers.pdf [20.11.2023].

Anderson, N. R. & West, M. A. (1998). Measuring climate for work group innovation: development and validation of the team climate inventory. *Journal of Organizational Behavior, 19*(3), 235–258. https://doi.org/10.1002/(SICI)1099-1379(199805)19:3<235::AID-JOB837>3.0.CO;2-C.

Argyris, C. & Schon, D. A. (1996). Organizational Learning II. Theory, Method, and Practice. Boston, MA: Addison-Wesley.

Ashok, M., Hung, D., Rojas-Smith, L., Halpern, M. T. & Harrison, M. (2018). Framework for Research on Implementation of Process Redesigns: Quality Management in Health Care, 27(1), 17–23. https://doi.org/10.1097/QMH.0000000000000158..

B

Balas, E. A. & Boren, S. A. (2000): Managing Clinical Knowledge for Health Care Improvement. Yearb Med Inform. 9(1):65–70. http://dx.doi.org/10.1055/s-0038-1637943.

Barandun Schäfer, U., Hirsbrunner, T., Jäger, S., Näf, E., Römmich, S. & Horlacher, K. (2011). Pflegeentwicklung der Solothurner Spitäler. Unterwegs zu klinisch orientierter Pflegeexpertise und Praxisentwicklung. Pflege, 24(1), 7–14. http://dx.doi.org/10.1024/1012-5302/a000086.

Barwick, M., Barac, R., Kimber, M., Akrong, L., Johnson, S. N., Cunningham, C. E., Bennett, K., Ashbourne, G. & Godden, T. (2020). Advancing implementation frameworks with a mixed methods case study in child behavioral health. Translational Behavioral Medicine, 10(3), 685–704. https://doi.org/10.1093/tbm/ibz005.

Bauer, M. S., Damschroder, L., Hagedorn, H., Smith, J. & Kilbourne, A. M. (2015). An introduction to implementation science for the non-specialist. BMC Psychology, 3(1), 32. https://doi.org/10.1186/s40359-015-0089-9.

Baumeister, H. (2014). Implementationsforschung in der Klinischen Psychologie, Rehabilitationspsychologie und Psychotherapie. Psychologische Rundschau, 65(3) 150–158. DOI: https://doi.org/10.1026/0033-3042/a000217

Bechdolf, A., Bühling-Schindowski, F., Weinmann, S., Baumgardt, J., Kampmann, M., Sauter, D., … Steinert, T. (2021). DGPPN-Pilotstudie zur Implementierung der S3-Leitlinie »Verhinderung von Zwang: Prävention und Therapie aggressiven Verhaltens bei Erwachsenen«. Der Nervenarzt. Advance online publication. https://doi.org/10.1007/s00115-021-01242-6.

Behrens, J. & Langer, G. (2022). Evidence based Nursing and Caring. 5. Vollständig überarb. und erweiterte Aufl. Bern: Hogrefe.

Birken, S. A. & Currie, G. (2021). Using organization theory to position middle-level managers as agents of evidence-based practice implementation. Implementation Science, 16(1), 37. https://doi.org/10.1186/s13012-021-01106-2

Birken, S. A., Haines, E. R., Hwang, S., Chambers, D. A., Bunger, A. C. & Nilsen, P. (2020). Advancing understanding and identifying strategies for sustaining evidence-based practices: A review of reviews. Implementation Science, 15(1), 88. https://doi.org/10.1186/s13012-020-01040-9

Birken, S., Clary, A., Tabriz, A. A., Turner, K., Meza, R., Zizzi, A., Larson, M., Walker, J. & Charns, M. (2018). Middle managers' role in implementing evidence-based practices in healthcare: A systematic review. Implementation Science, 13(1), 149. https://doi.org/10.1186/s13012-018-0843-5

Bodenheimer, T. & Sinsky, C. (2014). From Triple to Quadruple Aim: Care of the Patient Requires Care of the Provider. The Annals of Family Medicine, 12(6), 573–576. https://doi.org/10.1370/afm.1713

Boggatz, T. (2022a). Innovation – Wozu überhaupt? In: Schilder, M. & Boggatz, T. (Hrsg.), Praxisentwicklung und Akademisierung in der Pflege. Perspektiven für Forschung und Praxis (S. 31–42). Stuttgart: Kohlhammer.

Boggatz, T. (2022b). Implementierung von Innovationen und Praxisentwicklung. In: Schilder. M. & Boggatz, T. (Hrsg.), Praxisentwicklung und Akademisierung in der Pflege. Perspektiven für Forschung und Praxis (S. 43–53). Stuttgart: Kohlhammer.

Bonawitz, K., Wetmore, M., Heisler, M., Dalton, V. K., Damschroder, L. J., Forman, J., Allan, K. R. & Moniz, M. H. (2020). Champions in context: Which attributes matter for change efforts in healthcare? Implementation Science, 15(1), 62. https://doi.org/10.1186/s13012-020-01024-9

Bosch, M., van der Weijden, T., Wensing, M. & Grol, R. (2007). Tailoring quality improvement interventions to identified barriers: a multiple case analysis. Journal of Evaluation in Clinical Practice, 13, 161–168.

Bowers, L. (2014). Safewards: a new model of conflict and containment on psychiatric wards. https://www.ncbi.nlm.nih.gov/pmc/articles/PMC4237187/ [25.03.2023]. https://doi.org/10.1111/jpm.12129

BRACH, C., LENFESTEY, N., ROUSSEL, A., AMOOZEGAR, J. & SORENSEN, A. (2008). Will It Work Here? A Decisionmaker's Guide to Adopting Innovations. Agency for Healthcare Research & Quality (AHRQ). https://www.ahrq.gov/innovations/will-work/index.html

BREIMAIER, H. E. (2016). Strategien zur Beeinflussung und Steuerung von Implementierungsprozessen. In: Hoben, M., Bär, M. & Wahl, H.-W. (Hrsg.), Implementierungswissenschaft für Pflege und Gerontologie. Grundlagen, Forschung und Anwendung – Ein Handbuch (S. 167 – 185). Stuttgart: Kohlhammer.

BREIMAIER, H. E., HECKEMANN, B., HALFENS, R. J. G. & LOHRMANN C. (2015). The Consolidated Framework for Implementation Research (CFIR): a useful theoretical framework for guiding and evaluating a guideline implementation process in a hospital-based nursing practice. BMC Nursing 14(1). https://pubmed.ncbi.nlm.nih.gov/26269693/ [29.01.2023]. https://doi.org/10.1186/s12912-015-0088-4

BUCKNALL, T. & RYCROFT-MALONE, J. (2010). Evidence-based practice. Doing the right thing for patients. In: Rycroft-Malone, J. & Bucknall, T. (Hrsg.), Models and Frameworks for Implementing Evidence-Based Practice: Linking Evidence to Action. (S. 1–21). Chichester: Wiley-Blackwell.

BURGERS, J., VAN DER WEIJDEN, T. & GROL, R. (2020). Clinical Practice Guidelines as a Tool for Improving Patient Care. In: Wensing, M., Grol, R. & Grimshaw, J. (Hrsg.), Improving patient care: The implementation of change in health care (pp. 103–129). Oxford: Wiley-Blackwell.

BÜSCHGENS, T., BAUSCH, T. & BALKIN, D. B. (2013). Organizational Culture and Innovation: A Meta-Analytic Review. Journal of Product Innovation Management, 30(4), 763–781.

CAMPBELL, M., FITZPATRICK, R., HAINES, A., KINMONTH, A. L., SANDERCOCK, P., SPIEGELHALTER, D. & TYRER, P. (2000). Framework for design and evaluation of complex interventions to improve health. BMJ (Clinical Research Ed.), 321(7262), 694–696. https://doi.org/10.1136/bmj.321.7262.694

CAMPBELL, N. C., MURRAY, E., DARBYSHIRE, J., EMERY, J., FARMER, A., GRIFFITHS, F., … KINMONTH, A. L. (2007). Designing and evaluating complex interventions to improve health care. BMJ (Clinical Research Ed.), 334(7591), 455–459. https://doi.org/10.1136/bmj.39108.379965:BE

CANIK, Y., FAIN, N., BOHEMIA, E., TELALBASIC, I. & TEWES, V. (2018). Integrating individual knowledge into innovation prozess oft R&D alliances. In: Design Conference Proceedings (pp. 1805–1814). Faculty of Mechanical Engineering and Naval Architecture, University of Zagreb, Croatia; The Design Society, Glasgow, UK. https://doi.org/10.21278/idc.2018.0238

CAREY, R. N., CONNELL, L. E., JOHNSTON, M., ROTHMAN, A. J., DE BRUIN, M., KELLY, M. P. & MICHIE, S. (2018). Behavior Change Techniques and Their Mechanisms of Action: A Synthesis of Links Described in Published Intervention Literature. Annals of Behavioral Medicine. https://doi.org/10.1093/abm/kay078

CARLILE, P. R. (2004). Transferring, Translating, and Transforming: An Integrative Framework for Managing Knowledge Across Boundaries. Organization Science, 15(5), 555–568. https://doi.org/10.1287/orsc.1040.0094

Cella, D., Hahn, E. A., Jensen, S. E., Butt, Z., Nowinski, C. J., Rothrock, N. & Lohr, K. N. (2015). Patient-Reported Outcomes in Performance Measurement. https://www.ncbi.nlm.nih.gov/books/NBK424378/

Chambers, D. A. (2014). Guiding Theory for dissemination and implementation research: A reflection on models and used in research and pratice. In: Beidas, R. S. & Kendall, P. C. (Hrsg.), Dissemination and Implementation of Evidence-Based Practices in Child and Adolescent Mental Health (S. 9–21). Oxford: Oxford University Press.

Chambers, D. A., Glasgow, R. E. & Stange, K. C. (2013). The dynamic sustainability framework: Addressing the paradox of sustainment amid ongoing change. Implementation Science, 8(1), 117.

Chambers, D. A. & Norton, W. E. (2016). The Adaptome: Advancing the Science of Intervention Adaptation. Am J Prev Med, 51(4 Suppl 2), S. 124–131. https://doi.org/10.1016/j.amepre.2016.05.011

Chaudoir, S. R., Dugan, A. G. & Barr, C. H. I. (2013). Measuring factors affecting implementation of health innovations: A systematic review of structural, organizational, provider, patient, and innovation level measures. Implementation Science 8, 22. https://doi.org/10.1186/1748-5908-8-22

Collins, J. (2009). Good to Great (Why Some Companies Make the Leap and others Don't). NHRD Network Journal, 2(7), 102–105. https://doi.org/10.1177/0974173920090719

Cook, J. M., O´Donnell, C., Dinnen, S., Coyne, J. C., Ruzek, J. I. & Schnurr, P. P. (2012). Measurement of a model of implementation for health care: toward a testable theory. https://implementationscience.biomedcentral.com/articles/10.1186/1748-5908-7-59 [16.08.2023].

Craig, P., Dieppe, P., Macintyre, S., Michie, S., Nazareth, I. & Petticrew, M. (2013). Developing and evaluating complex interventions: The new Medical Research Council guidance. International Journal of Nursing Studies, 50(5), 587–592. https://doi.org/10.1016/j.ijnurstu.2012.09.010

Craig, P., Dieppe, P., Macintyre, S., Mitchie, S., Nazareth, I. & Petticrew, M. (2008). Developing and evaluating complex interventions: the new Medical Research Council guidance. https://www.bmj.com/content/337/bmj.a1655 [29.01.2023] https://doi.org/10.1136/bmj.a1655.

Colditz, G. A. & Emmons, K. M. (2018). The Promise and Challenges of Dissemintation and Implementation Research. In: Brownson, R. C., Colditz, G. A. & Proctor, E. K. (Hrsg.), Dissemination and Implementation Research in Health. Translating Science to Practice (2. Aufl.) (S. 19 – 18). New York, NY: Oxford University Press.

Cummings, G. G., Estabrooks, C. A., Midodzi, W. K., Wallin, L. & Hayduk, L. (2007). Influence of Organizational Characteristics and Context on Research Utilization. Nursing Research, 56(4), 24–39. https://doi.org/10.1097/01.NNR.0000280629.63654.95

Cummings, G. G., MacGregor, T., Davey, M., Lee, H., Wong, C. A., Lo, E., … Stafford, E. (2010). Leadership styles and outcome patterns for the nursing workforce and work environment: A systematic review. International Journal of Nursing Studies, 47(3), 363–385. https://doi.org/10.1016/j.ijnurstu.2009.08.006

D

DAMANPOUR, F. (1991). Organizational Innovation: A Meta-Analysis of Effects of Determinants and Moderators. The Academy of Management Journal, 34(3), 555–590.

DAMSCHRODER, L. J., ARON, D. C., KEITH, R. E., KIRSH, S. R., ALEXANDER, J. A. & LOWERY, J. C. (2009). Fostering implementation of health services research findings into practice: A consolidated framework for advancing implementation science. Implementation Science 4, 50. https://doi.org/10.1186/1748-5908-4-50

DAMSCHRODER, L. J., REARDON, C. M., OPRA WIDERQUIST, M. A. ET AL. (2022a). The updated Consolidated Framework for Implementation Research based on user feedback. Implementation Sci 17, 75 https://doi.org/10.1186/s13012-022-01245-0

DAMSCHRODER, L. J., REARDON, C. M., OPRA WIDERQUIST, M. A., LOWERY, J. (2022b). Conceptualizing outcomes for use with the Consolidated Framework for Implementation Research (CFIR): the CFIR Outcomes Addendum. Implementation Sci 17, 7. https://doi.org/10.1186/s13012-021-01181-5. https://implementationscience.biomedcentral.com/articles/10.1186/s13012-022-01245-0 [01.09.2023].

DARMANN-FINCK, I. (2016). Aufgabenfelder hochschulisch ausgebildeter Pflegender. Pflegezeitschrift, 69(6), 362–364.

DAVIDSON, P. M., ELLIOTT, D. & DALY, J. (2006). Clinical leadership in contemporary clinical practice: implications for nursing in Australia. J Nurs Manag, 14(3), 180–187. https://doi.org/10.1111/j.1365-2934.2006.00555.x

DAVIES, P., WALKER, A. E. & GRIMSHAW, J. M. (2010). A systematic review of the use of theory in the design of guideline dissemination and implementation strategies and interpretation of the results of rigorous evaluations. Implementation Science, 5:14. https://doi.org/10.1186/1748-5908-5-14

DE GEEST, S., ZÚÑIGA, F., BRUNKERT, T., DESCHODT, M., ZULLIG, L. L., WYSS, K., UTZINGER, J. (2020). Powering Swiss health care for the future: implementation science to bridge "the valley of death". Swiss Med Wkly. Sep 14; 150:w20323. https://doi.org/10.4414/smw.2020.20323. PMID: 33022070.

DEMING, W. E. (2000). Out of the Crisis. Cambridge: MIT Press.

DFPP, DEUTSCHE FACHGESELLSCHAFT PSYCHIATRISCHE PFLEGE E.V. (2016). Umgang mit freiheitsentziehenden Maßnahmen in der akutpsychiatrischen stationären Versorgung: Stellungnahme der Deutschen Fachgesellschaft Psychiatrische Pflege. https://dfpp.de/wp-content/uploads/2020/03/2016-05-DFPP-Empfehlung_FEM-Akutpsychiatrie.pdf [13.02.2024].

DGPPN, DEUTSCHE GESELLSCHAFT FÜR PSYCHIATRIE, PSYCHOTHERAPIE UND NERVENHEILKUNDE (2014). Achtung der Selbstbestimmung und Anwendung von Zwang bei der Behandlung psychisch erkrankter Menschen: Eine ethische Stellungnahme der DGPPN. Der Nervenarzt, 85(11), 1419–1431. https://doi.org/10.1007/s00115-014-4202-8

DGPPN, DEUTSCHE GESELLSCHAFT FÜR PSYCHIATRIE, PSYCHOTHERAPIE UND NERVENHEILKUNDE (Hrsg.) (2019). S3-Leitlinie Verhinderung von Zwang: Prävention und Therapie aggressiven Verhaltens bei Erwachsenen. Berlin: Springer.

DNQP, Deutsches Netzwerk für Qualitätsentwicklung in der Pflege (2023). Expertenstandards und Auditinstrumente. https://www.dnqp.de/expertenstandards-und-auditinstrumente/ [04.02.2023].

Drennan, D. (1992). Transforming Company Culture: Getting Your Company from Where You Are Now to Where You Want to Be. London: McGraw-Hill.

Dopp, A. R., Parisi, K. E., Munson, S. A. & Lyon, A. R. (2019). A glossary of user-centered design strategies for implementation experts. Translational Behavioral Medicine, 9(6), 1057–1064. https://doi.org/10.1093/tbm/iby119

Dorsch. Lexikon der Psychologie (2022). https://dorsch.hogrefe.com/stichwort/boundary-spanners [18.01.2023].

Doyle, C., Howe, C., Woodcock, T., Myron, R., Phekoo, K., McNicholas, C., Saffer, J.& Bell, D. (2013). Making change last: Applying the NHS institute for innovation and improvement sustainability model to healthcare improvement. Implementation Science, 8(1), 127. https://doi.org/10.1186/1748-5908-8-127

Drake, R. E., Gorman, P. & Torrey, W. C. (2002). Research on Core Implementation Components. In: Fixsen, L., Naoom, S. L., Blase, K. A., Friedman, R. M. & Wallace F. (2005), Implementation Research: A Synthesis of the Literature (S. 35). Tampa, FL: University of South Florida.

Durlak, J. A. & DuPre, E. P. (2008). Implementation matters: a review of research on the influence of implementation on program outcomes and the factors affecting implementation. Am J Community Psychol. 41 (3–4):327–50.

Dy, S. M., Ashok, M., Wines, R. C. & Rojas Smith, L. (2015). A Framework to Guide Implementation Research for Care Transitions Interventions: Journal for Healthcare Quality, 37(1), 41–54. https://doi.org/10.1097/01.JHQ.0000460121.06309.f9

E

Eberhardt, D. (2014). Der Blick für das Wesentliche. Pflegepraktiker zu Akteuren einer Evidence-basierten Praxis ausbilden. Padua 9(4), 213–221.

Eberhardt, D. (2017). Praxisentwicklung als strategischer Rahmen für die Implementierung akademischer Pflegerollen. Klinische Pflegeforschung 3,15-27. https://doi.org/10.6094/KlinPfleg.3.15

Eberhardt, D. (2022). Implementierung akademischer Pflegerollen im Kontext von Praxisentwicklung: Lessons Learned. In: Schilder, M. & Boggatz, T. (Hrsg.), Praxisentwicklung und Akademisierung in der Pflege. Perspektiven für Forschung und Praxis. (S. 144–157).

Eccles, M. P.& Mittman, B. S. (2006). Welcome to Implementation Science. Implementation Science, 1(1), 89. https://doi.org/10.1186/1748-5908-1-1

Edmondson, A. C. (2011). Strategies for learning from failure. Harvard business review, 89(4), 48-55.

Edmondson, A. C. (2012). Teaming: How organizations learn, innovate, and compete in the knowledge economy. Jossey-Bass.

Edmondson, A. C., Bohmer, R. M. & Pisana, G. P. (2001). Disrupted routines: Team learning and new technology implementation in hospitals. Administrative Science Quarterly, 46(4), 685–716.

EPOC – Effective Practice and Organisation of Care (2002). Data Collection Checklist. University Ottawa. Institute of Population Health. Cochrane Org. http://epoc.cochrane.org/sites/epoc.cochrane.org/files/uploads/datacollectionchecklist.pdf [26.07.2024].

Estabrooks, C. A., Midodzi, W. K., Cummings, G. G. & Wallin, L. (2007). Predicting research use in nursing organizations: A multilevel analysis. Nurs Res, 56(4 Suppl), 7–23.

Feldstein, A. C. & Glasgow, R. E. (2008). A practical, robust implementation and sustainability model (PRISM) for integrating research findings into practice. Joint Commission Journal on Quality and Patient Safety, 34(4), 228–243. https://doi.org/10.1016/S1553-7250(08)34030-6

Ferlie, E. B. & Shortell, S. M. (2001). Improving the quality of health care in the United Kingdom and the United States: A framework for change. Milbank Q, 79(2), 281–315.

Fernandez, M. E., Hoor, G. A., van Lieshout, S., Rodriguez, S. A., Beidas, R. S., Parcel, G., … Kok, G. (2019). Implementation Mapping: Using Intervention Mapping to Develop Implementation Strategies. Frontiers in Public Health, 158 (7) https://doi.org/10.3389/fpubh.2019.00158

Fishbein, M. & Ajzen, I. (1975). Belief, Attitude, Intention, and Behavior: An Introduction to Theory and Research. https://www.researchgate.net/publication/233897090_Belief_attitude_intention_and_behaviour_An_introduction_to_theory_and_research [Stand 15.02.2024].

Fixsen, D. L. (2007). Implementation Research: A Synthesis of the Literature. University of South Florida, Louis de la Parte Florida Mental Health Institute.

Fixsen, D. L., Naoom, S. F., Blase, K. A., Friedman, R. M. & Wallace, F. (2005). Implementation Research: A Synthesis of the Literature. Tampa, FL. University of South Florida, Louis de la Parte Florida Mental Health Institute, The National Implementation Network.

Fixsen, D. L., Blase, K. A. & Van Dyke, M. K. (2011). Mobilizing Communities for Implementing Evidence-Based Youth Violence Prevention Programming: A Commentary. Am J Community Psychol 48, 133–137. https://doi.org/10.1007/s10464-010-9410-1

Flodgren, G., Parmelli, E., Doumit, G., Gattellari, M., O'Brien, M. A., Grimshaw, J. & Eccles, M. P. (2011). Local opinion leaders: Effects on professional practice and health care outcomes. Cochrane Database of Systematic Reviews. https://doi.org/10.1002/14651858.CD000125.pub4

Forsner, T., Hansson, J., Brommels, M., Wistedt, A. A. & Forsell, Y. (2010). Implementing clinical guidelines in psychiatry: A qualitative study of perceived facilitators and barriers. BMC Psychiatry, 10, 8. https://doi.org/10.1186/1471-244X-10-8

Frei, I. A., Massarotto, P., Helberg, D. & Barandun Schäfer, U. (2012). Praxisentwicklung im Trend der Zeit. Pflegeexpertinnen als Praxisentwicklerinnen: Ein Beispiel aus dem Universitätsspital Basel. PADUA, 7(3), 110–115.

G

Gaigl, G., Täumer, E., Merz, K., Zöscher, S., Wagner, S., Kösters, M., … Hasan, A. (2021). Multifactorial barriers in the implementation of schizophrenia and psychosocial therapies guidelines: A quantitative study across different professions. Schizophrenia Research, 228, 425–434. https://doi.org/10.1016/j.schres.2021.01.010

Garbett, R. & McCormack, B. (2002). A concept analysis of practice development. Journal of Research in Nursing, 7(2), 87–100. https://doi.org/10.1177/136140960200700203

Garbett, R. & McCormack, B. (2009). Analyse des Konzeptes Praxisentwicklung. In: McCormack, B., Manley, K. & Garbett, R. (Hrsg.), Praxisentwicklung in der Pflege. (S. 27–55) Bern: Huber.

Gerrig, R. J. & Zimbardo, P. G. (2008). Psychologie. 18., akt. Auflage. Hallbergmoos: Pearson.

Gershon, R., Stone, P. W., Bakken, S. & Larson, E. (2004). Measurement of Organizational Culture and Climate in Healthcare. Journal of Nursing Administration, 34(1), 33–40.

Girlanda, F., Fiedler, I., Becker, T., Barbui, C. & Koesters, M. (2017). The evidence-practice gap in specialist mental healthcare: Systematic review and meta-analysis of guideline implementation studies. The British Journal of Psychiatry: the Journal of Mental Science, 210(1), 24–30. https://doi.org/10.1192/bjp.bp.115.179093

Glasgow, R. E., Harden, S. M., Gaglio, B., Rabin, B., Smith, M. L., Porter, G. C., … Estabrooks, P. A. (2019). RE-AIM Planning and Evaluation Framework: Adapting to New Science and Practice With a 20-Year Review. Frontiers in Public Health, 7, 64. https://doi.org/10.3389/fpubh.2019.00064

Glasgow, R. E., Vogt, T. M. & Boles, S. M. (1999). Evaluating the Public Health Impact oft Health Promotion Interventions: The RE-AIM Framework. American Journal of Public Health, 89(9), 1322–1327. https://doi.org/10.2105/ajph.89.9.1322

Godbee, K., Gunn, J., Lautenschlager, N. T. & Palmer, V. J. (2020). Refined conceptual model for implementing dementia risk reduction: Incorporating perspectives from Australian general practice. Australian Journal of Primary Health, 26(3), 247. https://doi.org/10.1071/PY19249

Goldberg, D. G., Soylu, T. G., Kitsantas, P., Grady, V. M., Elward, K. & Nichols, L. M. (2021). Burnout among Primary Care Providers and Staff: Evaluating the Association with Practice Adaptive Reserve and Individual Behaviors. Journal of General Internal Medicine, 36(5), 1222–1228. https://doi.org/10.1007/s11606-020-06367-z

Goller, I. & Laufer, T. (2018). Psychologische Sicherheit in Unternehmen. Wie Hochleistungsteams wirklich funktionieren. Wiesbaden: Springer Gabler.

Graham, I. D. & Logan, J. (2004). Translating Research: Innovations in Knowledge Transfer and Continuity of Care. Canadian Journal of Nursing Research, 36(2), 89–103.

Green, L. W. & Kreuter, M. W. (2005). Health Program Planning: An Educational and Ecological Approach. New York: McGraw-Hill.

Greenberg, J. (1990). Organizational justice: Yesterday, today, and tomorrow. Journal of Management, 16(2), 399–432.

Greenhalgh, T., Robert, G., Bate, P., Mcfarlane, F. & Kyriakidou, O. (2005). Diffusion of Innovations in Health Service Organizations: A Systematic Review. Malden, MA: Blackwell.

Greenhalgh, T., Robert, G., Macfarlane, F., Bate, P.& Kyriakidou, O. (2004). Diffusion of innovations in service organizations: Systematic review and recommendations. *Milbank Q*, 82(4), 581–629. https://doi.org/10.1111/j.0887-378X.2004.00325.x

Greenhalgh, T., Wherton, J., Papoutsi, C., Lynch, J., Hughes, G., A'Court, C., Hinder, S., Fahy, N., Procter, R. & Shaw, S. (2017). Beyond Adoption: A New Framework for Theorizing and Evaluating Nonadoption, Abandonment, and Challenges to the Scale-Up, Spread, and Sustainability of Health and Care Technologies. Journal of Medical Internet Research, 19(11), e367. https://doi.org/10.2196/jmir.8775

Grol, R., Bosch, M. & Wensing, M. (2013). Development and selection of strategies for improving patient care. In: Grol, R., Wensing, M., Eccles, M. & Davis, D. (Hrsg.), Improving Patient Care. The Implementation of Change in Health Care. (2. Aufl.) (pp. 167–184). Chichester: Wiley-Blackwell.

Grol, R., Grimshaw, J. (2003). From best evidence to best practice: effective implementation of change in patients' care. The Lancet 362(9391), S. 1225–1230. https://doi.org/10.1016/S0140-6736(03)14546-1

Grol, R. & Wensing, M. (2004). What drives change? Barriers to and incentives for achieving evidence-based practice. The Medical Journal of Australia, 180(S6), 57–60. https://doi.org/10.5694/j.1326-5377.2004.tb05948.x

Grol, R. P., Bosch, M. C., Hulscher, M. E., Eccles, M. P. & Wensing, M. (2007). Planning and studying improvement in patient care: The use of theoretical perspectives. *Milbank Q*, 85(1), 93–138.

Grol, R. & Wensing, M. (2020). Characteristics of Successful Implementation. In: Wensing, M. Grol, R. & J. Grimshaw (Hrsg.), Improving patient care: The implementation of change in health care (pp. 89–102). Oxford: Wiley-Blackwell.

Grol, R. & Wensing, M. (2020a). Effective Implementation of Change in Healthcare: A Systematic Approach. In: Wensing, M., Grol, R. & Grimshaw, J. (Hrsg.), Improving patient care: The implementation of change in health care (pp. 45–71). Oxford: Wiley-Blackwell.

Grol, R. & Wensing, M. (2020b). Selection of Strategies for Improving Patient Care. In: Wensing, M., Grol, R. & J. Grimshaw (Hrsg.), Improving patient care: The implementation of change in health care (pp. 191–206). Oxford: Wiley-Blackwell.

Grossman, J. B. (1970). The Supreme Court and Social Change: A Preliminary Inquiry. American Behavioral Scientist, 13(4), 535–551. https://doi.org/10.1177/000276427001300405

Gruen, R. L., Elliott, J. H., Nolan, M. L., Lawton, P. D., Parkhill, A., McLaren, C. J. & Lavis, J. N. (2008). Sustainability science: An integrated approach for health-programme planning. Lancet (London, England), 372(9649), 1579-1589. https://doi.org/10.1016/S0140-6736(08)61659-1

Grundy, S. (1982). Three modes of action research. Curriculum Perspektives, 2(3), 23–34.

Guise, J.-M., Savitz, L. A. & Friedman, C. P. (2018). Mind the Gap: Putting Evidence into Practice in the Era of Learning Health Systems. Journal of General Internal Medicine, 33(12), 2237–2239. https://doi.org/10.1007/s11606-018-4633-1

Gustafson, D. H., Sainfort, F., Eichler, M., Adams, L., Bisognano, M. & Steudel, H. (2003). Developing and testing a model to predict outcomes of organizational change. Health Serv Res, 38(2), 751–776.

H

Habermas, J. (1973). Erkenntnis und Interesse. Frankfurt a. Main: Suhrkamp.

Hamric A. B. (2014). A Definition of Advanced Practice Nursing. In: Hamric, A.B., Hanson, C. M., Tracy, M. F., O'Grady, E. T. (Hrsg.), Advanced Nursing Practice. An Integrative Approach. (5. Aufl.) (S. 67 – 85). St. Louis: Elsevier.

Harkin, B., Webb, T. L., Chang, B. P. I., Prestwich, A., Conner, M., Kellar, I., … Sheeran, P. (2016). Does monitoring goal progress promote goal attainment? A meta-analysis of the experimental evidence. Psychological Bulletin, 142(2), 198–229. https://doi.org/10.1037/bul0000025

Harrison, M. I. & Shortell, S. M. (2021). Multi-level analysis of the learning health system: Integrating contributions from research on organizations and implementation. Learning Health Systems, 5(2). https://doi.org/10.1002/lrh2.10226

Hartveit, M., Hovlid, E., Nordin, M. H. A., Øvretveit, J., Bond, G. R., Biringer, E., … Ruud, T. (2019). Measuring implementation: Development of the implementation process assessment tool (IPAT). BMC Health Services Research, 19(1), 721. https://doi.org/10.1186/s12913-019-4496-0

Harvey, G. & Kitson, A. (2015a). Facilitation as the active Ingredient in the PARIHS Framework. Introducing the i-PARIHS framework. In: Harvey, G. & Kitson, A. (Hrsg), Implementing Evidence-based Practice in Healthcare. A Facilitation Guide. (S. 11–24). New York: Routlege.

Harvey, G. & Kitson, A. (2015b). PARIHS re-visited. Introducing the i-PARIHS framework. In: Harvey, G. & Kitson, A. (Hrsg), Implementing Evidence-based Practice in Healthcare. A Facilitation Guide. (S. 25–46). New York: Routlege.

Harvey, G. & Kitson, A. (2015c). A Model of Facilitation for Evidence-based Practice. Introducing the i-PARIHS framework. In: Harvey, G. & Kitson, A. (Hrsg). Implementing Evidence-based Practice in Healthcare. A Facilitation Guide. (S. 47–69). New York: Routlege.

Harvey, G. & Kitson, A. (2016). PARIHS revisited: From heuristic to integrated framework for the successful implementation of knowledge into practice. Implementation Science 11, 33. https://doi.org/10.1186/s13012-016-0398-2

Hasenberg, G. & Loytved, C. (2017). Was braucht es, um neue Projekte und Maßnahmen in die Praxis zu implementieren? Die Schweizer Hebamme 7(8), 41–43. https://doi.org/10.21256/zhaw-4084 https://digitalcollection.zhaw.ch/handle/11475/2462?locale=de

Helfrich, C. D., Li, Y.-F., Mohr, D. C., Meterko, M. & Sales, A. E. (2007a). Assessing an organizational culture instrument based on the Competing Values Framework: Exploratory and confirmatory factor analyses. Implementation Science 2, 13. https://doi.org/10.1186/1748-5908-2-13

Helfrich, C. D., Weiner, B. J., McKinney, M. M. & Minasian, L. (2007b). Determinants of implementation effectiveness: Adapting a framework for complex innovations. *Med Care Res Rev*, *64*(3), 279–303.

Herwig, G. & Ziebold, M. (2023). Personalentwicklung meets Praxisentwicklung. Psychiatrische Pflege, (8)4, 15–19. https://doi.org/10.1024/2297-6965/a000507

Heron, J. (1989). The Facilitators' Handbook. London: Kogan Page.

Hill, J. N., Locatelli, S. M., Bokhour, B. G., Fix, G. M., Solomon, J., Mueller, N. & LaVela, S. L. (2018). Evaluating broad-scale system change using the Consolidated Framework for Implementation Research: Challenges and strategies to overcome them. BMC Research Notes, 11(1), 560. https://doi.org/10.1186/s13104-018-3650-9

Hoben, M. (2016a). Einflussfaktoren in Implementierungsprozessen. In: Hoben, M., Bär, M. & Wahl, H.-W. (Hrsg.), Implementierungswissenschaft für Pflege und Gerontologie. Grundlagen, Forschung und Anwendung – Ein Handbuch (S. 150–166). Stuttgart: Kohlhammer.

Hoben, M. (2016b). Implementierungswissenschaftliche Theorien im Kontext der Pflege und Gerontologie. In: Hoben, M., Bär, M. & Wahl, H.-W. (Hrsg.), Implementierungswissenschaft für Pflege und Gerontologie. Grundlagen, Forschung und Anwendung – Ein Handbuch (S. 81–111). Stuttgart: Kohlhammer.

Hoben, M. (2016c). Stand der pflegerischen Implementierungsforschung im deutschen Sprachraum. In: Hoben, M., Bär, M. & Wahl, H.-W. (Hrsg.), Implementierungswissenschaft für Pflege und Gerontologie. Grundlagen, Forschung und Anwendung – Ein Handbuch (S. 115–132). Stuttgart: Kohlhammer.

Hoben, M. & Bär, M. (2016). Outcomes in Implementierungsprozessen und standardisierten Instrumenten zu deren Messung. In: Hoben, M., Bär, M. & Wahl, H.-W. (Hrsg.), Implementierungswissenschaft für Pflege und Gerontologie. Grundlagen, Forschung und Anwendung – Ein Handbuch (S. 224–241). Stuttgart: Kohlhammer.

Hoben, M., Bär, M. & Wahl, H.-W. (2016a). Begriffe, Gegenstandbereich, Akteure und Zielgruppe der Implementierungswissenschaft in Pflege und Gerontologie. In: Hoben, M., Bär, M. & Wahl, H.-W. (Hrsg.), Implementierungswissenschaft für Pflege und Gerontologie. Grundlagen, Forschung und Anwendung – Ein Handbuch (S. 25–47). Stuttgart: Kohlhammer.

Hoben, M., Bär, M. & Wahl, H.-W. (2016b). Einführung. In: Hoben, M., Bär, M. & Wahl, H.-W. (Hrsg.), Implementierungswissenschaft für Pflege und Gerontologie. Grundlagen, Forschung und Anwendung – Ein Handbuch (S. 13–21). Stuttgart: Kohlhammer.

Hoffmann, T. C., Glasziou, P. P., Boutron, I., Milne, R., Perera, R., Moher, D., … Michie, S. (2016). Die TIDieR Checkliste und Anleitung – ein Instrument für eine verbesserte Interventionsbeschreibung und Replikation. Gesundheitswesen, 78(3), 175–188. https://doi.org/10.1055/s-0041-111066

Holzke, M., Heinsch, A., Distl, E., dem Berge, U. von, Vogt, A., Rittweg, R., … Scheydt, S. (2022). ImpakT: 15 Punkte Tutorial zur Implementierung akademischer Pflegefachpersonen in der psychiatrischen Pflege. www.impakt-pflege.de [13.02.2024].

Hulscher, M. & Wensing, M. (2020a). Multifaceted Implementation Strategies. In: Wensing, M., Grol, R. & Grimshaw, J. (Hrsg.), Improving patient care: The implementation of change in health care (pp. 313–327). Oxford: Wiley-Blackwell.

HULSCHER, M. & WENSING, M. (2020b). Process Evaluation of Implementation Stategies. In: Wensing, M., Grol, R. & Grimshaw, J. (Hrsg.), Improving patient care: The implementation of change in health care (pp. 369–387). Oxford: Wiley-Blackwell.

HYSONG, S. J., BEST, R. G. & PUGH, J. A. (2006). Audit and feedback and clinical practice guideline adherence: Making feedback actionable. Implementation Science, 1(1), 9. https://doi.org/10.1186/1748-5908-1-9

I

ILOTT, I., GERRISH, K., BOOTH, A. & FIELD, B. (2012). Testing the Consolidated Framework for Implementation Research on health care innovations from South Yorkshire: Testing the CFIR on health care innovations. Journal of Evaluation in Clinical Practice, n/a-n/a. https://doi.org/10.1111/j.1365-2753.2012.01876.x

INSTITUTE OF MEDICINE. (2001). Crossing the Quality Chasm: A New Health System for the 21st Century. National Academy Press.

IQWIG, INSTITUT FÜR QUALITÄT UND WIRTSCHAFTLICHKEIT IM GESUNDHEITSWESEN (2016). Umsetzung von Leitlinien – hinderliche und förderliche Faktoren: IQWiG-Berichte – Nr. 389. https://www.iqwig.de/download/V12-04_Abschlussbericht_Umsetzung-von-Leitlinien.pdf [04.01.2020].

J

JÄGER, C., SZECSENYI, J., FREUND, T., REICHEL, J. K., KUHLMEY, C., WENSING, M. & STEINHÄUSER, J. (2014). Entwicklung einer maßgeschneiderten Intervention (Tailoring) am Beispiel der Implementierung von Empfehlungen zur Polypharmakotherapie bei multimorbiden Patienten (PomP). Zeitschrift fur Evidenz, Fortbildung und Qualitat im Gesundheitswesen, 108(5-6), 270–277. https://doi.org/10.1016/j.zefq.2013.08.014

JAMTVEDT, G., YOUNG, J. M., KRISTOFFERSEN, D. T., O'BRIEN, M. A. & OXMAN, A. D. (2006). Does telling people what they have been doing change what they do? A systematic review of the effects of audit and feedback. Quality and Safety in Health Care, 15(6), 433–436. https://doi.org/10.1136/qshc.2006.018549

JANSEN, H. & HERWIG, G. (2022). Die APN in der Psychiatrie – same same but different. In: Feuchtinger, J. & Weidlich, S. (Hrsg.), Advanced Practice Nursing in der klinischen Pflegepraxis. (S. 241–262). Stuttgart: Kohlhammer.

JAEGER, S., KAMPMANN, M., BAUMGARDT, J., BECHDOLF, A., BÜHLING-SCHINDOWSKI, A., COLE, C., FLAMMER, E., JUNGHANSS, J., STEINERT, T., MAHLER, L. SAUTER, D., VANDAMME, A., & HIRSCH, S. (im Druck). Barriers and facilitators – lessons learned from a randomized trial to implement clinical practice guidelines for the prevention of coercion in psychiatry.

K

KAPLAN, H. C., BRADY, P. W., DRITZ, M. C., HOOPER, D. K., LINAM, W. M., CRAIG, M. & FROEHLE, C. M. ET AL. (2010). The Influence of Context on Quality Improvement success in Health Care: A Systematic Review of the Literature. The Milbank Quarterly, 88(4), 500–559. https://doi.org/10.1111/j.1468-0009.2010.00611.x

KARNOWSKI, V. & KÜMPEL, A. S. (2016). Diffusion of Innovations von Everett M. Rogers (1962). In Potthoff, M. (Hrsg.), Schlüsselwerke der Medienwirkungsforschung, (S. 97–107). Wiesbaden: Springer VS.

Keith, R. E., Crosson, J. C., O'Malley, A. S., Cromp, D. & Taylor, E. F. (2017). Using the Consolidated Framework for Implementation Research (CFIR) to produce actionable findings: A rapid-cycle evaluation approach to improving implementation. Implementation Science 12(1), 15. https://doi.org/10.1186/s13012-017-0550-7

Kerins, C., McHugh, S., McSharry, J., Reardon, C. M., Hayes, C., Perry, I. J., Geaney, F., Seery, S. & Kelly, C. (2020). Barriers and facilitators to implementation of menu labelling interventions from a food service industry perspective: A mixed methods systematic review. International Journal of Behavioral Nutrition and Physical Activity, 17(1), 48. https://doi.org/10.1186/s12966-020-00948-1

Kirk, M. A, Kelley, C., Yankey, N., Birken, S. A., Abadie, B., Damschroder, L. (2015). A systematic review of the use of the consolidated framework for implementation research. Implement Sci. 11:72. https://doi.org/10.1186/s13012-016-0437-z.

Kitson, A. (2001). Nursing Leadership: bringing caring back to the future. Quality in Health Care 10 (Suppl II): ii79-ii84. https://doi.org/10.1136/qhc.0100079..

Kitson, A. & Harvey, G. (2015). Getting started with Facilitation. The facilitator´s role. In: Harvey, G. & Kitson, A. (Hrsg.), Implementing Evidence-Based Practice in Healthcare. A Facilitation Guide, (S. 70–84). New York: Routlege.

Kitson, A. L. & Harvey, G. (2016). Methods to succeed in effective knowledge translation in clinical practice. Journal of Nursing Scholarship, 48(3), 294–302. https://doi.org/10.1111/jnu.12206

Kitson, A., Harvey, G. & McCormack, B. (1998). Enabling the implementation of evidence based practice: a conceptual framework. Quality in Health Care, 7(3), 149–158. https://doi.org/10.1136/qshc.7.3.149

Kitson, A. L., Rycroft-Malone, J., Harvey, G., McCormack, B., Seers, K. & Titchen, A. (2008). Evaluating the successful implementation of evidence into practice using the PARiHS framework: Theoretical and practical challenges. Implementation Science 3, 1. https://doi.org/10.1186/1748-5908-3-1

Klaussner, S. (2016). Partizipative Leitbildentwicklung. Wiesbaden: Springer.

Klein, K. J. & Sorra, J. S. (1996). The challenge of innovation implementation. The Acad. of Management Review, 21 (4), 1055–1080. https://doi.org/10.5465/AMR.1996.9704071863

Klein, K. J., Conn, A. B. & Sorra, J. S. (2001). Implementing computerized technology: An organizational analysis. *Journal of Applied Psychology*, *86*(5), 811–824.

Klein, D., Becker, C. & Rapp, K. (2016). Interventionserfolg versus Implementierungserfolg: Der implementierungswissenschaftliche Fokus in Interventionsstudien am Beispiel kommunaler Maßnahmen zu Bewegungsförderung und Sturzprävention. In: Hoben, M., Bär, M. & Wahl, H.-W. (Hrsg.), Implementierungswissenschaft für Pflege und Gerontologie: Grundlagen, Forschung und Anwendung - Ein Handbuch (S. 205-223). Stuttgart: Kohlhammer.

Krehbiel, J. (2009): Führung im Gesundheitswesen. In: Frommelt, M. & Dieffenbach, S. (Hrsg.), Management-Handbuch der Pflege, 1. Ordner, A 1700. 22. Aufl. Heidelberg: Economica Verlag, S. 1-17.

KOUZES, J. M. & POSNER, B. Z. (2003). Leadership Practices Inventory: Facilitator's Guide. 3. Aufl. San Francisco: Pfeiffer.

KUSTER, J., BACHMANN, C., HUBMANN, M., LIPPMANN, R. & SCHNEIDER, P. (2022). Handbuch Projektmanagement: Agil – klassisch – hybrid (5. Auflage). Berlin: Springer Gabler.

L

LAU, R., STEVENSON, F., ONG, B. N., DZIEDZIC, K., TREWEEK, S., ELDRIDGE, S., … MURRAY, E. (2016). Achieving change in primary care – causes of the evidence to practice gap: Systematic reviews of reviews. Implementation Science 11, 40. https://doi.org/10.1186/s13012-016-0396-4

LAYCOCK, A., HARVEY, G., PERCIVAL, N., CUNNINGHAM, F., BAILIE, J., MATTHEWS, V. ET AL. (2018). Application of the i-PARIHS framework for enhancing understanding of interactive dissemination to achieve wide-scale improvement in Indigenous primary healthcare. Health Res Policy Sys 16, 117. https://doi.org/10.1186/s12961-018-0392-z

LEEMAN, J., BAERNHOLDT, M. & SANDELOWSKI, M. (2007). Developing a theory-based taxonomy of methods for implementing change in practice. J Adv Nurs, 58(2), 191–200. https://doi.org/10.1111/j.1365-2648.2006.04207.x

LEEMAN, J., BAQUERO, B., BENDER, M., CHOY-BROWN, M., KO, L. K., NILSEN, P., WANGEN, M. & BIRKEN, S. A. (2019). Advancing the use of organization theory in implementation science. *Preventive Medicine*, *129*, 105832. https://doi.org/10.1016/j.ypmed.2019.105832

LEIFER, R. & DELBECQ, A. (1978). Organizational/Environmental Interchange: A Model of Boundary Spanning Activity. Academy of Management Review, 3(1), 40–50. https://doi.org/10.5465/AMR.1978.4296354

LENNOX, L., LINWOOD-AMOR, A., MAHER, L. & REED, J. (2020). Making change last? Exploring the value of sustainability approaches in healthcare: A scoping review. Health Research Policy and Systems, 18(1), 120. https://doi.org/10.1186/s12961-020-00601-0

LENNOX, L., MAHER, L. & REED, J. (2018). Navigating the sustainability landscape: A systematic review of sustainability approaches in healthcare. Implementation Science, 13(1), 27. https://doi.org/10.1186/s13012-017-0707-4

LOCOCK, L., DOPSON, S., CHAMBERS, D. & GABBAY, J. (2001). Understanding the role of opinion leaders in improving clinical effectiveness. Social Science & Medicine, 53(6), 745–757. https://doi.org/10.1016/S0277-9536(00)00387-7

LOGAN, J. & GRAHAM, I. D. (1998). Toward a Comprehensive Interdisciplinary Model of Health Care Research Use. Sciene Communication, 20 (2), S. 227–246. https://doi.org/10.1177/1075547098020002004

LOGAN, J. & GRAHAM, I. D. (2010). The Ottawa Model of Research Use. In: Rycroft-Malone, R. & Bucknall, T. (Hrsg.), Models and Frameworks for Implementing Evidence-Based Practice: Linking Evidence to Action (S. 83–108). Chichester: Wiley-Blackwell.

LÖHR, M., SCHULZ, M. & NIENABER, A. (2023). Safewards: Sicherheit durch Beziehung und Milieu (3., vollständig überarbeitete Auflage 2023). Köln: Psychiatrie Verlag.

LYNCH, E. A., MUDGE, A., KNOWLES, S., KITSON, A. L., HUNTER, S. C. & HARVEY, G. (2018). "There is nothing so practical as a good theory": A pragmatic guide for selecting theoretical approaches for implementation projects. BMC Health Services Research, 18(1), 857. https://doi.org/10.1186/s12913-018-3671-z

Mahler, L., Jarchov-Jádi, I., Montag, C. & Gallinat, J. (2024). Das Weddinger Modell: Ein recoveryorientiertes Psychiatriekonzept (2., vollständig überarbeitete Auflage). Köln: Psychiatrie Verlag.

Mahler, L., Wullschleger, A. & Oster, A. (2022). Nachbesprechung von Zwangsmaßnahmen: Ein Praxisleitfaden. Psychosoziale Arbeitshilfen: Vol. 42. Köln: Psychiatrie Verlag.

Maidique, M. A. (1980). Entrepeneurs, champions and technological innovation. Sloan Management Review, 21, 59–76.

Manley, K. & McCormack (2009). Praxisentwicklung: Ziel, Methodologie, Begleitung (Facilitation) und Evaluation. In: McCormack, B., Manley, K. & Garbett, R. (Hrsg.), Praxisentwicklung in der Pflege. (S. 43–55). Bern: Huber.

Manley, K. (2009). Transformationale Kultur: Eine Kultur der Effektivität. In: McCormack, B., Manley, K. & Garbett, R. (Hrsg.), Praxisentwicklung in der Pflege. (S. 57–79). Bern: Huber.

Martin, J. (2002). Organizational culture: Mapping the terrain. Sage Publications.

Martin, J. S., McCormack, B., Fitzsimons, D. & Spirig, R. (2012). Evaluation of a clinical leadership programme for nurse leaders. J Nurs Manag, 20(1), 72–80. https://doi.org/10.1111/j.1365-2834.2011.01271.x

May, C. (2013a). Agency and implementation: Understanding the embedding of healthcare innovations in practice. Social Science & Medicine 78, 26–33. https://doi.org/10.1016/j.socscimed.2012.11.021

May, C. (2013b). Towards a general theory of implementation. Implementation Science 8:18.

May, C. R., Cummings, A., Girling, M., Bracher, M., Mair, F. S., May, C. M., … Finch, T. (2018). Using Normalization Process Theory in feasibility studies and process evaluations of complex healthcare interventions: A systematic review. Implementation Science: IS, 13(1), 80. https://doi.org/10.1186/s13012-018-0758-1

May, C. & Finch, T. (2009). Implementing, Embedding, and Integrating Practices: An Outline of Normalization Process Theory. Sociology, 43(3), 535–554. https://doi.org/10.1177/0038038509103208

May, C., Finch, T., Mair, F., Ballini, L., Dowrick, C., Eccles, M., … Heaven, B. (2007). Understanding the implementation of complex interventions in health care: The normalization process model. BMC Health Services Research, 7, 148. https://doi.org/10.1186/1472-6963-7-148

May, C., Mair, F., Finch, T., MacFarlane, A., Dowrick, C., Treweek, … Montori, V. M. (2009). Development of a theory of implementation and integration: Normalization Process Theory. Implementation Science, 4:29. https://doi.org/10.1186/1748-5908-4-29

May, C., Rapley, T., Mair, F. S., Treweek, S., Murray, E., Ballini, L., … Finch, T. L. (2015). Normalization Process Theory On-line Users' Manual, Toolkit and NoMAD instrument. Retrieved from https://normalization-process-theory.northumbria.ac.uk/npt-toolkit/

McCormack. B., Manley, K. & Garbett, R. (2009a). Praxisentwicklung in der Pflege. Bern: Huber.

McCormack, B., Garbett, R. & Manley, K. (2009b). Ist der Begriff Praxisentwicklung jetzt klarer? In: McCormack, B., Manley, K. & Garbett, R. (Hrsg.), Praxisentwicklung in der Pflege. (S. 245 – 255). Bern: Huber.

McCormack, B., Manley, K. & Wison, V. (2009c). Die Evaluation von Praxisentwicklung. In: McCormack, B., Manley, K. & Garbett, R. (Hrsg.) Praxisentwicklung in der Pflege. (S. 81–104). Bern: Huber.

Means, A. R., Kemp, C. G., Gwayi-Chore, M.-C., Gimbel, S., Soi, C., Sherr, K., Wagenaar, B. H., Wasserheit, J. N. & Weiner, B. J. (2020). Evaluating and optimizing the consolidated framework for implementation research (CFIR) for use in low- and middle-income countries: A systematic review. Implementation Science, 15(1), 1–19. https://doi.org/10.1001/jamasurg.2017.5565

Mendel, P., Meredith, L. S., Schoenbaum, M., Sherbourne, C. D. & Wells, K. B. (2008). Interventions in organizational and community context: A framework for building evidence on dissemination and implementation in health services research. Adm Policy Ment Health, 35(1–2), 21–37.

Metz, A., Louison, L., Burke, K .& Ward, C. (2020). Implementation Support Practitioner Profile: Guiding principles and core competencies for implementation practice (p. 18). National Implementation Research Network. https://nirn.fpg.unc.edu/resources/implementation-support-practitioner-profile

Meyer, G., Balzer, K., Wilborn, D., Fleischer, S., Berg, A. & Köpke, S. (2016). Unwirksamkeit, Schaden und nicht intendierte Folgen der Implementierung von Interventionen. In: Hoben, M., Bär, M. & Wahl, H.-W. (Hrsg.), Implementierungswissenschaft für Pflege und Gerontologie. Grundlagen, Forschung und Anwendung – Ein Handbuch (S. 186–202). Stuttgart: Kohlhammer.

Meyer, G., Balzer, K., Wilborn, D., Fleischer, S., Berg, A. & Köpke, S. (2015). Unwirksamkeit, Schaden und nicht intendierte Folgen der Implementierung von Interventionen. In: Zängl, P. (Hrsg.), Zukunft der Pflege (pp. 71–91). Wiesbaden: Springer VS.

Meyers, D. C., Durlak, J. A. & Wandersman, A. (2012). The quality implementation framework: A synthesis of critical steps in the implementation process. American Journal of Community Psychology, 50(3-4), 462–480. https://doi.org/10.1007/s10464-012-9522-x

Meyers, P. W., Sivakumar, K. & Nakata, C. (1999). Implementation of Industrial Process Innovations: Factors, Effects, and Marketing Implications. Journal of Product Innovation Management, 16(3), 295–311. https://doi.org/10.1111/1540-5885.1630295

Miake-Lye, I. M., Delevan, D. M., Ganz, D. A., Mittman, B. S. & Finley, E. P. (2020). Unpacking organizational readiness for change: An updated systematic review and content analysis of assessments. BMC Health Services Research, 20(1), 106. https://doi.org/10.1186/s12913-020-4926-z

MICHIE, S., ATKINS, L. & WEST, R. (2014). The Behaviour Change Wheel. London: Silverback Publishing.

MICHIE, S., VAN STRALEN, M. M. & WEST, R. (2011). The behaviour change wheel: A new method for characterising and designing behaviour change interventions. Implementation Science 6, 42. https://doi.org/10.1186/1748-5908-6-42

MIECH, E. J., RATTRAY, N. A., FLANAGAN, M. E., DAMSCHRODER, L., SCHMID, A. A. & DAMUSH, T. M. (2018). Inside help: An integrative review of champions in healthcare-related implementation. SAGE Open Medicine, 6, 205031211877326. https://doi.org/10.1177/2050312118773261

MÖHLER, R., KÖPKE, S. & MEYER, G. (2015). Criteria for Reporting the Development and Evaluation of Complex Interventions in healthcare: Revised guideline (CReDECI 2). Trials, 16, 204. https://doi.org/10.1186/s13063-015-0709-y

MÖHLER, R., KÖPKE, S. & MEYER, G. (2016). Deutsche Version der Kriterien für eine hochwertige Berichterstattung von komplexen Interventionen in der Pflege und Gesundheitsversorgung: CReDECI 2-DE. Pflegewissenschaft hpsmedia, 18(11/12), 481–485. https://doi.org/10.3936/1481

MOORE, G. F., AUDREY, S., BARKER, M., BOND, L., BONELL, C., HARDEMAN, W., … BAIRD, J. (2015). Process evaluation of complex interventions: Medical Research Council guidance. BMJ (Clinical Research Ed.), 350, h1258. https://doi.org/10.1136/bmj.h1258

MOORE, G., CAMPBELL, M., COPELAND, L., CRAIG, P., MOVSISYAN, A., HODDINOTT, P., LITTLECOTT, H., O'CATHAIN, A., PFADENHAUER, L., REHFUESS, E., SEGROTT, J., HAWE, P., KEE, F., COUTURIAUX, D., HALLINGBERG, B. & EVANS, R. (2021). Adapting interventions to new contexts – The ADAPT guidance. BMJ, n1679. https://doi.org/10.1136/bmj.n1679

MORETTO, N., COMANS, T. A., CHANG, A. T., O'LEARY, S. P., OSBORNE, S., CARTER, H. E., SMITH, D., CAVANAGH, T., BLOND, D. & RAYMER, M. (2019). Implementation of simulation modelling to improve service planning in specialist orthopaedic and neurosurgical outpatient services. Implementation Science, 14(1), 78. https://doi.org/10.1186/s13012-019-0923-1

MORSE, J. M., HUPCEY, J. E., MITCHAM, C. & LENZ, E. R. (1996). Concept analysis in nursing research: A critical appraisal. Scholarly Inquiry for Nursing Practice: An International Journal, 10 (3), 253–277.

MOULLIN, J. C., DICKSON, K. S., STADNICK, N. A., RABIN, B. & AARONS, G. A. (2019). Systematic review of the Exploration, Preparation, Implementation, Sustainment (EPIS) framework. Implementation Science, 14(1), 1. https://doi.org/10.1186/s13012-018-0842-6

MUCHE-BOROWSKI, C., NOTHACKER, M. & KOPP, I. (2015). Leitlinienimplementierung: Wie schließen wir die Lücke zwischen Evidenz und Anwender? Bundesgesundheitsblatt, Gesundheitsforschung, Gesundheitsschutz, 58(1), 32–37. https://doi.org/10.1007/s00103-014-2078-1

MÜHLHAUSER, I., LENZ, M. & MEYER, G. (2011). Entwicklung, Bewertung und Synthese von komplexen Interventionen – eine methodische Herausforderung. Zeitschrift für Evidenz, Fortbildung und Qualität im Gesundheitswesen (ZEFQ), 105 (10), S. 751-761. https://doi.org/10.1016/j.zefq.2011.11.001

Müller, R. & Turner, R. (2010). Leadership competency profiles of successful project managers. International Journal of Project Management, 28(5), 437–448. https://doi.org/10.1016/j.ijproman.2009.09.003

Müller-Isberner, R., Born, P., Eucker, S. & Eusterschulte, B. (2017a). Die Implementierung evidenzbasierter Praktiken in den forensisch-psychiatrischen Versorgungssystemen. In: Saimeh, N. (Hrsg.), Therapie und Sicherheit im Maßregelvollzug (S. 163 – 175). Berlin: Medizinisch Wissenschaftliche Verlagsgesellschaft.

Müller-Isberner, R., Born, P., Eucker, S. & Eusterschulte, B. (2017b). Implementation of Evidence-Based Practice in Forensic Mental Health Services. In: Roesch, R. & Cook, A. N. (Hrsg.), Handbook of Forensic Mental Health Services (S. 443–469). New York: Routledge.

Mummendey, H. D. (1988). Die Beziehung zwischen Verhalten und Einstellungen. In: Mummendey, H. D. (Hrsg.), Verhalten und Einstellung. Untersuchung der Einstellungs- und Selbstkonzeptänderung nach Änderung des alltäglichen Verhaltens (S. 1–26). Berlin: Springer.

N

Nerdinger, F. W. (2019a). Organisationsklima und Organisationskultur. In: Nerdinger, F. W., Bickle, G. & Schaper, N. (Hrsg.), Arbeits- und Organisationspsychologie. 4. vollständig überarb. Aufl., (S. 163–177). Berlin: Springer.

Nerdinger, F. W. (2019b). Organisationsklima und Organisationskultur. In: Nerdinger, F. W., Bickle, G. & Schaper, N. (Hrsg.), Führung von Mitarbeitern. 4. vollständig überarb. Aufl., (S. 95 – 117). Berlin: Springer.

Nerdinger, F. W. (2019c). Teamarbeit. In: Nerdinger, F. W., Bickle, G. & Schaper, N. (Hrsg.), Arbeits- und Organisationspsychologie. 4. vollständig überarb. Aufl., (S. 119–134). Berlin: Springer.

Nerdinger, F. W. (2019d). Organisationsentwicklung. In: Nerdinger, F. W., Bickle, G. & Schaper, N. (Hrsg.), Arbeits- und Organisationspsychologie. 4. vollständig überarb. Aufl., (S. 179–191). Berlin: Springer.

Nerdinger, F. W. (2019e). Arbeitsmotivation und Arbeitszufriedenheit. In: Nerdinger, F. W., Bickle, G. & Schaper, N. (Hrsg.), Arbeits- und Organisationspsychologie. 4. vollständig überarb. Aufl., (S. 463–486). Berlin: Springer.

Nieva, V. F. & Sorra, J. (2003). Safety culture assessment: A tool for improving patient safety in healthcare organizations. Quality & Safety in Health Care, 12 Suppl 2, ii17–23. https://doi.org/10.1136/qhc.12.suppl_2.ii17

Nilsen, P. (2015). Making sense of implementation theories, models and frameworks. Implementation Science 10, 53. https://doi.org/10.1186/s13012-015-0242-0

Nilsen, P. & Bernhardsson, S. (2019). Context matters in implementation science: A scoping review of determinant frameworks that describe contextual determinants for implementation outcomes. BMC Health Services Research, 19(1), 189. https://doi.org/10.1186/s12913-019-4015-3

Normann, R. (1971). Organizational Innovativeness: Product Variation and Reorientation. Administrative Science Quarterly, 16(2), 203. https://doi.org/10.2307/2391830

O

Ostermann, S. M. (2020). Führen in Pandemiezeiten. Deutsches Ärzteblatt, 117(25), 1270–1271.

Oswald, J. M., Boswell, J. F., Smith, M., Thompson-Brenner, H. & Brooks, G. (2019). Practice-research integration in the residential treatment of patients with severe eating and comorbid disorders. Psychotherapy, 56(1), 134–148. https://doi.org/10.1037/pst0000180

Ovretveit, J. (2002). Quality collaboratives: Lessons from research. Quality and Safety in Health Care, 11(4), 345–351. https://doi.org/10.1136/qhc.11.4.345

P

Petermann, F. (2014). Implementationsforschung: Grundbegriffe und Konzepte. Psychologische Rundschau, 65(3), S. 122–128 https://doi.org/10.1026/0033-3042/a000214

Pinnock, H., Barwick, M., Carpenter, C. R., Eldridge, S., Grandes, G., Griffiths, C. J., … Taylor, S. J. C. (2017). Standards for Reporting Implementation Studies (StaRI) Statement. BMJ (Clinical Research Ed.), 356, i6795. https://doi.org/10.1136/bmj.i6795

Powell, B. J., Fernandez, M. E., Williams, N. J., Aarons, G. A., Beidas, R. S., Lewis, C. C., … Weiner, B. J. (2019). Enhancing the Impact of Implementation Strategies in Healthcare: A Research Agenda. Frontiers in Public Health, 7, 3. https://doi.org/10.3389/fpubh.2019.00003

Powell, B. J., McMillen, J. C., Proctor, E. K., Carpenter, C. R., Griffey, R. T., Bunger, A. C., … York, J. L. (2012). A compilation of strategies for implementing clinical innovations in health and mental health. Medical Care Research and Review: MCRR, 69(2), 123–157. https://doi.org/10.1177/1077558711430690

Powell, B. J., Beidas, R. S., Lewis, C. C., Aarons, G. A., McMillen, J. C., Proctor, E. K. & Mandell, D. S. (2017). Methods to Improve the Selection and Tailoring of Implementation Strategies. The Journal of Behavioral Health Services & Research, 44(2), 177–194. https://doi.org/10.1007/s11414-015-9475-6

Powell, B. J., Proctor, E. K. & Glass, J. E. (2014). A Systematic Review of Strategies for Implementing Empirically Supported Mental Health Interventions. Res Soc Work Pract. 24(2), 192–212. https://www.ncbi.nlm.nih.gov/pmc/articles/PMC4002057/ [25.08.2023].

Powell, B. J., Waltz, T. J., Chinman, M. J. et al. (2015). A refined compilation of implementation strategies: results from the Expert Recommendations for Implementing Change (ERIC) project. Implementation Sci 10, 21 https://doi.org/10.1186/s13012-015-0209-1

PreVCo-Arbeitsgruppe (2021). Die Umsetzung der S3-Leitlinie „Verhinderung von Zwang: Prävention und Therapie aggressiven Verhaltens bei Erwachsenen". 12 Implementierungsempfehlungen für psychiatrische Akutstationen und deren Einschätzung durch das „PreVCo-Rating": Arbeitshilfe für Stationsteams. https://www.prevco.de/Veroeffentlichungen.html [13.02.2024].

Proctor, E. K., Bunger, A. C., Lengnick-Hall, R., Gerke, D. R., Martin, J. K., Phillips, R. J. & Swanson, J. C. (2023). Ten years of implementation outcomes research: A scoping review. Implementation Science, 18(1), 1–19. https://doi.org/10.1186/s13012-023-01286-z

Proctor, E. K., Landsverk, J., Aarons, G., Chambers, D., Glisson, C. & Mittmann, B. (2009). Implementation Research in Mental Health Services: an Emerging Science with Conceptual, Methodological and Training challenges. Administration and Policy in Mental Health and Mental Health Services Research, 36 (1), S. 24–36.

Proctor, E., Silmere, H., Raghavan, R., Hovmand, P., Aarons, G., Bunger, A., Griffey, R. &. Hensley, M. (2011). Outcomes for implementation research: Conceptual distinctions, measurement challenges, and research agenda. Administration and Policy in Mental Health, 38(2), 65–76. https://doi.org/10.1007/s10488-010-0319-7

Pronovost, P. J., Berenholtz, S. M., Goeschel, C. A., Needham, D. M., Sexton, J. B., Thompson, D. A., Lubomski, L. H., Marsteller, J. A., Makary, M. A. & Hunt, E. (2006). Creating high reliability in health care organizations. Health Serv Res, 41(4 Pt 2), 1599–1617.

R

Rabin, B. A. & Brownson, R. C. (2018). Terminoloy for Dissemination and Implementation. In: Brownson, R. C., Colditz, G. A. & Proctor, E. K. (Hrsg.), Dissemination and Implementation Research in Health. Translating Science to Practice (2. Aufl.) (S. 19–45). New York, NY: Oxford University Press.

Regauer, V., Seckler, E., Campbell, C., Phillips, A., Rotter, T., Bauer, P. & Müller, M. (2021). German translation and pre-testing of Consolidated Framework for Implementation Research (CFIR) and Expert Recommendations for Implementing Change (ERIC). Implementation Science Communications, 2(1), 120. https://doi.org/10.1186/s43058-021-00222-w

Reisig, V., Kuhn, J., Mansmann, U. & Wildner, M. (2010). Komplexe Interventionen – komplexe Evaluationen? Gesundheitswesen, 72(08/09). https://doi.org/10.1055/s-0030-1266606

Repenning, N. P. (2002). A Simulation-Based Approach to Understanding the Dynamics of Innovation Implementation. Organization Science, 13(2), 109–127. https://doi.org/10.1287/orsc.13.2.109.535

Reason, P. (1988). Human Inquiry in Action: Developments in New Paradigm Research. London: Sage Publications.

Ritchie, M. J., Parker, L. E. & Kirchner, J. E. (2020). From novice to expert: A qualitative study of implementation facilitation skills. Implementation Science Communications, 1(1), 25. https://doi.org/10.1186/s43058-020-00006-8

Ritchie, M. J., Drummond, K. L., Smith, B. N., Sullivan, J. L. & Landes, S. J. (2022). Development of a qualitative data analysis codebook informed by the i-PARIHS framework. Implement Sci Commun 3, 98. https://doi.org/10.1186/s43058-022-00344-9

Rixe, J. & Steffen, H. (2023). Personen-/Fallorientiertes Vorgehen. In: Sauter, D., Abderhalden, C., Needham, I. & Wolff, S. (Hrsg.), Lehrbuch Psychiatrische Pflege, 4., vollständig überarb und erw. Auflage. (S. 660–679).

Rogers, E. M. (2003). Diffusion of Innovations. 5. Aufl. New York: Free Press.

Rogers, C. R. (1969). Freedom to learn. A view of what education might become. Columbus: Charles E. Merrill Publishing.

Rogers, L., De Brún, A. & McAuliffe, E. (2020). Defining and assessing context in healthcare implementation studies: A systematic review. BMC Health Services Research, 20(1), 591. https://doi.org/10.1186/s12913-020-05212-7

Rohan, M. J. (2000). A Rose by Any Name? The Values Construct. Personality and Social Psychology Review, 4(3), 255–277. https://doi.org//10.1207/S15327957PSPR0403_4

Rokeach, M. (1968). A Theory of Organization and Change Within Value-Attitude Systems. Journal of Social Issues, 24(1), 13–33. https://doi.org/10.1111/j.1540-4560.1968.tb01466.x

Rosenthal, A., Stover, E. & Haar, R. J. (2021). Health and social impacts of California wildfires and the deficiencies in current recovery resources: An exploratory qualitative study of systems-level issues. PLOS ONE, 16(3), e0248617. https://doi.org/10.1371/journal.pone.0248617

Rotenstein, L. S. & Johnson, A. K. (2020). Taking Back Control – Can Quality Improvement Enhance The Physician Experience? Health Affairs Blog.

Rycroft-Malone, J. (2009). Implementierung von Erkenntnissen aus wissenschaftlichen Untersuchungen: Evidenz, Kontext und Begleitung – der PARIHS-Bezugsrahmen. In: McCormack, B., Manley, K. & Garbett, R. (Hrsg.), Praxisentwicklung in der Pflege (S. 105 – 124). Bern: Huber.

Rycroft-Malone, J., Kitson, G., Harvey, B., McCormack, K., Seers, A. T. & C. Estabrooks. (2002). Ingredients for change: Revisiting a conceptual framework. (Viewpoint). Quality and Safety in Health Care, 11(2), 174–180.

Rycroft-Malone, R. & Bucknall, T. (Hrsg.) (2010), Models and Frameworks for Implementing Evidence-Based Practice: Linking Evidence to Action. Chichester: Wiley-Blackwell.

Saint, S., Kowalski, C. P., Banaszak-Holl, J., Forman, J., Damschroder, L. & S. Krein, L. (2009). How Active Resisters and Organizational Constipators Affect Health Care-Acquired Infection Prevention Efforts. The Joint Commission Journal on Quality and Patient Safety, 35(5), 239–246.

Sanders, K. (2009). Entwicklung und Implementierung eines familienorientierten Gesundheitsassessments – Von der Projektleiterin zur Praxisentwicklerin. In: McCormack, B., Manley, K. & Garbett, R. (Hrsg.), Praxisentwicklung in der Pflege. (S. 229–244) Bern: Huber.

Sarkies, M., Long, J. C., Pomare, C., Wu, W., Clay-Williams, R., Nguyen, H. M., Francis-Auton, E., Westbrook, J., Levesque, J.-F., Watson, D. E. & Braithwaite, J. (2020). Avoiding unnecessary hospitalisation for patients with chronic conditions: A systematic review of implementation determinants for hospital avoidance programmes. Implementation Science, 15(1), 91. https://doi.org/10.1186/s13012-020-01049-0

Sauter, D. (2023). Kritischer Moment Nachhaltigkeit. Psychiatrische Pflege, 8(4), 21–23. https://doi.org/10.1024/2297-6965/a000511

Sauter, D., Junghanss, J. & Bühling-Schindowski, F. (2024). Gewalt und Zwang vermeiden: Leitliniengerechtes Handeln auf psychiatrischen Stationen. Köln: Psychiatrie Verlag.

Sauter, D., Löhr, M., Scheydt, S., Anderl-Doliwa, B. & Vilsmeier, F. (2020) Die Tätigkeiten der Pflege in der klinischen Erwachsenpsychiatrie und Psychosomatik – ein Update. Pflege und Gesellschaft (25)4, 293–306.

Schädle-Deininger, H. (2018). Ethische Aspekte der forensischen Pflege. In: Schmidt-Quernheim, F. & Hax-Schoppenhorst, T. (Hrsg.), Praxisbuch forensische Psychiatrie. Behandlung und ambulante Nachsorge im Maßregelvollzug. 3., vollständig überarb. u. erw. Auflage (S. 159–169). Bern: Hogrefe.

Schein, E. H. (1985). Organizational culture and leadership. San Francisco: Jossey-Bass Publishers.

Schein, E. H. (2010). Organizational culture and leadership (4. Aufl.). San Francisco: Jossey-Bass Publishers. ISBN 978-0470190609

Schein, E. H. (2017). Organizational culture and leadership (5. Aufl.). Hoboken: Wiley.

Scheydt, S. & Holzke, M. (2018a). Erweiterte psychiatrische Pflegepraxis: Entwicklung und Diskussion eines heuristischen Rahmenmodells der pflegerischen Expertise in der Psychiatrie. Pflegewissenschaft 3/4, 147–154.

Scheydt, S. & Holzke, M. (2018b). Spezialisierte Rollenprofile in der psychiatrischen Pflege. Pflegezeitschrift 71(12), 48–51.

Scheydt, S., Holzke, M. & Hegedüs, A. (2020). Advanced Nursing Practice im psychiatrisch-psychosozialen Kontext. Psychiatrische Praxis, 47, 118–127.

Schilder, M. & Boggatz, T. (Hrsg) (2022). Praxisentwicklung und Akademisierung in der Pflege. Perspektiven für Forschung und Praxis. Stuttgart: Kohlhammer.

Schütz-Pazzini, P. (2007). Leiten – Führen – Managen: Zur Notwendigkeit einer nachhaltigen Personalführung. In: Mischo-Kelling, M. & Schütz-Pazzini, P. (Hrsg.), Primäre Pflege in Theorie und Praxis. Herausforderungen und Chancen (S. 131–152). Bern: Huber.

Schon, D. A. (1963). Champions for radical new inventions. Harvard Business Review, 41, 77–86.

Schwartz, S. H. & Bilsky, W. (1987). Toward a universal psychological structure of human values. Journal of Personality and Social Psychology, 53(3), 550–562.

Schwarz, R. M. (2002): The skilled Facilitator: A Comprehensive Resource for Consultants, Facilitators, Managers, Trainers, and Coaches. New York: John Wiley & Sons.

Scott, S. D., Rotter, T., Flynn, R., Brooks, H. M., Plesuk, T., Bannar-Martin, K. H., … Hartling, L. (2019). Systematic review of the use of process evaluations in knowledge translation research. Systematic Reviews, 8(1), 266. https://doi.org/10.1186/s13643-019-1161-y

Shelton, R. C., Cooper, B. R. & Stirman, S. W. (2018). The Sustainability of Evidence-Based Interventions and Practices in Public Health and Health Care. Annual Review of Public Health, 39, 55–76. https://doi.org/10.1146/annurev-publhealth-040617-014731

Shortell, S. M., Marsteller, J. A., Lin, M., Pearson, M. L., Wu, S. Y., Mendel, P., Cretin, S. & Rosen, M. (2004). The role of perceived team effectiveness in improving chronic illness care. Med Care, 42(11), 1040–1048.

Simpson, D. D. & Dansereau, D. F. (2007). Assessing Organizational Functioning as a Step Toward Innovation. NIDA Science & Practice Perspectives, 3(2), 20–28.

Skivington, K., Matthews, L., Simpson, S.A., Craig, P., Baird, J., Blazeby, J.M., Boyd, K.A., Craig, N., French, D.P., McIntosh, E., Petticrew, M., Rycroft-Malone, J., White, M., Moore, L. (2021): A new framework for developing and evaluating complex interventions: update of Medical Research Council guidance. BMJ 2021;374:n2061. https://doi.org/10.1136/bmj.n2061

Skolarus, T. A., Lehmann T., Tabak, R. G., Harris, J., Lecy, J., Sales, A. E. (2017). Assessing citation networks for dissemination and implementation research frameworks. Implement Sci. 2017; 12:97. https://doi.org/10.1186/s13012-017-0628-2

Smith, J. D., Li, D. H. & Rafferty, M. R. (2020a). The Implementation Research Logic Model: A method for planning, executing, reporting, and synthesizing implementation projects. Implementation Science, 15(1), 84. https://doi.org/10.1186/s13012-020-01041-8

Smith, S. N., Liebrecht, C. M., Bauer, M. S. & Kilbourne, A. M. (2020b). Comparative effectiveness of external vs blended facilitation on collaborative care model implementation in slow-implementer community practices. Health Services Research, 55(6), 954–965. https://doi.org/10.1111/1475-6773.13583

Smith, J. L., Proctor, E. K. & Kirchner, J. A. E. (2015). Use of concept mapping to characterize relationships among implementation strategies and assess their feasibility and importance: results from the Expert Recommendations for Implementing Change (ERIC) study. Implementation Sci 10, 109. https://doi.org/10.1186/s13012-015-0295-0

Solberg, L. I., Kuzel, A., Parchman, M. L., Shelley, D. R., Dickinson, W. P., Walunas, T. L., Nguyen, A. M., Fagnan, L. J., Cykert, S., Cohen, D. J., Balasubramanaian, B. A., Fernald, D., Gordon, L., Kho, A., Krist, A., Miller, W., Berry, C., Duffy, D. & Nagykaldi, Z. (2021). A Taxonomy for External Support for Practice Transformation. The Journal of the American Board of Family Medicine, 34(1), 32–39. https://doi.org/10.3122/jabfm.2021.01.200225

Spies, Claudia (2021). Implementierung von Leitlinien. https://www.cochrane.de/sites/cochrane.de/files/uploads/vortraege/06_spies_20190201_symposium_final.pdf [26.08.2023].

Spitzer-Shohat, S., Shadmi, E., Goldfracht, M., Key, C., Hoshen, M. & Balicer, R. D. (2018). Evaluating an organization-wide disparity reduction program: Understanding what works for whom and why. PLOS ONE, 13(3), e0193179. https://doi.org/10.1371/journal.pone.0193179

Squires, J. E., Aloisio, L. D., Grimshaw, J. M., Bashir, K., Dorrance, K., Coughlin, M., Hutchinson, A. M., Francis, J., Michie, S., Sales, A., Brehaut, J., Curran, J., Ivers, N., Lavis, J., Noseworthy, T., Vine, J., Hillmer, M. & Graham, I. D. (2019). Attributes of context relevant to healthcare professionals' use of research evidence in clinical practice: A multi-study analysis. Implementation Science, 14(1), 52. https://doi.org/10.1186/s13012-019-0900-8

Squires, J. E., Estabrooks, C. A., Gustavsson, P. & Wallin, L. (2011). Individual determinants of research utilization by nurses: A systematic review update. Implementation Science 6, 1. https://doi.org/10.1186/1748-5908-6-1

Steinert, T. & Hirsch, S. (2019). Implementierung der S3-Leitlinie Verhinderung von Zwang: Prävention und Therapie aggressiven Verhaltens bei Erwachsenen. Psychiatrische Praxis, 46, 294–298.

Steinert, T. & Hirsch, S. (2020). S3-Leitlinie Verhinderung von Zwang: Prävention und Therapie aggressiven Verhaltens bei Erwachsenen. Der Nervenarzt, 91(7), 611–616. https://doi.org/10.1007/s00115-019-00801-2

Steinert, T., Baumgardt, J., Bechdolf, A., Bühling-Schindowski, F., Cole, C., Flammer, E., Jaeger, S., Junghanss, H., Kampmann, M., Mahler, L., Muche, R., Sauter, D., Vandamme, A., Hirsch, S. (2023). Implementation of guidelines on prevention of coercion and violence (PreVCo) in psychiatry: A multicentre randomised controlled trial. The Lancet Regional Health. Europe, 35, 100770. https://doi.org/10.1016/j.lanepe.2023.100770

Steinert, T., Bechdolf, A., Mahler, L., Muche, R., Baumgardt, J., Bühling-Schindowski, F., Jaeger, S., Junghanss, H., Kampmann, M., Mahler, L., Muche, R., Sauter, D., Vandamme, A. & Hirsch, S. (2020). Implementation of Guidelines on Prevention of Coercion and Violence (PreVCo) in Psychiatry: Study Protocol of a Randomized Controlled Trial (RCT). Frontiers in Psychiatry, 11, 579176. https://doi.org/10.3389/fpsyt.2020.579176

Stetler, C. B. (2010). Stetler model. In Rycroft-Malone, R. & Bucknall, T. (Hrsg.), Models and Frameworks for Implementing Evidence-Based Practice: Linking Evidence to Action (S. 51–81). Chichester: Wiley-Blackwell.

Stetler, C. B., McQueen, L., Demakis, J. & Mittman, B. S. (2008). An organizational framework and strategic implementation for system-level change to enhance research-based practice: QUERI Series. Implementation Science 3, 30. https://doi.org/10.1186/1748-5908-3-30

Stirman, S. W., Baumann, A. A. & Miller, C. J. (2019). The FRAME: an expanded framework for reporting adaptations and modifications to evidence-based interventions. Implementation Science, 14(1), 1–10.

Stock, C., Dias, S., Dietrich, T., Frahsa, A. & Keygnaert, I. (2021). How can We Co-Create Solutions in Health Promotion With Users and Stakeholders? Editorial. Frontiers in Public Health, 9, 773907. https://doi.org/10.3389/fpubh.2021.773907

T

Tagliabue, M., Sigurjonsdottir, S. S. & Sandaker, I. (2020). The effects of performance feedback on organizational citizenship behaviour: A systematic review and meta-analysis. European Journal of Work and Organizational Psychology, 29(6), 841–861. https://doi.org/10.1080/1359432X.2020.1796647

Titler, M. (2010). Iowa model of evidenced-based practice. In Rycroft-Malone, R. & Bucknall, T. (Hrsg.), Models and Frameworks for Implementing Evidence-Based Practice: Linking Evidence to Action (S. 137–146). Chichester: Wiley-Blackwell.

Trinkley, K. E., Glasgow, R. E., D'Mello, S., Fort, M. P., Ford, B. & Rabin, B. A. (2023). The iPRISM webtool: An interactive tool to pragmatically guide the iterative use of the Practical, Robust Implementation and Sustainability Model in public health and clinical settings. Implementation Science Communications, 4(1), 116. https://doi.org/10.1186/s43058-023-00494-4

U

US DHHS-National Cancer Institute. (2005). Theory at a Glance: A guide for health promotion practice 2nd Edition. https://cancercontrol.cancer.gov/sites/default/files/2020-06/theory.pdf

V

van den Bogaert, V. (2023). Evaluationsstandards – Leitprinzipien von Evaluationen. In: Niemann, P., van den Bogaert, V. & R. Ziegler (Hrsg.), Evaluationsmethoden der Wissenschaftskommunikation (pp. 51–66). Wiesbaden: Springer Fachmedien Wiesbaden. https://doi.org/10.1007/978-3-658-39582-7_4

van Eijnatten, F. M. & Galen, M. (2002). Chaos, dialogue and the dolphin's strategy. Journal of Organizational Change Management, 15(4), 391–401.

VanDeusen Lukas, C., Holmes, S. K., Cohen, A. B., Restuccia, J., Cramer, I. E., Shwartz, M. & Charns, M. P. (2007). Transformational change in health care systems: An organizational model. Health Care Management Review, 32(4), 309–320. https://doi.org/10.1097/01.HMR.0000296785.29718.5d

Van de Ven, A. H. (2007). Engaged Scholarship: A guide to Organizational and Social Research. Oxford: Oxford University Press.

Van de Ven, A. H., Pollet, D., Garud, R. & Venkataraman, S. (1999). The Innovation Journey. New York: Oxford University Press.

Varsi, C., Ekstedt, M., Gammon, D. & Ruland, C. M. (2015). Using the Consolidated Framework for Implementation Research to Identify Barriers and Facilitators for the Implementation of an Internet-Based Patient-Provider Communication Service in Five Settings: A Qualitative Study. Journal of Medical Internet Research, 17(11), e262. https://doi.org/10.2196/jmir.5091

Vis, C., Schuurmans, J., Aouizerate, B., Atipei Craggs, M., Batterham, P., Bührmann, L., … Riper, H. (2023). Effectiveness of Self-guided Tailored Implementation Strategies in Integrating and Embedding Internet-Based Cognitive Behavioral Therapy in Routine Mental Health Care: Results of a Multicenter Stepped-Wedge Cluster Randomized Trial. Journal of Medical Internet Research, 25, e41532. https://doi.org/10.2196/41532

Voigt-Radloff S., Stemmer R., Behrens J., Horbach A., Ayerle G. M. & Schäfers R. et al. (2013). Forschung zu komplexen Interventionen in der Pflege- und Hebammenwissenschaft und in den Wissenschaften der Physiotherapie, Ergotherapie und Logopädie. Freiburg: Deutsches Cochrane Zentrum. https://www.cochrane.de/leitfaden [17.08.2023].

Vollmar, H. C., Santos, S., Jong, A. de, Meyer, G. & Wilm, S. (2017). Wie gelangt Wissen in die Versorgung? Implementierungsforschung und Wissenszirkulation. Bundesgesundheitsblatt, Gesundheitsforschung, Gesundheitsschutz, 60(10), 1139–1146. https://doi.org/10.1007/s00103-017-2612-z

van Achterberg, Theo (2015). How to arrive at an Implementation plan. In: D. A. Richards & I. Ram Hallberg (Eds.), Complex Interventions in Health (pp. 282–292). New York: Routledge.

von Thiele Schwarz, U., Aarons, G. A. & Hasson, H. (2019). The Value Equation: Three complementary propositions for reconciling fidelity and adaptation in evidence-based practice implementation. BMC Health Services Research, 19(1), 868. https://doi.org/10.1186/s12913-019-4668-y

W

Wahl, H.-W. & Diehl, M. K. (2016). Implementierung und Implementierungsforschung in der Gerontologie. In: Hoben, M., Bär, M. & Wahl, H.-W. (Hrsg.), Implementierungswissenschaft für Pflege und Gerontologie: Grundlagen, Forschung und Anwendung – Ein Handbuch (pp. 133–149). Stuttgart: Kohlhammer.

Wallin, L., Estabrooks, C. A., Midodzi, W. K. & Cummings, G. G. (2006). Development and Validation of a Derived Measure of Research Utilization by Nurses: Nursing Research, 55(3), 149–160. https://doi.org/10.1097/00006199-200605000-00001

Walston, S. L., Kimberly, J. R. & Burns, L. R. (2001). Institutional and economic influences on the adoption and extensiveness of managerial innovation in hospitals: The case of reengineering. Med Care Res Rev, 58(2), 194–228; discussion 229–33.

Waltz, T. J., Powell, B. J., Matthieu, M. M., Damschroder, L. J., Chinman, M. J., Smith, J. L., Proctor, E. K. & Kirchner, J. E. (2015). Use of concept mapping to characterize relationships among implementation strategies and assess their feasibility and importance: results from the Expert Recommendations for Implementing Change (ERIC) study. Implementation Science, 10:109. https://doi.org/10.1186/s13012-015-0295-0

Waltz, Thomas J.; Powell, Byron J.; Fernández, María E.; Abadie, Brenton & Damschroder, Laura J. (2019). Choosing implementation strategies to address contextual barriers: diversity in recommendations and future directions. Implementation Science, 14:42. DOI: 10.1186/s13012-019-0892-4

Wandersmann, A. (2014). Getting to Outcomes: An Evaluation Capacity Building Example of Rationale, Science, and Practice. American Journal of Evaluation 35(1):100–106. https://doi.org/10.1177/1098214013500705

Webster, C. D., Nicholls, T. L., Martin, M.-L., Desmarais, S. L. & Brink, J. (2006). Short-Term Assessment of Risk and Treatability (START): The case for a new structured professional judgment scheme, Behav Sci Law, 24(6), 747–66. https://pubmed.ncbi.nlm.nih.gov/17171764/ [25.11.2023]. https://doi.org/10.1002/bsl.737

Weidner, F. & Schubert, C. (2022). Die erweiterte pflegerische Versorgungspraxis. Abschlussbericht der begleitenden Reflexion zum Förderprogramm »360° Pflege – Qualifikationsmix für Patient:innen – in der Praxis«. Köln: Deutsches Institut für angewandte Pflegeforschung e.V. (DIP) im Auftrag der Robert Bosch Stiftung GmbH.

Weiner, B. J. (2009). A theory of organizational readiness for change. Implementation Sci 4, 67. https://doi.org/10.1186/1748-5908-4-67.

Wells, R., Breckenridge, E. D. & Linder, S. H. (2020). Wellness project implementation within Houston's Faith and Diabetes initiative: A mixed methods study. BMC Public Health, 20(1), 1050. https://doi.org/10.1186/s12889-020-09167-6

Wensing, M. & Grol, R. (2020a). Methods to Identify an Analyze Determinants of Implementation. In: Wensing, M., Grol, R. & Grimshaw, J. (Hrsg.), Improving patient care: The implementation of change in health care (pp. 173–188). Oxford: Wiley-Blackwell.

WENSING, M. & GROL, R. (2020b). Theories on Implementation of Change in Healthcare. In: Wensing, M., Grol, R. & Grimshaw, J. (Hrsg.), Improving patient care: The implementation of change in health care (pp. 21–44). Oxford: Wiley-Blackwell.

WENSING, M., SALES, A., ARMSTRONG, R. & WILSON, P. (2020). Implementation science in times of Covid-19. *Implementation Science*, 15(1), 42, s13012-020-01006–x. https://doi.org/10.1186/s13012-020-01006-x

WIECHERT, N. & BÜSCHER, A. (2021). Prozesse erfolgreich verändern. intensiv, 29(01), 33–46 https://doi.org/10.1055/a-1254-3803

WILSON, K. M., BRADY, T. J. & LESESNE, C. AND ON BEHALF OF THE NCCDPHP WORK GROUP ON TRANSLATION (2011). An organizing framework for translation in public health: the knowledge to action framework. Prev Chronic Dis. 8(2):A46 https://pubmed.ncbi.nlm.nih.gov/21324260/

WIRTZ, M. A. (2020). Dorsch-Lexikon der Psychologie. 19., überarb. Auflage. Bern: Hogrefe.

WIRTZ, M. A. (Hrsg.)(2020). Dorsch – Lexikon der Psychologie. 19., überarbeitete Auflage. Bern: Verlag Hans Huber

WOLK, C. B., POWELL, B. J. & BEIDAS, R. S. (2015). Contextual Influences and Strategies for Dissemination and Implementation in Mental Health. In: Oxford Handbooks Editorial Board, *Oxford Handbook Topics in Psychology* (online edn, Oxford Academic) (Hrsg. Nathan, P.). Publisher: Oxford University Press. http://dx.doi.org/10.1093/oxfordhb/9780199935291.013.12

WRIGHT, M. T. (2010). Partizipative Qualitätsentwicklung in der Gesundheitsförderung und Prävention. Bern: Verlag Hans Huber.

ZAHRA, A. S. & GEORGE, G. (2002). Absorptive capacity: a review, reconceptualization and extension. Acad Manage Rev. 27(2),185–203. http://dx.doi.org/10.2307/4134351